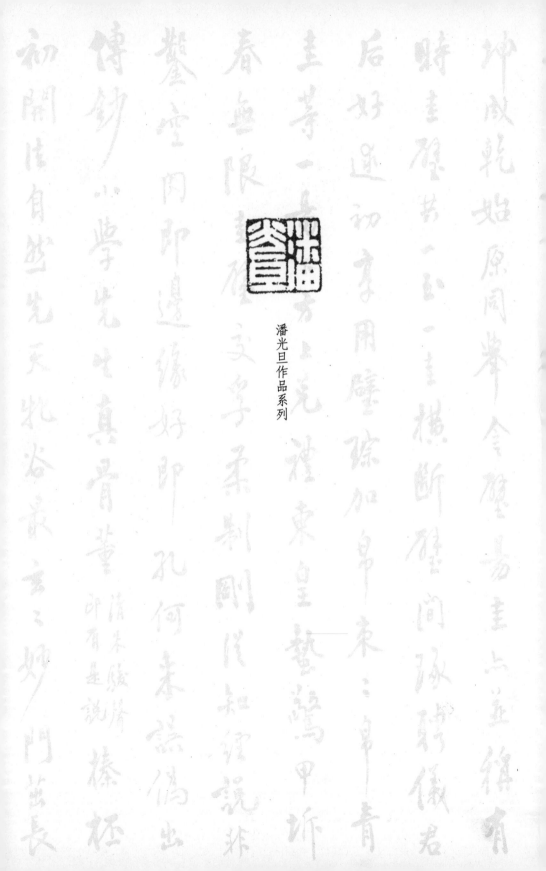

潘光旦作品系列

潘光旦作品系列之三

优生原理

潘光旦 著

北京大学出版社

图书在版编目（CIP）数据

优生原理/潘光旦著．—北京：北京大学出版社，2010.8
（潘光旦作品系列）
ISBN 978-7-301-16575-1

Ⅰ．优…　Ⅱ．潘…　Ⅲ．优生学　Ⅳ．R715

中国版本图书馆 CIP 数据核字（2009）第 087071 号

书　　　名：	优生原理
著作责任者：	潘光旦　著　潘乃穆　潘乃和　编
责 任 编 辑：	张文定　张晓蕾
标 准 书 号：	ISBN 978-7-301-16575-1/C · 0584
出　版　者：	北京大学出版社
网　　　址：	http://www.pup.cn
电 子 邮 箱：	zpup@pup.pku.edu.cn
电　　　话：	邮购部 62752015　发行部 62750672　编辑部 62753154
	出版部 62754962
印　刷　者：	三河市欣欣印刷有限公司
经　销　者：	新华书店
	650 毫米×980 毫米　16 开本　23.5 印张　400 千字
	2010 年 8 月第 1 版　2010 年 8 月第 1 次印刷
定　　　价：	40.00 元

未经许可，不得以任何方式复制或抄袭本书之部分或全部内容。
版权所有，侵权必究　举报电话：010－62752024
　　　　　　　　　　　　电子邮箱：fd@pup.pku.edu.cn

出版说明

潘光旦先生，1899年8月生于江苏省宝山县罗店镇（今上海市宝山区）。1922年毕业于清华学校。1922年赴美留学，主修生物学，研习遗传学、优生学等，1924年和1926年分获达特茅斯大学（Dartmouth College）学士学位和哥伦比亚大学硕士学位。1926年回国后，先后在东吴大学、光华大学、大夏大学、复旦大学等大学任教，1934年至1952年间任清华大学、西南联合大学教授，曾任清华大学、西南联合大学教务长、社会学系主任和清华大学图书馆馆长。全国高校院系调整后，任中央民族学院教授。1967年，在"文化大革命"中被迫害致死，终年68岁。

潘光旦先生是中国现代著名的社会学家和教育家。他在社会学、优生学、民族学、教育学、心理学等方面著述丰富，写下了在上述各领域中的不少经典性的论著。2000年，北京大学出版社出版了由潘乃穆、潘乃和编辑和整理的《潘光旦文集》14卷，其中包括专著7卷、论文、诗词、游记、日记等4卷，译著3卷。《潘光旦文集》的出版，为读者和研究者提供了比较完整的和权威的潘光旦先生的著作和译作。但仍有不少遗漏，有些重要的讲稿和手稿仍未能收到文集之中。潘光旦先生是一位百科式的学者，他学识丰富，研究领域广泛，成果卓著。他主要的研究领域是社会学、遗传学和优生学，对性心理学、社会思想史、家族制度、人才学、谱牒学、教育学以及中国儒家文化等多个领域也有深入的研究，并发表了许多独到的研究成果。他的代表作在中国现代学术研究史上有着里程碑式的影响。

我社出版《潘光旦文集》后，一些学者和读者建议我社根据学者和读者的不同需求，分类分册出版潘先生的代表作品。我们这次出版的潘光旦的作品主要有著作《儒家的社会思想》、《优生概论》、《优生原理》、《民族特性与民族卫生》、《中国之家庭问题》、《中国伶人血缘之研究》、《明清两代嘉兴之望族》、《开封的中国犹太人》、《冯小青：一件影恋之研究》和译作《性心理学》等分册。在编选各册时，考虑到潘先生在写作某部专题著作前后，发表过有关这个专题的论文和未发表过的手书等，为了有利于读者更好地理解和阅读，我们把同一专题的文章，也一并收入专题著作中。由于潘先生的作品大部分发表于1949年前，在一些遣字用词和语句表达与当今不尽一致，某些外来的词语和外国人的译名也与当今不同，为了保持潘光旦先生的写作风格，对内容和文字基本上不作改动。

潘乃穆、潘乃和在编选完全文集后，又投入到潘先生作品的编选和校勘中，她们认真负责、一丝不苟的工作，保证了作品选的出版，在此，向她们表示感谢。

北京大学出版社
2009年6月

编者说明

《优生原理》于 1949 年 4 月由观察社出版。1981 年 11 月天津人民出版社重刊。本书采用观察社初版。

本书第二部分编入《优生与抗战》，原属《人文生物学论丛》第七辑，该书由商务印书馆出版，1944 年 3 月重庆初版，1947 年 6 月上海初版。本书采用上海版。

书末附录的《优生学目录》未曾发表过，原为毛笔书写的手稿，从所列篇章可知作者曾构思编写这样的一部"优生学"著作。

目 录

优生原理

自　序 ……………………………………………………… (3)
第一章　性与养 …………………………………………… (6)
第二章　本性难移 ………………………………………… (26)
第三章　流品的不齐 ……………………………………… (54)
第四章　流品的遗传 ……………………………………… (71)
第五章　自然选择一——死亡 …………………………… (91)
第六章　自然选择二——生殖 …………………………… (112)
第七章　人文选择一——战争之例 ……………………… (140)
第八章　人文选择二——宗教之例 ……………………… (160)

优生与抗战

弁　言 ……………………………………………………… (201)
第一篇　优生与思想背景 ………………………………… (203)
　一　说本(一九三九) ……………………………………… (203)
　二　论"对民族行其大孝"(一九三九) ………………… (209)
　三　明伦新说(一九四〇) ………………………………… (216)
　四　节约运动与民族(一九三九) ………………………… (219)
　五　演化论与几个当代的问题(一九三九) ……………… (223)
　六　闲话生物学的课程(一九三九) ……………………… (231)
　七　说卫生(一九四〇) …………………………………… (234)
　八　民族健康释义(一九四二) …………………………… (239)
第二篇　优生与抗战 ……………………………………… (244)
　九　抗战的民族意义(一九三九) ………………………… (244)

一○ 又一度测验(一九四二) ……………………………… (247)
一一 移民与抗战(一九三九) ……………………………… (251)
一二 抗战与选择(一九三九) ……………………………… (256)
一三 论疏散人口(一九三九) ……………………………… (260)
一四 交通与民族教育(一九四一) ………………………… (264)
一五 辨汉奸(一九三九) …………………………………… (270)
一六 精神总动员的基本条件(一九三九) ………………… (272)

第三篇 **优生与人口政策** ……………………………………… (276)
一七 人口数量与人口政策(一九四〇) …………………… (276)
一八 人口品质与人口政策(一九四〇) …………………… (282)
一九 人口流动与人口政策(一九四〇) …………………… (290)
二〇 人口政策的一个先决问题(一九四二) ……………… (298)
二一 社会行政与优生(一九四二) ………………………… (303)
二二 《南洋移民与其乡土的社会》(一九四〇) ………… (305)

第四篇 **优生与家庭** …………………………………………… (310)
二三 新母教(一九四二) …………………………………… (310)
二四 妇女与儿童(一九三九) ……………………………… (316)
二五 关于妇女问题的讨论(一九三九) …………………… (320)

第五篇 **优生在外国** …………………………………………… (327)
二六 法国的人口奖励政策(一九三九) …………………… (327)
二七 苏俄政治与人才淘汰(一九四〇)
　　 ——《出勤在乌托邦中》一书的读后感 …………… (334)
二八 美国优生绝育的经验之一斑(一九三七)
　　 ——二十八年来美国加州优生绝育的经验 ………… (340)
二九 《遗传与政治》(一九三九) ………………………… (344)

附　录　图南日记(一九三七) ………………………………… (347)

附　录

一　学程说明：优生学 …………………………………………… (368)
二　优生学目录 …………………………………………………… (369)

优生原理

自　　序

　　这本小书代表着两个时期的努力。全书八章里，最后论宗教与选择的关系的一章写在战前，民国二十四年的春季，是十九属于编述性质的；当时曾交与青年协会书局印行，作为《基督教与中国改造丛刊》的一种，题目定为《宗教与优生》。因为是单行本，当时别有一段《引言》说：

　　"谁都承认宗教是一种很巨大的势力。不久以前我们有人到一个很破落的小乡村（北平西北郊清华大学迤东的西柳村）里去放一些贷款。这个村子里只有五十多家，想借钱还债或做小本生意的倒在半数以上，经济能力的衰落是可想而知的了。但说也奇怪，村中唯一的一座庙宇却是修得很整齐，而是最近修缮过的，并且那笔修缮费一望而知要比我们贷款的总额为大。我们当然可以说，神道的'榨取力'比任何人的力量还要来得大，但我们一样的可以说，信仰对于人事的影响，有时候确乎是可以大到无坚不摧，无微不至。

　　"这样一种巨大的势力，对于一个民族的生活、健康、以至于整个的运命，当然不会没有影响，并且料想起来，这种影响一定是很深刻、很普遍的，正因为宗教是一种能传播广远而能深入人心的东西。本篇讨论有两层用意，一是就此种影响，加以历史的推敲与分析，二是根据了鉴往知来的原则，要看宗教的发展与民族的健康，两者之间，怎样才可以发生一番相成而不相害的关系。"

　　在单行本里，此文原分五小章：一、宗教与民族健康的一般关系；二、宗教与古代西洋民族的兴亡；三、基督教与西洋民族的健康；四、中国民族与宗教信仰；五、一个前途的瞻望。如今把五章作为五节，节与节间空出一行，如前行七章之例。

　　前面的七章是抗战时期写的，时作时辍，前后共跨九个月，三十年八月底到三十一年五月底。第一章的最先一部分是在峨眉山新开寺写的，其余则都在昆明。避地到过西南的人都知道这是敌人空袭最猛烈的一个时期，所谓疲劳轰炸就是在三十年八月初开始的。对于我，这幸而也是学校行政工作摆脱得比较最干净的一个时期，因而能在授课与躲警报的夹缝中，多少争取了一些写稿的机会。记得当时写此稿写得最多的地点是西南联合大学总办公处的庶务主任办公室；我和庶务行政向无关系，正唯其没有关系，所以反而比较清静，比较更可以避免客人的枉顾，因而得安心从事。当时唯一无法避免的不速之客是敌机来袭的警报；不过问题也还简单，警报一响，我就把手边的稿子和参考书物收拾起来，向庶务室的大铁箱下面（不是里面）一塞，然后随着众人向联大后面的坟山疏散。三十年九月以后，昆明的空袭虽频繁，联大的校舍却没有中过炸弹，因而庶务室无恙，铁箱无恙，我的敝帚自珍的稿件也就瓦全到了今日。当时联大的庶务主任是毕正宣先生，这一大串的方便，地点、桌椅、笔墨、以至铁箱底下三四方尺的泥地，都是他供给我的，我必须在此表示我的谢意。

这七章是属于编译性的，大约三分属编，七分属译，每章后面的附注也还占用过不少的工夫。译文所用的西书是美国普本拿与约翰孙（Paul Popenoe and R. H. Johnson）合著的《应用优生学》，一九三三年修订本。普氏是人类改进基金社（The Human Betterment Foundation，社址在加利福尼亚州巴萨第那 Pasadena 城）的主任干事和家庭关系研究所（The Institute of Family Relations，所址在加州洛杉矶）的所长；约氏是毕兹堡大学（University of Pittsburgh）的教授。除了和普氏曾经通过信外，我并不认识这两位作家。不过我知道他们对于优生学有湛深与通盘的了解；我最早读到而获益最多的优生学的著作便是一九一八年问世的初版《应用优生学》。

修订版的《应用优生学》有二十章。最前面的六章也就是本书前面的六章。它的第十二章是本书的第七章。本书的第八章相当于《应用优生学》的第十三章，内容也很有一部分相同，但前者并不是后者的译文，前者的材料也远较后者为多；约言之，这一章是我另外编述的，上文已加说明。前七章虽属译文，经我增删的地方也复不少，增删的标准之一是中美两国的国情不同，适用于彼者未必适用于此。

《应用优生学》全书二十章中，最值得选译的是关于原理的几章，也就是本书所已利用的几章。优生的原理是由演化论的原理赓续推演而来的。人类如何可以把自身今后的演化把握得住，控制有方，便是优生的主题，便是优生学。演化的主要成因有三，一是变异，二是遗传，三是选择。本书八章中，前二章论性养常变之理与其例证，可以说是属于通论性质的；第三第四两章即分论变异与遗传，第五至第八四章即专论选择。关于所谓人文选择，可列举的选择势力固不限于战争与宗教，但战争与宗教无疑的是最荦荦的两大端，自古已然，于今为烈，因为，在今日，信仰与政治已经更进一步的发生了密切的联系，而在此种联系的形势之下，阵线势必愈益分明，壁垒愈益森严，旗鼓愈益堂堂整整，而战争便愈益不易避免了。

《应用优生学》的其它各章我不准备再译。它们大半属于应用技术的探讨，小半属于当代种种社会措施的评论。我觉得这些我无须译出，一则因为它们的内容牵涉到美国特殊的国情的地方太多，对我们不很适用，以至于很不适用，如选译时加以删节，那所要删节的未免太多。再则其间值得保留的部分，无论属于优生技术的探讨或社会举措的评议，则我历年来亦尝就中国固有的文化背景与当前的社会情状，勉作论列，分别见《中国之家庭问题》* 与若干辑的《人文生物学论丛》** 诸种拙著中，更无庸再事复述。原理的讨论则与此不同，它不受国族文化的畛域的限制。

本书前七章是以前完全没有发表过的。唯一曾经公开的机会与场合是民国三十一年以来西南联合大学与清华大学历届的优生学班。优生学在两大学里是选修的课程，每年修习的同学平均约五十人；他们听我讲授，和我讨论，甚至于和我辩难，很热烈的辩难，许多和寻常见解不同的地方也往往就是辩难所由引起的地方；对于这些同学我要借此机会表示我的欣慰和感谢，因为，就一门新兴的学科说话，立意遣辞，要力求其周匝平允，第一，眼前非有学殖稍具根柢的听众不可，第二，听众中非有深思熟虑、善于质难、以至于不惜争辩的人不可；本书虽一半出于迻译，一半也未尝不是这一番切磋砥磨的成品。

民国三十七年十月，潘光旦

---

* 见《潘光旦文集》第1卷。——编者注

** 见《潘光旦文集》第1、2、3卷，其第七辑《优生与抗战》见本书下文。——编者注

第一章 性与养[①]

世界上没有两个婴儿是一样的，即一切婴儿是彼此不同的，而任何婴儿相肖它本身父母的机会与程度，总要比相肖别家父母的机会与程度大些。这一类的基本的事实的发见是很容易的，初不待我们对于人类的天性有什么深刻的了解。

这一类的观察虽然简单，全部优生的科学却就建筑在它们上面，就从它们推论出来；因为，假如每一世代之中，各式各样的父母都产生子女，都把子女教养成人，而各家子女在数量上的分配大有不齐，则下一世代的人口的成分和上一世代的势必有些不同。

从这一点作进一步的推论，可知一个民族的品性，在短短的数百年之内，也可以发生很显著的变迁。

一家之中，子女品性的不同，不必等到生育以后，成为婴儿，才看得出来；即在胎期以内，它们的活动便不一样，怀胎次数较多的母亲，类能感觉得到而加以辨别。及婴儿发育而为幼童，而能接受有系统的测验，则此种差别便有方法量算，并且可以用数字表示出来。

不过对于一个寻常家庭的父母，更容易辨别的是自己的子女在出世后所表现的种种差异。他们是在同一个家庭环境里养育出来的。这种环境，对于任何两个姊妹弟兄，当然不会完全一样，但做父母的大都知道，一家兄弟姊妹在形貌、才能、与成就上的种种差别，决不能从这种家庭环境的不同里，找到一个充分的解释。换言之，其间必有别的更基本的因缘在。好比一个子女的身心两方面的发育，他们也大都知道，无论你花费上多少教育或训练的功夫，其结果也自有一个限度。换言之，这其间也必有别的更基本的因缘在。

就体格的品性而论，一般人大都承认一个儿童以至于一个成人的结构是由于先天的气质的推演。一个西洋婴儿的眼珠，有初生的时候是蓝色的，过了三五个月却变成棕色，假定父母的眼珠是棕色的话，大家也就视为当然，不以为怪。他们对于它的先天的气质，决不会发生疑问，更不会进而提出什么解释来，认为睛色的由蓝转棕，是由于摇篮环境的如何如何特殊，如何如何有利。总而言之，他们大都承认在儿童发育的过程中，各个品性的成熟而表现是有迟早的，一到成熟的境界它们自然而然的会表现；满了多少的月份，牙齿自然会透露；青年期过后，身材的高矮，骨骼的大小，也自然会完成，也许是高大的，因为家世一向是高大的；也许到了相当年龄，头发有一块要秃起来，因为在这个岁数，上一辈也表现过这个品性。

体格品性的问题比较简单，但智能的品性要复杂些了。一样的发育，一样的有先天气质的关系，一样的有成熟与表现的迟早，但因为它们比较的抽象，有时候不容易明白的指认。因此，我们就值得用更精细的方法加以探讨。

一九二八年，美国心理学者勃克斯（Barbara S. Burks）在加利福尼亚州做过一个研究。从上文讲的立场看，这研究是最有价值的。勃氏的对象是二〇〇个养子，就是人家抱养的子女，其中有出生后即经人抱养的，有的在周岁以内经人抱养的，平均抱养的年龄是三个月，至于抱入的家庭，就种族论，全都是白种人，就语言论，全都说英国话。在研究的时候，这些养子的年龄最小的是五岁，最大的是十四岁。为比较与对照起见，她又找了一百个自己有子女的家庭，或一百对自己生育子女的父母。自养的子女和本生父母是有遗传的关系的，而抱养的子女和义父母是没有这种关系的，但就后天的家庭环境论，则双方没有这种显然的分别，因此就可以作对照的研究了。

换言之，假定智力的产生是由于三种后天的因素的协力活动，一是训练，二是父母的榜样，三是良好的环境，则只要家庭的情况一样的良好，同一年龄的养子在智力上对于义父母的相肖的程度，应当和自养子女对于本生父母的相肖程度完全可以相比。

不过勃氏并没有得到这样一个结论。她的对照的研究发现智力的所由产生，或两个子女间智力的所以不同，最大的因素还是遗传，假定一切因素合起来占一〇〇分的话，遗传要占到百分中的七五以至于八〇。

家庭环境自然也有分，勃氏以为大约只占到百分之一七。但这也不算太少，我们认为不生子女或不抱养子女则已，否则我们应当替它们安排下一个最良好的家庭环境。不过若说只须改进家庭环境,遗传的智力便可以发生很大的修正或提高,那显然又是一个缘木求鱼的奢望。这一点勃氏在她的分析里说得很清楚②。事实上,做父母的人从自身的经验里也早就得到过同样的结论。

家庭环境,比起遗传来,虽属次要,比起学校环境来,却又重要得多。至少就心理测验中儿童所表示的智力而论,我们可以说这句话。另一位美国的教育心理学者海尔曼(J. D. Heilman),在差不多的时候,也在这方面做过一个研究,认为学校环境和儿童智力(以智力商数或智商为量断标准)的因果关系,即环境不齐的因,所能造成的智力不齐的果,在一切因果关系之中,所占不过百分之五。③

说到智力测验与测验中所用的智商,我们应当有几句话的解释。④智商所量断的虽不过是抽象的智力的一个方面,且所得的结果和智力的真相也未必完全符合,有时候并且可以差得很远,但大体说来,经过了许多年在几百万的儿童身上试用以后,它至少已经成为一个方便而现成的工具,儿童智力的水平高下,从此有了一个可以衡量的尺度,相当的粗疏虽有之,完全错误则不会。至少就比较上轨道的美国社会生活而论,我们可以说,智商的高下,大部分是先天的禀赋所决定的。

这问题还可以用另一个方法来研究,就是用孤儿院里的儿童做对象。假定儿童的智力大部分可以受环境的影响而有所增损,则孤儿院里的儿童,比起院外一般的儿童来,彼此应当更见得相像,因为,孤儿大都从小进院,院中的环境与训练又如出一辙,而一般的儿童既各有各的家庭背景,其文化程度与经济地位不免大有分别,甚至于可以有绝大的悬殊。但研究的结果并不如此,即,孤儿院儿童的相肖程度并不比一般的儿童为高,间或有相肖之点,也并不显著。达维思(Robert A. Davis, Jr.)研究美国特克萨斯州(Texas)各孤儿院里的一〇〇〇个孤儿,发见姊妹兄弟的相肖的程度和院外居家的姊妹兄弟差不多完全一样,换言之,孤儿院的环境尽管比寻常的家庭环境更少变化,兄弟姊妹的相肖程度并不因而增高。⑤

反过来,温菲尔特(A. H. Wingfield)的研究又证明一般的孤儿院的儿童,即不出自一家的孤儿,虽在院里共同生活了许多年,就各人的年龄而言,至少四分之一的生平是在院中度过的,任何两个年龄相似与住院年限相同的分子中间,也找不出有什么一贯的相肖的倾向。温氏的资料是从加拿大的许多孤儿院里得来的。⑥

总而言之，加拿大的孤儿院里的环境尽管相同，其所培植的任何两个儿童，比起街道上所邂逅的任何两个儿童来，并不见得更相像。特克萨斯的孤儿院里的环境也尽管相同，其所培植出来的弟兄或姊妹，比起寻常的弟兄姊妹来，也并没有教原来相像的程度发生什么变动。

还有一种殊途同归的研究方法，就是拿私生子或法律上所称的非婚生子做对象。非婚生子大都是生后便遭遗弃而归慈善机关养育的，例如中国的育婴堂。在英国，就有人利用这种资料做过一个研究。他第一步是设法查明私生子的来历，即父母属于那一种职业；第二步是测验各私生子的智力。他发现自由职业与商人的非婚生子的智商，平均是一〇一，而工人的非婚生子的智商，平均只有九二。这差别又从何而来的呢？这些非婚生子不是生后就和父母脱离关系，而在同一的慈幼机关里长大的么？这个研究也另外找了一些伦敦公立学校的学童和它们的家庭做一个对照。而对照的结果是，属于上层社会经济阶级的学童的平均智商是一〇五，而属于下层的，是九六。换言之，无论所居的环境是家庭，抑或为慈幼机关，无论父母在不在一起，两种阶级的儿童，在智力上的差别是一样的，即，相去都是九分。上层职业团体的父亲所产生的子女智力总要高些，不管它们长大的环境是什么。

还有一条更有趣的研究的途径，就是用双生子或孪生子做资料。最初做这种研究的人便是优生学的祖师，英国的戈尔登（Francis Galton）。在以往十多年以内，继续在这方面做研究的人很多，所得的结果，在量与质上，都有很大的进步，远非戈氏的时候所可比拟了。

日常的观察早就告诉我们，孪生子实在有两种，一是寻常的孪生子（ordinary twins），一是所谓妙肖的孪生子（identical twins）。寻常的孪生子实在就是一对同时出生的弟兄，或一对姊妹，或一对兄妹，原来成孕的时候，有两个卵细胞和两个精细胞同时遇合，后来也就并行的成胎，同时的产出。不过出生的时候尽管相同，彼此却并不因此而更加相像。它们相像的程度事实上和寻常的兄弟姊妹没有分别。妙肖的孪生子却另有一种来源。发育学或胚胎学家认为它们是同一个受精的卵细胞的两半，并且是两个对半。因此，彼此的性别总是一样的，都属男性，或都属女性，并且彼此是惟妙惟肖，有时候连它们的母亲都辨别不出来。这种惟妙惟肖的状态包括身心两方面的一切的品性，有一对例子在同一天内掉落它们的乳齿，另一对例子在同一天内开始生同样的一种病，有时候它们并不住在一个地方，而这一类事故的发生却依然在同一时间，遥相呼应。

戈尔登根据这种资料，发为理论说，假如环境真能改变一个人的先天的性格，则所谓妙肖的孪生子，即由同一受精的卵平分而来的孪生子，出世以后，理应越来越不相同，因为彼此的环境总不能完全一样；如其在两个地方分别长大的话，这不同的程度理应更大；再如年事渐大，在事业的场合里各走各的路，各有各的活动范围，此种差别的程度理应越来越显著。反过来，寻常的孪生子，既由不同的卵细胞与不同的精细胞分别结合而成，其先天性格的根据打头就不很一样，或很不一样，如今出生以后，如其在同一家庭里长大，享用同样的食物，结交同样的一批亲戚朋友，接受同样的教育，两人的性格岂不是应当越来越相像。再约言之，如其一人的本性可因环境而轻易转移的话，前者应越来越不同，而后者应越来越相同，如其不然，即前者依然很相同，而后者依然不很相同，或很不相同，则我们可以知道，环境移人之力终究是有限的，至少就先天性格而论，它是不能引起多大的变化的。[7]

做孪生子的研究，自来有两个方法，一是查看与比较孪生子的生活史，不但要在两种之间作比较，并且要在每一种每一对的彼此之间作比较。这是戈尔登所用的方法。二是运用标准化的测验来量断其异同的程度，这是后来大多数作家所用的方法。无论我们用那一个方法，其间总有一部分不准确的地方，即总有一些所谓"错误的边际"（margin of error）。

何以总有一部分不准确的地方？第一点我们要注意的是，就在所谓妙肖的孪生子，其先天的禀赋也不能完全一样。上文说它们是由同一受精的卵对分与平分而成的，不过这对分的对字与平分的平字还需要解释。成孕以后，卵细胞原是要分裂的，一分二，二分四，四分八，……以至于成胎；分裂而不脱离，则第一度分裂的结果便决定了一个人的左右两半；妙肖的孪生子大约就是从分裂而又脱离来的，脱离以后，固然彼此分别的发育成一完整的人，但左右之分的根基却始终存在。[8]这种根基究属显明到什么程度，那要看彼此脱离的迟早了。假如脱离得早，比如在一分二，二分四的段落里，则妙肖的程度高；如其脱离得迟，则因左右两半在未脱离以前已经有相当的分化，前途妙肖的程度就不免降低。脱离也有不完全的，即左右两半有一部分始终黏连，假定能发育完成的话，就成所谓牵连的孪生子，西洋称为暹罗式的孪生子，以前中国人看作一种怪胎，并无名目。⑨牵连的孪生子，比起一般不牵连的来，其妙肖的程度要低，就因为脱离发生得太迟，以至于无法完成。

　　第二点的困难是，各种心理测验的方法虽然有用，却并不十分精确。一对妙肖的孪生子之间，相关（correlation）的程度当然很高，但此种高的程度，据测验的方法所能量断到的，大抵等于在一两年以内，先后量断同一个人所得的相关数字一样。⑩这或许可以表示心理测验的可靠性，而并不能完全代表一对孪生子彼此之间的变异性，或彼此的同异。

　　第三点，即使一对孪生子是真正的维妙维肖，而在遗传的气质上也几乎是完全一样，外界的影响必然的多少要引起一些变动。例如，二人之中，出生必有先后，而先生的在开拓产门的时候，势必经过更多的困难，因而多一些受损伤的机会。再如，在子宫里面，彼此所得到的养料也许不很一样。又如，在儿童时期，它们也许生过不同的病。到了春机发陈⑪的年龄，二人之中也许有一个染上有细菌关系的病，因此直接影响到发育的快慢与成熟的迟早，而间接影响到它的终身的人格。又如，两人本来是极相肖的，但因为个性的要求，因为"立异为高"的一种心理的趋势，彼此也许竭力向不相同的路上走，因此在浮面的态度与行为表示种种的差别。再如，研究孪生子的人，在他们的资料里发见过，有的孪生子，在遗传的气质上显然是几乎完全相同；但因为婚姻的经验不同，以致在后来的生活与事业上表示很大的区别，二人之中的一个也许娶上一个意志很强的妻子，事无巨细，在在受妻子的统治，甚至于不能不以妻子的兴趣为兴趣，妻子的主张为主张，自己的人格与行为倾向反而退居背景；而其它一个孪生子却没有这种限制。例如德国的学者朗兀（Johannes Lange）就研究到过这种例子。⑫

　　因此，我们对于各种标准化的心理测验方法不能存太大的奢望；假如我们以为这种方法推行以后，性与养对于人生的分别的贡献就可以有很精密与准确的量断，那是在事理上非失望不可的。不过，大体说来，我们得承认，个人生命史的研究以及心理测验的结果异口同声的告诉我们，要靠环境与训练的力量来改变以至于克服遗传的差别，是不可能的。满了十五岁的一对孪生子，就许多例子平均了说，无论在任何一个品性之上，比起一对满五岁的孪生子来，并不见得更相像，即使学校教育在这些品性之上，用了特别的课程，加上了十年八年的训练，它们的相肖的程度也并不见得会变本加厉；换言之，相肖的程度，原先是那么多，终究是那么多，环境与训练不能有所增损。但无论妙肖的孪生子彼此相肖的程度如何，比起一对寻常的孪生子来，总要高出许多，这显然又不是环境所能解释的，因为无论那一种孪生子，一对之中的两个人，所处的总是同一个家庭，我们很难说妙肖的孪生子的家庭，比起寻常的孪生子的家庭来，所供给的刺激更相同，因而更可以促进相肖的程度。事实上我们知道这两种家庭是无法分别的，正因为在一般父母的眼光里，这两种孪生子就根本不容易分，假如一对寻常的孪生子是同性的话，做父母的就说不明白它们究竟属于那一种；不过心理测验的结果可以很明白的把这一点查考出来。

美国耶鲁大学格塞尔（A. Gesell）与汤姆孙（H. Thompson）两氏所合作的关于孪生子的研究是时常被人征引的，因为他们用了一个很新颖而能发人深省的方法，叫做"同孪生子对照法"（"method of co-twin control"），即，研究的时候，把孪生子之一作为实验的对象，而其余的一个则放在一边，作为对照之用。他们的研究资料是一对快满一岁的妙肖的孪生女；他们费了六个月的功夫，一方面努力训练孪生女的一个专做两件事，一是爬短梯子，一是玩方木块，目的当然是使她在动作的协调上有长足的进步；至于其它的一个，即所谓同孪生（co-twin）女，则一件都不让她学，不让她和梯子木块有丝毫接触的机会，一直到六个月过后，才让她接受同样的训练。两人之间，一个训练得早，训练得多，一个训练得迟，训练得少，但双方的成就是否因此而有不齐，这便是两氏所以作此研究的目的了。后来两氏又用同样的方法来研究这一对孪生女的语言学习（即日常用字的逐渐增加）。

格、汤二氏的观察证明了很有趣的一点，就是，天性或遗传在这种孪生子身上所安排着的行为的模式，到了相当的时候，自然会相当的发展出来，或到达正常应当发展的年龄，自然会正常的发展出来，拉长了看，或统扯了看，无论我们费上多少的训练功夫，也是不相干的。这一对孪生女，尽管一个多六个月的认真的训练，而一个缺六个月，但功能上的渐进的生长可以说是完全相肖的，因为双方的成就终究是一样。[13]

这样一个结论，我们在上文的讨论里事实上早已逆料到过。一个人的才能到了什么年龄才发展，是天性所安排的，这才能又会发展到什么程度，会有何等的造诣，也是天性所安排的，特殊的训练不能有很多的左右。想用特殊的训练或努力来增加一种才能，并不产生任何显著与永久的结果。

上文引过的德人朗兀所做的另一种研究也曾经引起过学术界的特别的注意，因为他所引为研究对象的一个品性是很多人一向以为并没有多大的遗传的基础的，就是犯罪性。他一起研究了三十对的孪生子。在每一对里，总有一个是曾经因犯罪而下过狱的，然后他进而调查其余一个，即所谓同孪生子的历史，看双方相肖到什么一个程度。三十对之中，有十三对是曾经诊断为属于妙肖的一种的，而这十三对的历史恰好十分相像，即十三对之中，双方都因犯罪而入过牢狱的有十对之多，仅有三对是只有一方有牢狱的经验。其余的十七对是寻常的孪生子，他们的历史便大不相同。十七对之中，双方同属罪犯的只有两个，而一方属罪犯的则多至十五对，其它一方绝无干犯法纪的行动。就大体而论，两种孪生子的环境既没有什么显著的区别，可知彼此犯罪性的强弱不同，又不得不归结到遗传的倾向上去了。⑭所以即就犯罪性一端而论，遗传也未始不是一个强有力的因素。

总结上文，养子的研究和孪生子的研究，是比较的最足以发人深省的，对于性与养的关系，也无疑的是最可以教我们满意的一些论证。一般人总以为只要环境良善，教导有方，天赋的差别或弱点不难从根铲除，我们看了这一类的论证，便知道是不确的了。这一类的论证所支持的决不是这种世俗的乐观主义，而是一种比较新的见解，就是遗传与天赋的差别是一个人前途成就的强有力的因素。

这一类的论证还有一个好处，就是教我们对于许多别的不同方式的研究，可以作更确定的解释；学者在着手研究的时候，对于性养的关系，原无定见，一旦研究得有相当结果以后，发见性的关系，至少就个人的发育而论，要比养基本得多，因为有这一类的论证作参较，也就觉得这样一个结论是"理所当然"的了。例如，一般做父母与教师的人总以为儿童的智力是和体格上的缺陷有密切的关系的，因此，只要把儿童的一般的健康增进以后，把营养的质量改正以后，把发着炎的扁桃腺与其它类似的病态割除以后，儿童的学业以及一般的行为自然会有显著的进步。我们知道这又是不尽然的。

智力的薄弱与体格的缺陷确乎有相当的联系，详见下文第三章；不过我们要知道这种联系的来源大都是先天的，而不是后天的，它们事实上是发乎同一个源头，就是不良善的遗传气质。就普通的例子而论，好几个精细的研究已经证明外界的影响对于儿童的身心状态，所能发生的联系，真是出乎意料之外的小。例如在美国，摩瑞（Annabel M. T. Murray）曾经就儿童生长与营养和住家状况的关系做过一度研究，所谓住家状况指的是房间的多寡，有一间的，有两间的，房间越少，当然是环境越不好。⑮又如贝登（D. Noel Paton）和芬特雷（Leonard Findley）两氏曾经就穷苦、营养、与儿童生长三者的关系，合作的做过一番很详尽的调查。⑯

营养的不良对于儿童的生长没有显著的关系，第一次欧洲大战的经验就可以证明。我们若把英国在一九一四年所生的婴儿和一九一五及一九一八两年（战争期间最坏的两年）所生的婴儿作一比较，我们可以发现在身材与体重两点上，后者并没有吃什么亏；即就研究到的一百九十二个非婚生的婴儿说，也查不出什么短缩或轻减的情形，而非婚生婴儿的经济环境是特别的坏，是不消说得的。在加拿大，黑尔（H. W. Hill）和勃利时女士（Elizabeth Breeze）曾经就温哥华一市（Vancouver）的八千学童做过一个研究，目的在发见营养不良和传染病的频数究竟有些什么关联；他们把八千学童分做两组，一是营养好的，一是营养坏的，他们发见，就一切比较严重的传染病说，例如猩红热、白喉、红疹、百日咳、鸡痘、天花，两组儿童传染的频数实际上是一样，难分轩轾。⑰

在美国，有人也做过一个性质相近的研究。他把美国威斯康新省麻尼托渥克镇（Manitowoc，Wis.）上的四〇四个学童分做三组：甲组是比较健康而一时不需要医药的照料的；乙组是目前就需要医药的照料的；丙组则身心两方面小有缺陷，须补正的。至于智力测验的分数以及学业的成绩，三方面倒并没有重大的差别。乙组应得的医药的照料，后来是照给了，不久以后，研究的人又就他们的智力与学业等方面来了一次测验或调查，却并没有发见什么新的进步。

再如在德国，第一次欧战时期里民众所经验到的营养缺乏可以说是到了极度了，但在这个时期里德国特利尔（Trier）一地儿童的智力商数据勃兰登（Smiley Blanton）的调查，除了所研究的儿童总数百分之五以外，并没有受到什么影响，即百分之九十五与寻常的情形没有分别。[18]儿童的春机发陈，有开始得特别早的，例如八岁甚至于六岁，假如营养对于身心发育有密切的关系，则最先受到影响的应当是这种儿童，而据史东（Calvin P. Stone）和哥尔曼（Lois Doe Kullmann）两氏的观察，在当时的德国，连这种现象都没有，即先期发陈（puberty praecox）的例子照样的发生。[19]还有一大串的研究证明甲状腺的病态和智力没有多大关系，扁桃腺所引起的种种健康上的问题和智力也不相干，例如洛吉尔斯（Margaret Cobb Rogers）的研究；[20]各式腺状肿（adenoids）和智力也没有什么特别的联系，例如洛乌（Gladys M. Lowe）所做的研究；[21]甚至于钩虫所引起的一般的健康上的严重的损害也和智力绝少关连，例如普本拿，即本书著作人之一，在《儿童的遗传》（The Child's Heredity）一书里所叙述到的一些观察。当然，假如神经系统的中枢发生病态，则问题自是不同，即智力上势必发生比较很严重的影响，这在西尾（Sture Siwe）的研究里可以看出来。[22]不过先天传染的梅毒又似乎对于理智的能力不发生多大的影响，则见戴顿（Neil A. Dayton）的研究。[23]关于梅毒，我们只说先天传染，而不说遗传，理由见下文第二章。

　　总之，各式各样的体格上的病态或缺陷对于学童的学业和智力，大体说来，没有多大的关系，即，智力之有高下，因素虽不止一端，而这种病态或缺陷不在其内，上文所引的大量的研究资料是足够加以证明的了。健康原是人生一大幸福，是谁都企求的，并且企求的理由不止一端，但若我们把智力的低下全都归咎到不健康的状态之上，或认为只要把不健康的状态加以纠正，低能儿都可以变为神童，那可以说是一个全无事实做左证的奢望。不过我们也承认，假若病态或缺陷的发生是在视觉或听觉一方面，结果自显然的又当别论。

　　我们在事业上的成就，学问上的造诣，以至于一般的功名富贵的情形，是大有不齐的。这不齐究属从何而来，有多少是因为性的关系，又有多少是因为养的关系，也是在这里很值得推敲的一个问题。我们看了上文关于养子和孪生子的讨论以后，我们对于这个问题，应该已经可以有几分了解，不过我们不妨特别提出来考虑一下。有的人相信，一个人的学问德业一类的成功是因缘于他的机会或遇合，假定这种见解是对的，那末，我们可以指望，凡属后天环境好一些的人，即机会与遇合多一些的人中间，人才的分布应当是比较的平衡，而不应当有什么偏枯的情形，固然，我们必须有大量的这种机会好与遇合多的人供我们观察，否则盖然律（Law of Probability）的道理便无法行使，我们观察到的平衡分布的状态也就不足为凭。㉔要研究这一个问题，英国可以给我们很好的园地，因为她那两个比较最古老的大学，牛津和剑桥，七八百年来，始终是全国大部分最著名的人才的出身之地，到了近代，许多后起的大学虽也产生了不少的人物，但究竟不如这两个大学的首屈一指。假如一个青年的成功单单靠着有机会进一个第一流的大学和有机会同第一流的才智之士接触，那末，至少这两个大学的毕业生，在学问或事业的成就上，在任何一二百年的长时期以内，应当谁都可以崭露头角，至少，伟大的人才在这些毕业生中应当有一个平匀的分布。

事实却并不如此。如果我们学六十年前戈尔登的样，把英国的历史翻看一下，我们可以发见学问与事业的成就是出乎意料之外的和家世有极密切的关系。大抵上一辈有一个著名的父亲，下一辈就容易有一个著名的儿子，而一对毫无表见的父母要产生一个著名的儿子，那机会就相对的少得多。试举一个戈氏所研究到的实例吧，一个著名的法官如果有儿子的话，那儿子后来也成为名人的可能性就很大，大约四个机会里有一个，而一个寻常人的儿子，即在人口中随便抓出来的一个人的儿子，如果指望着成为一个同样著名的人物，那可能性就很小，大约四千个机会里有一个。

这样一个比较可以立刻引起一般人的驳论。他们一定要说，两个人成名的难易，安知和社会的际遇没有极大的关系？一样是一个儿子，如果父亲是一个毫无表见的人，他就丝毫不能有所凭借，也就无法图谋上进，反过来，如果父亲是一个已经成名的人，昭昭在人耳目，只须父亲加以推挽，或别人因为他父亲的关系，加以援引，他就很容易的可以出头露面，初不论他究属有几分才干。不过戈氏早就看到这一种反面的论调，因而预为之地。他很详细的讨论到这一层，认为至少对于真正有远大的造诣的人物，这种驳论是不适用的。一个真正的天才，或大才，据他看来，是压不住的，即使有很大的障碍，他一样的可以出来，所谓排除万难的是；而在一个庸碌之人，则无论外界有多大的援引也不能教他成为一个天才，或大才，这种援引也许可以教他做高官，得厚禄，但那是另一回事。戈氏以为我们就天主教教皇的传统里便可以找到一些很好的论证。在中古时代，好几百年之间，罗马教皇有一个传统的习惯，就是过继一个侄子当他自己的儿子，然后用尽方法，把他提拔起来；原来教皇自己是不能结婚的，所以要有儿子，只能用过继的一法，如果一个人的成名只靠际遇的话，则这种过继的儿子的足以成名，其机会之大，频数之多，应当和本生的儿子一般无二。但事实又不然。据戈氏的统计，本生儿子成名的机会是四个中一个，而侄子成名的机会却要少得多，如今教皇所过继的儿子，在名义上，和后天的遭际上，虽然是儿子，在实际上，与先天的遗传上，却终究是侄子，所以他的成名的机会也就等于一般名人的侄子所有的机会一样，理论上应该如此，事实上也确乎如此；因为从父子之间虽未尝没有多量的遗传关系，但此种关系究不如父子之间的亲密，所以尽管一样的有得于遗传，统计言之，其分量自大有分别。㉕

在美国也有同样的情形，即人才的产生和家世及血缘有密切的关系，并且更属无可訾议，因为美国是一个新兴的大国，一向以自由之邦与机会均等的国家见称于世，而本国人民的传统的观感总以为任何黄口小儿都有当选为大总统的机会。所以，在一般人看来，在英国，人才的产生与家世容有密切的关系，乃是因为英国是一个阶级之分极严的国家；而在美国，立国的原则既不同，社会的生活又大异，情形自不可以同日语了。

戈尔登的研究发现，英国的名人或达人中，约有半数在他们的近亲中间可以找到其它的名人或达人。所以，如果美国的达人，在他们的近亲中间找不到同样多的其它的达人，那末，环境论或机会论便很有几分说话的余地，它可以说，在北美大陆上，生活既绝对自由，机会又漫无限制，一个孩子，只要有志气，有毅力，便可以青云得路，指日高升，而这种志气与毅力可以说和他所从出的家世没有关系。

不过事实又不如此。麻省理工大学的生物学教授乌资（Frederick Adams Woods）曾经做过一个研究，恰好针对着这种似是而非的议论。㉖他的研究方法是这样的。第一步，他要知道在美国历史上究属有多少名人或达人。标准的名人大辞典列着约三五〇〇人，他就用这三五〇〇人做对象，一则固然因为这是一个最现成的入手方法，再则这数目，曾经许多人的品评，认为当得起名达之称而无愧的。第二步是一些统计，乌氏说，我们可以大致不错的假定寻常一个人可以有二十个近亲，近自父母子女，远至祖孙、外祖孙、叔侄、舅甥，此外就算远亲了；如今拿了这个数目加以简单的计算，它们可以发现，美国历来的人口之中，大约平均每五百个人中，有一个可以做这三五〇〇名人中的一个的近亲，这是平均的说法，或完全是机遇或碰巧的说法。而这三五〇〇名人自己，根据了这个说法，彼此之间，在血缘上当然是很少关系，或换一种说法，就是在人口中分布得相当的平匀。不过事实又如何呢？乌氏发现这三五〇〇个名人自己，能够在近亲中找到另一个名人的机会，并不是五〇〇个中一个，而是五个中一个。再进一步，如果我们把名人中特别著称的一部分分别加以计算，则这种机会更多，即大约三个中有一个。再进一步，在美国，勋名鼎盛的伟大人物入所谓名人堂或名人祠（Hall of Fame），好比中国的贤良祠，或勋臣名相的配享庙廷，到乌氏作研究的时候为止，名人祠中共有名人四十六人；如今我们若以这四十六人和他们的近亲做计算的资料，则这种机会尤其加多，即不到两个，便有一个。再或换一种算法，即四十六人要在三五〇〇的数目中找寻近亲的话，每一个人平均可以找到一个以上。所以，就这四十六人说，他们和其它名人，即三五〇〇之数，可以发生近亲关系的机会，比起一个寻常人来，要多出五百倍以至于一千倍。

换一种看法，乌氏这种结论也就等于说，人才的产生是集中在人口的一部分的，并且是很小的一部分。如果总人口算一〇〇分，而人才只有两个，可以说两个之中，一个是一分所出的，而其余一个是九十九分合出的。

不过，单单根据乌氏这一种研究，我们还可以说，家世所给与的后天的影响多少也总是一些因素，例如比较良好的家境，世家望族所享受的社会地位，名人子弟的优越的教育机会等等，都是这种因素的一部分。幸而乌氏在先另外做过一种关于欧洲各国的皇族的研究，当时对于这种辩难的议论早就加以逆料而予以驳正。[27]

在皇族里，后天的环境，大体说来，不能不说是再好没有的了。当然各国的情形不同，皇家的富力也有高下，但就一般的情形说，至少在养护与教育两点上，皇家的子弟总比一般人要周密得许多。如果这一类环境的因素足以影响一个人的造诣，那末，事业或学问一类的成就，或人才这样东西，应当在各国皇族中特别的多，分布得特别的密。如果机会或际遇是一个人成功的原因，那末，凡属皇家子弟，纵不是人人成为人才，至少大多数应当成为人才，因为对于他们，机会的大门大抵是永远开着的。我们也可以进一步的推论，一国的皇太子或王太子应当比他的弟兄辈更来得出类拔萃，因为他的机会更要高人一等。

　　但事实又如何呢？乌氏把欧洲的皇家子弟，包括做国皇或国王的在内，分做两个十品；第一个十品是就才智分的，第二个是就操守或道德分的。乌氏把最不好的列做第一品，最好的列做第十品。[28]如果好才智、好操守多少和好机会有连带关系的话，则凡属皇嗣，大都应当列入较高的几个品级里，即使绝对的数目不多，相对的数目应当比较的大。实际的情形却并不如此。我们要在十个品级里找寻皇嗣的人数，固然各品都有，倒还是下品的多一些。至于皇嗣的弟兄们，上品的虽不必比皇嗣为少，下品的倒也不见得比皇嗣为多。从遗传的立场看，这是理有固然的，因为既属同产，遗传的优劣是大致差不多的，即长兄季弟可以互有优劣；但若从环境的立场看，这就不可索解了。

　　历史关于大人物的产生，还有一种普通的理论，就是，大人物的产生要靠荒乱、忧患、贫苦一类拂逆的环境来加以磨炼。[29]这理论又对么？至少就事实而论，我们也无法作一个肯定的答复。就少数的几个军政的领袖而论，我们承认，时代好像是特别的有关系。例如拿破仑，要不是因为法国大革命以后的时难年荒，恐怕是不会成其为拿破仑的。不过，就一般的历史情形说，以至于一般的近代欧洲史说，时难年荒的状态也尽有，内乱与国际战争的发生也不止一二次，局面对于军事政事领袖的需要既大，此种领袖要崭露头角的机会也正多，就欧洲各国的皇族说，更是机会现成，唾手可得，但实际上往往是千呼万唤，也找不出一个来。"时势造英雄"一句话，只可以在英雄已出现之后说，而不能在英雄未出现之前喊作一种口号，一种呼吁，因为是徒然的。[30]在欧洲，最显著的例子便是西班牙与意大利了。所以乌氏的结论是，才智的成就，包括军事政事的功业在内，以及此种成就的高下，环境是不足以解释的。

　　如果我们把这些皇族画在一张谱图或世系图上（原来这些皇族之间都有婚姻的关系，所以可以联缀在一起），我们可以发见那些属于上品的国君在图上分布得很不平匀，而成为若干彼此隔离的聚落，每一聚落里的人物，不用说，是都有近亲关系的了。这又是和环境的解释不符的，因为做国君的环境，上文已经说过，是一贯的比较优越的，或普遍的比较优越的，其间不会再有富贵贫贱的区别。这种聚落之中，有四个是最大的，一以德国的腓特烈大帝（Frederick the Great）做中心，一以西班牙的女王伊萨贝拉（Queen Isabella）做中心，其余两个的中心是荷兰的威廉默王（William the Silent）和瑞典的古斯塔弗斯亚道夫斯王（Gustavus Adolphus）。反过来，品级特别低的国君也自成若干聚落。何以会有这两种聚落，乌氏也曾经从环境方面很仔细的寻求解释，而一无所获，但若我们对于遗传有相当的认识，这就不难索解了。

上文只是就国君说话，不过乌氏在他的研究里又提出过一个问题，就是比较列在上品的国君是不是在他们的近亲里容易找到上品的人物，并且是不是国君的品级越高，则此种近亲越多。计算的结果是正面的。从第一品到第六品的国君，自己的品级虽不高，其近亲中自不会全无上品的人，但数目不多，并且六个品级之间无大分别。不过第七品的国君所有的此种近亲就比较多了，第八品更较第七品为多，而第十品的国君要在近亲中觅取品格相等的人物，确乎是最容易、最多。这一部分的事实又怎样解释呢？我们如果说，一个属于第八品的国王的近亲，在后天的际遇上，要远不如一个属于第十品的国王的近亲，那显然是不通的。不过我们如果说，一个第十品的国王的近亲之所以也属于第十品，是因为遗传的关系，那就比较的平允了。乌氏这一部分的研究，不用说，是和他后来的美国名人的研究属于同一性质的，不过其间有一个重要的分别，名人的环境与出身彼此大有不齐，他的结论容易招人非议，皇族则环境大致相似，在相似的环境中而品格犹不免有高下，成功不免有巨细，到此再就遗传立论，就比较的无懈可击了。

辩难的人到此一定要说，然则环境对于人才的产生难道全无关系么？我们岂不明明知道，有的人才，要不是时地两方面的因缘，是很难想象到会出现的么？例如，在已往五六十年以内，德国科学家的产生，有风起云涌之势，我们决不能说，这是因为在这个时期之中，这种人才的出生率忽然提高了之故，而不能不说，这是科学教育的发达，研究工作的提倡等等环境的势力所促成的。美国教育心理学家卡特尔（J. McKeen Cattell）曾经从这样一个立场研究过一千个美国的科学家的家世，并且曾经反复的加以申论。他说："一个达尔文如果生在一八〇九年的中国决不会成其为一个达尔文㉛，而生日相同的一个林肯如果没有黑奴战争的关系也决不会成其为一个林肯。如果把这两个婴儿出生之后，即对掉一下，则英国即不会有达尔文，而美国也不会有林肯。"他的议论大率类此，所以他的结论是，至少就科学家这一类人才说，教育的关系比优生学为重要。

我们承认这一类的议论显而易见有一部的真理在内，但若发挥过分，也显而易见的不能完全成立。一个人的才智究属向那一种学问或那一种事业上发挥，大体上是归环境与时代决定的，这一层我们决不否认。近代的美国青年，才智高人一等的，或攻法律而成名律师，或习理科而成科学家，假若他们早出世一百年，我们敢说他们大都会选习宗教与神学而成为牧师；这显然是时代与风气的影响所致了。不过我们以为这种环境与时代的影响毕竟是很次要的，主要的还是一个人的才智是否属于上品，如果属于上品，则各门学问之中，或各种事业之中，不成功于此，必成功于彼，因为许多的学问或事业所用的才智原是共通的。环境或际遇所能决定的也许只是某一门学问，或某一种事业，但若把他安放在别的学问或事业之中，他的成功与成功的程度还是大同小异的。达尔文如果生在美国，固然不成其为我们历史上所认识的达尔文，但他也决不会埋没无闻，老死牖下，即使他不成一个演化论大师，他总可以成为一个学问家，即使不成一个学问家，在文明人类的种种活动里，他总可以在某一种活动上崭露头角，这是我们可以断言的。卡氏的议论虽言之成理，我们却不能根据了它，来否认遗传的基本的地位。上品的才智大体上不能不因缘于遗传，卡氏的议论事实上未能加以否定。㉜

就社会的公道而论，机会的均等是极应当提倡的。不过所谓机会均等，决不是一种笼统的说法，例如，每一个儿童都应该有进大学的机会，或进大学工学院的机会。人的才智既有高下，即利用机会的能力有高下，则此种进大学的机会，名为机会，实乃权利，惟有才智较高而能充分利用大学教育的青年才配享用这种权利，而这种权利既属不多，社会便应专为此辈而设，而不应浪掷。所以与其说每个儿童应有进大学的均等的机会，无宁说每个儿童的智力应当有受测验的均等的机会，测验而后，再分别确定谁应当进大学，谁不应当进大学，庶几人无弃才，而物无废利。这才是真正的社会公道。进大学的机会不是一件笼统的东西，而是一件必须因人制宜的东西，所以我们要争的，不是均不均，而是配不配。我们所企求于社会公道的，不是均等的机会，而是配称的机会；空口说机会均等，决不是科学的说法，而是一种玄谈。当然我们可以扩大机会，添设机会，但扩大与添设的结果，各人的成就还是不一样的，不均等的。假如我们有法子添设机会，使人人得到一份，甚至同样大的一份，结果是差等的现象更不免变本加厉的见得显著，就因为各人利用机会的能力是不同的缘故。㉝

总之，我们承认，性与养的两大因素，在每一个男子或女子的生活与成就里原是缺一不可的，也是划分不开的。但我们也承认，在研究的时候，这两个因素的影响是多少可以辨别出来，而分别的加以仔细观察的。一个良好的社会固然应当设法给每一个社会分子以最好的性，与最好的养，但我们也须记住，性终究是一个最先决的条件。

注释：

① 遗传与环境两个名词，在西方往往用 nature 与 nurture 两个老字来分别代表。我们也有两个老字，一是性，一是养。孔子在《论语》上说："性相近，习相远"；《中庸》的第一句说："天命之谓性"，性就是今日所称的遗传。孟子说："苟得其养，无物不长，苟失其养，无物不消"，养就是今日所称的环境。习相远的习字也可以和养字通用。原来遗传与环境的名词虽比较新颖，其所代表的概念则无论中外，都是生活经验里早就发生了的。优生的学术虽新，优生的经验则也是由来已久，如今我们在第一章的题目里用性养二字，而不用遗传与环境，无非要表示新的学术与旧的经验必有其渊源的关系罢了。

② 勃氏的研究，题目很长，译成中文是：《性与养对于心理发育的相对的影响；抱养亲子的相肖程度与本生亲子的相肖程度的一个比较的研究》，美国《全国教育研究会年鉴》(Yearbook of the National Society for the Study of Education)，第二十七回，第一篇，页二一九—三一八。

③ 见海氏所著《若干遗传与环境的因素对于学业成绩的相对的影响》一文，亦载前注中所引年鉴。

④ 智力商数或智商，英文叫做 intelligence quotient 或 I. Q. 是用如下的方式计算出来的：

$$\frac{心理发育年龄}{真实岁数} \times 100 = I.Q.$$

例如一个儿童是八岁，测验的结果发见他的心理年龄相当，即也是八岁，他的 I. Q. 便是 100，寻常八岁的儿童都是如此，如果心理年龄高出真实岁数，则智商递加，否则递减，高可以高至所谓高才或天才儿童，智商在一三〇或一四〇以上以至于一九〇或二〇〇，低可以低到所谓低能或白痴，智商可以不到三二十分。

⑤ 达氏所著文叫《遗传对于孤儿智力的影响》，见《不列颠心理学杂志》普通之部，第十九卷，第一期，一九二八年七月。

⑥ 温氏著有一书叫《孪生子与孤儿》（Twins and Orphans），伦敦与加拿大的都朗图两处都有出版，一九二八年。

⑦ 戈氏很早就在这题目上做过一篇论文，后来收入他的一本文集里，叫做《对于人类品性与其发展的探讨》（Inquiries into Human Faculty and Its Development），一八八三年。这篇论文，译者曾于民国二十三四年间作一译稿*，见《华年》周刊第四卷"优生副刊"。

⑧ 因为有这左右之分，所以一对孪生子之间的妙肖就好比一个人对镜自照时所得的妙肖，对镜人的左边相当于镜中人的右边。

⑨ 这一类的孪生状态，如果牵连的程度太深，那是不会存活的，如果不深，例如，仅仅在腰部或背部有皮肉上的牵连，才成所谓暹罗式的孪生子。以前在上海的新世界、大世界、与北平的城南游艺场一类的场合偶然可以看见。大概最早到美国游艺场所陈列的这种孪生子是一对从暹罗去的，所以通俗有此名称。

⑩ 相关的概念与相关系数的算法，参看统计学书籍。

⑪ 女童至十三四，男童至十五六，身心发育上要发生很大的变化，中国俗称"发身"，英文叫 puberty，历来大概沿袭日本人的译名，叫做"春机发动"。查中国比较最古的医书《素问》中的一篇《四气调神大论》上说："春三月，此谓发陈"，注里说："发，生发也，陈，敷陈也，发育万物，敷布寰区，故曰发陈"。天地有发陈的季候，人生也有发陈的年龄，发是发育，陈是敷陈，身心发育，普及于整个的人格，所以也可以叫做发陈。所以译者以为英文 puberty 一字原无须译名，以发陈一旧名词当之即可。至于发陈的陈字要比发动的动字为更近事实是不消说得的。

⑫ 见朗氏所作《孪生子研究中的性养二种因素》，载德国《儿童健康期刊》（Zeitschrift fuer Kinderheilkunde），第三十四卷，页三七七，一九二八年。

⑬ 格、汤二氏的论文见《渊源心理学专题论著》（Genetic Psychology Monographs），第六辑，页一——二四，一九二九年。

⑭ 朗氏为此曾著一书叫《犯罪与命运》，英文本名 Crime and Destiny，一九三〇年在纽约出版。

⑮ 见美国《卫生杂志》（Journal of Hygiene）第二十六卷，页一九八—二〇四，一九二七年七月。

⑯ 见二氏所著《穷困、营养、与生长》（Poverty, Nutrition, and Growth），医学研究评议会出版物第一〇一种，伦敦，一九二六年。

---

* 见《潘光旦文集》第9卷，《谈谈双生子》。——编者注

⑰ 见《公共卫生杂志》（Public Health Journal），第十七卷，四二一—四三二，一九二六年九月。

⑱ 见《心理卫生》（Mental Hygiene）第三卷，页三四三，一九一九年七月。

⑲ 亦见注②中所引的《教育研究会年鉴》，页三八九—三九八。

⑳ 见《心理学藏档》（Archives of Psychology），第五十种，一九二二年四月。

㉑ 见《心理学临症录》（Psychological Clinic）第十五卷，页九二—一〇〇，一九二三—一九二四年。

㉒ 见氏所作文《所以示五岁以前中枢神经系统之发展的若干曲线》，载《全体解剖学期刊》（Zeitschrift fuer die gesamte Anatomie）第一部，解剖学与胚胎学篇，第九十二卷，第六期，页七九六—八〇一，一九三〇年。

㉓ 见《心理卫生》第九卷，页七六〇—七七一，一九二五年。

㉔ 参看司徒克的《职业团体与儿童发育》（S. M. Stoke, Occupational Groups and Child Development），哈佛大学，一九二七年。

㉕ 出戈氏于一八六九年所发表的《遗传的天才》（Hereditary Genius）一书。从遗传的立场来研究人才的产生，这是第一本书。戈氏在这本书里曾经提到过中国的科举制度和一两个状元的遗传，见译者所著《优生概论》* 中《中国之优生问题》一文注。

㉖ 见《遗传与名人祠》一文，载美国《通俗科学月刊》，一九一三年五月。

㉗ 《皇家的智力与德性的遗传》（Mental and Moral Heredity in Royalty），纽约，一九〇六年。

㉘ 这是和我们品评人物的习惯相反的，我们从三国起到清代末年止，习惯上总是把最上的列第一品，最下的列第九品。三国以前,《汉书》中的《古今人表》已经用此列法。

㉙ 参读《孟子》所说："舜发于畎亩之中，傅说举于版筑之间，胶鬲举于鱼盐之中，管夷吾举于士，孙叔敖举于海，百里奚举于市。故天将降大任于是人也，必先苦其心志，劳其筋骨，饿其体肤，空乏其身，行拂乱其所为，所以动心忍性，曾益其所不能。"

㉚ "时势造英雄"以下数语由译者酌添。

㉛ 译者曾经说过，达尔文如果于一八〇九年（清嘉庆十四年）生在中国，他大概是一位朴学大师，是一位汉学家，并且地位要在许多嘉、道年间的学者之上！

㉜ 原著在这一点上的议论译者颇嫌其不够清楚。其实我们还可以有一个比较简洁了当的说法。我们论人才，原有两个很分得开的方面，一是方向，即才智走的是那条

---

* 见《潘光旦文集》第1卷。——编者注

出路，二是造诣，即才智的成功到达了什么程度；前者的决定，大半由于环境，而后者的决定，则大半由于遗传。或者，还有一个更简明的说法，所由造就人才的"缘"大率寄寓在环境之内，而所由产生人才的"因"却要在遗传里寻觅。孟子说得好，"梓匠轮舆，能与人规矩，不能使人巧"，梓匠轮舆与规矩都是环境中物，而巧则属诸遗传。

㉝ 参看潘光旦《人文史观》* 中《平等驳议》一文。民国二十六年，商务印书馆版。

---

* 见《潘光旦文集》第 2 卷。——编者注

第二章　本性难移[①]

　　一个人的健康状态，他的教育的造诣，以及他所经历到的种种事物，总不免影响到他的子女的遗传性格——这是历来很普遍的一个观念，而也是始终没有经过盘驳的一个观念。大多数的人一面怀抱着这种观念，一面却往往并不理会他们的见解里有这样一个观念。不过，我们只须约略加以分析，就可知大多数的改造社会的方案以及改善环境的设施全都建筑在这观念之上，至少，这观念在它们的哲学背景里占很重要的一部分。[②]

　　如果我们可以单单用改造生活状态的方法，来改良种族，那优生学的前途就很简单，很容易。因此，改善环境的一条路，究属有多大的效力，是不是真可以改良种族，这是在我们想出优生的出路以前，必须加以详细探讨的一个问题。环境中各式各样的势力，也就是我们日常接纳的各式各样的刺激，究属能不能在我们子女的遗传品性之上，发生影响，遗留痕迹，必须分别加以研究。

　　在对于这问题不加深察的人，他所用的是如下的一个逻辑。他们说，一个人的生殖细胞或精质细胞是他的全身的一部分，既然如此，则凡属一种外界的势力，如果足以影响到身体的全部，一定也能够影响到身体的一部；如此继续不断的下去，则子女的品质，一定要发生变化。

　　这种演绎逻辑的大前提是很容易成立的，但结论是否必得像他们所说，却值得推敲了。外界的势力，例如气候、食物、疾病、各种的毒素，凡足以影响全身的，也许可以影响到精质细胞，这个不成问题。不过这一类的影响是不是足以在精质细胞上引起一种具体的变化，因而在下一代的子女的品性上发生一些新的命定的力量，却是一个问题。例如，我们姑且承认，一个人若太用功读书则眼睛不免用力过度，眼力使用过度，则眼球不免受伤，眼球一部分的受害的结果，势必使一个人全身的健康也吃一些亏，而此种吃亏又终必牵涉到精质细胞，教它也吃一些亏——这些，我们姑且都承认；我们现在要问，精质细胞如果真吃了亏，这所吃的亏又怎样会在细胞里产生一些特殊的变化，因而教下一代子女的眼光，生下来就呈露一些弱点，例如近视？我们又可以问，如果精质细胞真正起了不良的变化，何以这变化恰巧在下一代的眼力上呈露出来，而不在肺、心脏、肾脏或任何其它部分呈露出来，而成为脆弱的肺，病态的心脏肾脏，或其它部分的衰弱？

任何人的起点是一个极微小的细胞，而其终结是一个发育完成的人，自始至终，中间不知要经过多少变化，如今我们要在这万千变化之中特别追寻一种有如像上文所说的变化，要看上一代的用功读书如何会一步一步的终于产生了下一代的近视眼，岂不是近乎幼稚？一个婴儿的起点是一个受精的细胞，或一个精细胞与一个卵细胞的结合，而这两个细胞都是小得不可言状。卵细胞比较的大些，但所由造成全地球所有的人口的卵细胞，如果并在一起，一个两加仑的瓦罐就可以完全装下，而造成所有的人口的精细胞，则一个大一些的针尖上便全部容纳得下。

任何个人是从这样的一小点原生质③开始的，中间要经历过不知多少与不知多么复杂的物理与化学的变化以至于变化的套数，最后才呱呱坠地成为某人家的婴孩。我们如果想到这一段发育的历史，我们便再也不会妄作推论，以为长期打铁工作所造成的铁匠的那支肬膊会如何如何的影响到他的精质细胞，从而教他的儿子，生下来就有一副又大又硬的双头筋。这种推论实在是太单纯了，太天真了。

如今我们可以进一步的就各种外界的影响和此种影响在遗传上所发生的似是而非的变化，或一般人以为有结果而其实无结果的情形，分别的考虑一下。考虑的结果可以坐实我们的一句老话，就是"本性难移"。我们可以就四方面讨论：一是残废；二是疾病；三是用进废退的结果；四是物理与化学的影响。

一、残废这一部分的影响我们大可以撇过不提，因为它们是显然的不遗传的。例如一个截去了手臂的人，所生的子女在四肢上一定是和别家的子女一样的健全。④

有人说断臂的影响之所以不传，是因为只有一代，假如代数多，让这种影响有机会累积起来，结果也许就不同了。不过事实并不如此。这方面我们既有经验的材料，也有人工试验的材料，可资证明。例如，有的民族，因为美观关系，在鼻子上，嘴唇上，或耳朵上，穿上窟窿，在窟窿里塞上各种的装饰品，往往相沿成习，至数百年数千年之久，但每一代新生的子女都没有天生的窟窿，必须重新钻上。中国人穿耳环，就是一个最现成的例子。⑤有的民族实行所谓割礼，就是男子在出生以后，就把阳具的包皮割除，例如犹太人维持这种习惯已有好几千年，但正惟此种习惯必须逐代维持，便可以证明残废的影响是不传的。中国女子缠脚或裹脚的风俗，至少也有将近一千年的历史，⑥也是一个绝好的例证。这是就经验所给的现成材料说。十九世纪末叶，生物学家在这方面特地做试验的也大有人在，最著名的是德国韦思曼（August Weismann）的鼠尾试验，他繁育了许多小种的鼠，专割它们的尾巴，生一只，割一只，生一代，割一代，经过了好几十代，那尾巴还是一样的传，并且是一样的长。⑦我们如今看去，很觉得这一类的试验真是浪费了的，人类多少千百年的历史，包括穿耳朵、割包皮、裹小脚一类的经验在内，不早就把再好没有的结论给我们了么？

不过天下也有些机缘凑巧的遇合，在不加深察的人往往把这种"合当有事"的材料提出来，作为论证。例如，在美国，在以往的五六十年以内，坊间的书本上流传着这样的一个故事。某家的一只猫，有一次走过一扇门的时候，尾巴被门夹断了，就成了一只弯尾的猫。后来生出来的小猫中间，居然有几只的尾巴是弯的。这不是前因后果，很清楚的么？可是我们知道在动物遗传里，原有一个因素，遗传学家叫做基因（gene），可以教脊椎发生拳曲，要是这拳曲发生在尾部脊椎之上，那尾巴就天生是弯的；而在猫种里，这特点更比较的普通，特别是在猫种出得最多的暹罗。⑧暹罗的猫，有好几种是以弯尾巴为常态的。不用说，这一只美国猫的血统里一定含蓄着这个弯尾巴的基因，不过许久没有呈露，或以前虽也呈露过，而并没有人注意，这一次因为事前有过尾巴被夹的经验，才有人发觉，才所谓"合当有事"的渲染成这样一段故事。不过当故事看，固然有趣，当后天⑨残废可以遗传的证据看，却不免贻笑方家了。

二、疾病的影响是比较间接的，因此，要比较的不容易打发开。我们常听人说，当初西非洲的黑种人，因为在疟疾的环境里生长，不断的被疟菌袭击，所以逐渐的获得了一种高度的抵抗力，又逐渐的把这种抵抗力遗传了下来。"因为有这一番长期的种族的经验，所以到了今日，各地的黑种人所生的婴儿，在这方面的抵抗力要相对的强"。黑种人不大怕疟疾是一个事实。所以不大怕的理由事实上也是很简单。我们要知道，每一个世代里的人口，生来就有许多的差别，生物学家叫做自然的变异（variation）；在生物界，变异原是最普遍的一个现象，一切品性、一切特点都可以有变异，即没有两个个体在某一个品性上是绝对相同的（详见下文第三章）。所以对于某一种疾病，有的人的天然抵抗力比较强，有的比较弱，而强弱之间，又可以有许多不同的程度。西非洲原是一个所谓"瘴区"，疟疾的流行不知已经有了几千百年的历史，久于其地的种族和疟菌的关系事实上已成一种可以说是相安的局面，即疟疾之于黑种人，已成医学家所说的风土病的（endemic）状态。什么叫做相安呢？就是人人有生疟疾的机会，而真正死于疟疾的却不多。又何以能相安呢？原来天然抵抗力比较弱的分子，不是未成年未结婚而死，便是虽结婚而不留后辈，或虽留而为数不多。凡属生存而得以遗留后辈的分子，都有比较强大的抵抗力，而这种祖传的抵抗力势必继续的往下传递。所以时移世迁，天然的抵抗力势必一代强似一代，而抵抗力强的人，势必一代多似一代。这就是所谓自然选择，或自然淘汰，在下文第五章里我们还要从长的讨论。不过自然选择是一回事，精质细胞直接因疟菌袭击的影响而产生抵抗力，却又是一回事，不能混为一谈，而事实上后面这一回事是不存在的。我们看到下文，就更可以明白。

三、用则进，废则退，原是生活功能的一大原则。但进退有没有限度，进退的结果能不能遗传，即习惯与训练之所得，能不能经由生物学的途径，自上一代传递给下一代，却是一百几十年来西洋演化论者曾经不断争辩的一些最主要的问题。

一八〇九年，法国的动物学家拉马克（J. B. Lamarck）在一本名著里公布他的演化的学说⑪。这学说的基本假定是，一个动物的形态与结构是可因功能而发生变化的，而此种后天所发生的变化可以遗传给后辈。他举了一个后来时常被人征引的例子。非洲的长颈鹿本来和寻常的鹿差不多，没有很长的脖子，但鹿是草食的，也是吃树叶的，低处的树叶吃尽以后，势必伸长了脖子吃高处的，如此继续不断的向高处发展，于是脖子便越伸越长，终于因遗传的关系，成为今日动物里的一个怪物，叫做长颈鹿。这就是所谓"后天获得性"（"acquired character"或"acquired characteristics"）的一个号称的例子，而建筑在"后天获得性"的理论上的演化学说我们现在就叫做拉马克主义（Lamarckism）。拉氏这种学说和一般的成见很相吻合，所以在当时和后来的七八十年之间，流行得很广。达尔文一面虽另有一派演化的学说，一面却也接受拉氏的看法，认为并不冲突，可以并存，和达氏同时的生物学者也抱着这个态度。一直到十九世纪末叶，上文已经提到过的德国生物学家韦思曼上场，才加以根本的指斥，认为证据不足，而号称是证据的东西事实上也不成为证据，或可以别有解释，而同时反面的证据却又不一而足。⑪

自韦氏著论以后，拉马克的学说，即上一代的后天的经验可以成为下一代的遗传品性之说，已受一般的科学家的摈弃，只有不学无术的大众和假的科学家还保守着不放。这是有缘故的。人类的情绪生活大抵有一个特点，笼统的说，是不愿意看见一种功绩烟消云散，丝毫不留痕迹，而就目前的问题说，总希望一个人的成就可以直接留给子孙，传诸永久。

有这种情绪的人，认为否定后天获得性可以遗传的说法是一种悲观的说法，并且还有一种不良的影响，就是教人不习于善，或不图振作，来改良他们的境遇。这种评论当然是没有多大价值的，徒然表示一个人的情绪方面的偏见罢了。哲学家说人有"信仰的意志"，要教他不信仰是不行的，这一类的评论也徒然表示这种意志的坚强，至于信仰得是否合理，有无根据，那显然是另一问题。不过，说也奇怪，做这种评论的人为什么不就反面的可能性思索一下呢？好经验既可以传，坏经验又何独不能传呢？人是常有过失的一种动物，文明的弊病又到处都是，天灾、人祸、疾病、危难，是日常生活里数见不鲜的事，如果影响所及，在在可以遗传到后辈身上，试问今日的文明人类还成什么一个样子？犹太宗教传下一句话说，祖宗的罪孽要在子孙身上取偿，一代不止，至于三代四代；中国的阴德论，也说"积不善之家，必有余殃"，道家的阴骘论，佛家的果报论也有类似的信仰，这种取偿或报应的说法已属可怕，如果再采取获得性遗传的直接的方法，那岂不是更可以悲观么？

总之，这问题不是感伤主义或一些先入之见所能解决的，我们得根据观察到的事实说话。近年以来，这种事实很多，并且都经过学者们详细的分析，他们认为这一类的事实都可以从别的方面来解释清楚，而无须乞灵于后天获得性的说法。一个动物个体，或一个人，或许有一种能力，可以用改变精质细胞的方法来应付改变的环境，但这是很不需要的。

比较精密设计的试验也不是没有。前几年盛传俄国的生理学家巴夫洛夫(Ivan P. Pavlov)也做过一个。他一向喜欢用所谓交替反射作用或规定反射作用（conditioned reflex）的训练来做动物生理的试验，他如今要看这种训练究属能不能遗传到下代。他在喂他的小种的老鼠以前，每次必先拉一下铃，因此，在老鼠的意识里，食物和铃声便渐渐的发生了联系，经过了三百次的训练以后，老鼠一听见铃声，就会跑到笼边来，因为它们知道这是有东西可吃的一个信号。这一部分的试验并不新鲜，因为不但巴氏自己做过许多次，后来别的生理学家或心理学家也都做过，都证明老鼠是会学习的。不过新鲜的在后面。这些老鼠的后辈后来也经过同样的训练，不过第一代需要的三百次，到了第二代便减少为一百次，第三代更减少为三十次，到了第四代只须五次，所有的老鼠，只要一听见铃声，便都会向笼边跑。这样一个神速的效果实在太出乎意料之外，也实在太不近情理了，要不是因为巴氏的科学地位特别崇高，是谁也不会加以注意的。试验的结果发表以后，好几个别国的学者照例立刻的把它复做一道，例如麦克道威尔(E. C. MacDowell)用家鼠，即寻常比较大种的鼠，费卡瑞女士(E. M. Vicari)也用小种的鼠，勃拉格(H. J. Bragg)用天老的小种鼠。[12]但说也奇怪，任何人都没有能坐实巴氏的结果。在那时候．当然也有不少的生物科学家到俄国游览，特地到巴氏的实验室去参观，有一天巴氏突然向参观的人宣告，说他自己做得有些不对，说整个的试验是一个错误。究竟是怎么一回事，到如今多少是一个哑谜，局外人谁也说不清楚。[13]不过，无论如何，从此以后，凡是讲"后天获得性遗传"的人，再也不引这个试验作为证据了。

其它精密的试验还不止一个，但结果却是在负的一方面，即都不能证实后天获得性可以遗传。我们但须翻看当代生物科学的各种定期刊物，便知梗概。唯一可能的例外是英人而美籍的心理学家麦克图格尔（Wm. McDougall）所做的一个试验。我们说可能，因为到本书著作的时候为止，这试验还没有结束。[14]麦氏也用老鼠做训练的对象。他预备了两个水槽，槽边有两个小码头，一个是暗的，从此可以登岸，一个是明的，装着电流，不但不能由此上岸，且不免触一下电。麦氏把老鼠放在水里，让它们练习寻找上岸的路。经过了几个月的训练之后，至少有一部分反应比较快的老鼠学到了登岸的诀窍，就是知道只有暗码头可用，而明码头不可用，所以入水以后就会直接而很有把握的向着暗码头泅去。这些老鼠的子女后来也经过同样的训练，如此继续不断的训练了二十代。⑮麦氏以为训练的成绩是遗传的，所以一样的学习避免明码头而选择暗码头，每下一代总要比上一代快些。

凡做科学研究，我们知道有一条最基本而不成文的规矩，就是一个人做了某一种试验，得了某一种结果以后，总得有别的人重复的做过一道，用相同或类似的资料，用同样的环境条件，得到第一个人所切实叙明的同样的结论，才算成立，否则是徒然的。麦克图格尔这个试验，接着就有一位苏格兰的遗传学家克罗（F. A. E. Crew）如法炮制的做过一次，但并没有得到麦氏所得到的结果。⑯因此，遗传学界一面虽并不否认麦氏的试验是十足的诚实的，但一面认为他的试验方法里也许有罅漏，而结论容或有别的可能的解释。例如，在训练之先，麦氏在笼子里提取老鼠的时候，说不定提取那最先跑到笼边的若干只，即无心的选择了比较活泼的分子，不但第一代如此，也许每一代都如此。又如，老鼠与老鼠之间说不定有传递彼此经验的方法，我们无法了解。又如，明码头上电流的力量也许不一律，即时强时弱，也未始不是一个可能的搅乱的原因，譬如，后来的电流也许强些，因此迫使老鼠们学习得快些。又如，世代之间，老鼠中间自身就不免发生一些选择作用，弱的病的当然最先受淘汰，反应与学习得慢些的，经过屡次触电以后，也就不中用了。诸如此类的困难，我们不怕琐碎的提出来，无非要表示这样一个意义重大的试验，我们决不能轻易接受，我们必须寻根究柢，要发见它真正无懈可击的时候，我们才能承认。当然，假如克罗的重复试验也获取了同样的结果的话，我们便无须这样的盘诘了。

用进废退的遗传在西洋还有一个变相的说法，叫做"种族的记忆"，主张此说的人说，个人的记忆是记忆，种族的记忆便是遗传了。这种说法，表面上虽若和"后天获得性遗传"之说无关，但实际上却承认了"后天获得性的遗传"，因为记忆之先，必先学习，必先发生经验，下一辈既可以记忆上一辈的经验阅历，不就等于遗传了上一辈的获得性么？最初发为此说的是英国的一个小说家勃武勒（Samuel Butler）⑰。他说，子孙的所以能做他们祖父辈所学而行的事物，乃是因为他们"记得"当初的过程。

勃武勒自以为解决了一个千古的难题；他很不高兴，因为科学家不但不感谢他，并且根本不理会他。不过把遗传的名词改为"种族遗传"之后，试问对于演化的机构问题，又多解答了几分呢？事实上他一点忙都没有帮，只是多起了一个足以贻误人家的名词罢了，因为它是富有"后天获得性遗传"的臭味的。

勃武勒的"种族记忆说"我们本来可以不提，无如二十世纪的初年里，德国有一位很有才具的动物学家塞蒙（Richard Semon）旧事重提，又把这说法提出来发挥了一番。他不但主张用"种族记忆"的名词来解释遗传，又变本加厉的发明出一个记忆的机构来，并且替这想象的机构制定了一些新的名词。要不是因为他是一个一向有成绩的动物学家，恐怕谁也不会注意到这一类的理论，因为，上文已经说过，专门制造名词，对于学术是没有什么贡献的。塞氏是于一九一八年自杀死的。

总之，大多数号称用进废退可以遗传的例子是可以用选择来解释的，有的由于自然选择，有的由于人为选择。上文说过长颈鹿的例子，我们如今不妨再举一个海底岩穴中的无目鱼的例子以为本节的结束。这种鱼，住在不见天日的岩穴里，是用不到眼睛的，信仰拉马克主义的人，根据了不用则退的道理，就说，这种退化的影响是遗传的，由于渐进的逐代遗传的结果，初则成为盲目的鱼，终则成为无目的鱼。这显然又是一个一相情愿的解释，因为它只是一个解释，而没有能把这解释所依凭的机构指明出来；不用则退，也许对的，但何以会退到一个完全消灭的程度，而此种程度又用什么方法传到下代，这些拉马克主义者却说不上来了。不过我们却另可以有一个解释，而这解释所凭借的机构又是现成的。脊椎动物的眼部本来比较的容易发生突变（见下文及第三章），这种新的突变也不时有人观察到而纪录下来。如果在某一种环境之内，视觉是一个生存与竞存的必须的品性，则一种有缺陷性的突变是流传不下去的，因为遗传里凡属有这种突变的分子势必遭遇淘汰。不过在海底的岩穴里，视觉不成为一个竞存的必须的品性，因此凡属有这种突变的分子，即视觉有缺陷的分子，照样的可以生存，可以生殖，因此盲目与无目的鱼就一代多似一代，终于好像是成为一个或几个特别的种类似的。同时，我们必须记得，岩穴是有通到外面的口子的，视觉没有缺陷的鱼势必比较活泼，势必向有光线的方向发展，因此，渐渐的就离开了岩穴与海底的环境，而岩穴中所留存的鱼类终于成为清一色的盲目以至于无目的了。

四、第四类的影响包括环境里物理、化学的种种刺激，或简称为理化的刺激。例如比较长期的温度或气候的影响属于物理方面，也许中国人所称水土不服的"水土"两个字可以概括，而酒精鸦片一类的刺激属于化学一方面。

黑种人或其它热带种族比较黑色的皮肤，我们大都以为是强烈的阳光晒出来的，晒得世代越多，棕色或黑色的程度便越深。在以前这解释是很普通的，到现在还有人有这种看法。这种解释和上文所讲的无目鱼的解释犯了同样的弊病。而比较容易与比较合理的解释也应当求诸于自然选择的理论。我们一样的可以假定每一世代之中人口的皮肤颜色是有许多变异的；如果在有强烈的阳光的环境里，色素是一种保障的话，则凡属色素深些的分子当然要占些便宜，健康程度要高些，寿命要长些，而把这种特点遗传给子孙的机会也多一些。⑱在这方面，生物科学家也曾经做过不少的试验，但结果全都是在负的一方面，即，后天晒黑的皮肤是不遗传的。同时，其他物理或水土的影响也复如此。有几个表面上好像可以证明拉马克的那一番理论，但一经盘驳，就发现破绽，不能成立。

最出名的是奥国动物学者卡默瑞尔（Paul Kammerer）所做的一个"试验"。在一九二六年以前，十多年之间，卡氏发表了许多篇的论文，报告他的试验的进行，并且宣传他的试验的成效，据说，他把上一辈的温度湿度一类的环境改变以后，下一辈的品性也就很奇妙的跟着发生变迁。

他的试验当然不止一个，其中最"脍炙人口"的一个是用所谓"稳婆蟾蜍"（midwife toad）做对象的。这种蛙类有一个特点，就是在雌的产卵的时候，雄的会在场帮忙，所以有这个混名。这种蟾蜍虽属两栖动物，但陆居已成习惯，非有特殊情形，不入河沼。卡氏的试验就在强迫它入水居住，再看它在品性上起什么变化，又看这种变化能不能传下去。据卡氏说，蟾蜍的生活习惯一变以后，到了生殖的季候，它的前蹠的掌皮居然加厚起来，照一般水栖动物的例，成为一块垫子，叫做"结缡垫"（nuptial pad）；这垫子的用处，不用说，是在帮交合时的忙的，因水栖不比陆栖，雄的把雌的拥抱的时候，有了垫子，便更加把握得住。这是一种适应新环境的措施，不足为奇的。不过有趣的是，到了第二代，卡氏把它们搬回陆地以后，这种"结缡垫"还是照样的长了出来。这不是后天获得性明明白白的遗传了么？不过评论的人立刻就提出质问，卡氏的试验既如是其斩钉截铁的清楚，为什么他所发表的只是一两张照片，而谁也没有能看见一只掌上有垫子的蟾蜍呢？过了一时，有一位美国的专家到维也纳去游历，特地到卡氏所工作的研究所去拜访，想一穷究竟；会卡氏不在所中，研究所的所长就直接吩咐调查卡氏的研究资料，结果很快的发现所谓"结缡垫"原来是假的，是把见水不化的墨水注射在掌皮底下所造成的，在照片上固然可以蒙混，在实际的材料上却蒙混不来了。

这案情经揭穿公布以后，卡氏就跑到奥京城外的一座小山上，坠崖自杀了！他在自杀以前不久，刚刚接到莫斯科寄来的一封聘书请他到那边去继续做研究。苏俄的政府深信真正的种族改良的关键是经济状况的澈底改善，他们正期待着卡氏的来临，来给他们一个最后的科学的证明，竟不图卡氏竟如此结束，真是大可以伤心了。[19]

美国生物学家迦埃尔(M. F. Guyer)的试验虽也不能算成功，但决不是欺人的一流，不能和卡氏的相提并论。他把死兔子的瞳人里的那块透镜似的睛片磨碎了，然后把碎浆注射到活兔子的身体里去。后来这兔子生下的小兔子里，就有一部分的眼球很不健全。迦氏的解释是，大概上一代受了注射以后，总有一部分的碎浆侵蚀到精质细胞，教精质细胞，特别是和眼部有关系的那一部分的遗传基础受到一种化学的震撼，到了下一代，就表现为眼球的缺陷。迦氏的试验，到此书著作的时候，也还在进行之中。不过英国的生物学家卡尔-桑德斯(A. M. Carr-Saunders)，赫胥黎(Julian S. Huxley)，芬雷(G. F. Finlay)都曾经就迦氏所已经做过的如法炮制的做过一遍，却一些结果都没有得到。兔子的眼睛原来就有许多遗传的缺陷。大抵迦氏所用的兔子，在血系上本来就不健全，本来就隐含着这一种的缺陷，而这种缺陷的呈露，又不先不后的恰好在上一代注射了睛片的碎浆以后，好比上文说的弯尾的猫一样，也是"合当有事"或适逢其会罢了。

用了化学注射的方法，教遗传的基因发生一些变化，本来并不是根本不可能的。注射的物质，一入身体以后，因血液循环的关系，终于会达到精质细胞，因而引起变化，是情理上可有的事，也是实际上时常发生的事。不过这种变化究竟会不会在下一代身上发生影响，即引起下一代品性上的变动，也还是一个问题。

化学的物质中，在这方面用得最多的是酒或酒精。很多人往往认为饮酒过度或酗酒的人所生的子女是不健全的，是"退化"的，因为酒精有毒，是一种所谓"种族的毒物"（"racial poison"）。[20]这一类关于世代嬗递之事实原是可以有许多不同的解释的，我们往往各就我们的成见说话。因此，最妥当的办法是利用别种的哺乳类的动物，在实验室里试验一个清楚。

近年以来，这方面的试验倒也不一而足。最受人称道的是美国考奈尔大学医学院院长司徒卡德（C. R. Stockard）所做的一个[21]。司氏把酒精化成气体，迫使牡的豚鼠（一名荷兰猪）（guinea-pigs）用口鼻吸取，每天吸，吸了好几个月。后来这些豚鼠生产了子女，这子女一辈自身虽没有吸取酒精，但身体上确乎表现许多缺陷，甚至于上一辈原先表面上没有缺陷的，它们的子女也一样的有缺陷。

过了几年，英国德仑姆女士（F. M. Durham）和渥兹（H. M. Woods）又合做了一种研究，目的在把司氏的结果，再度证实一下。[22]他们也用豚鼠，也迫使它们吸取酒精的气体，每七天中吸取六天，吸了不止一年。在这前后两种研究里，每一只豚鼠所吸取的酒精，在分量上是很大的，如果相对的比较，这种分量要在世界上任何大量的酒徒所能消耗之上。不过德女士等研究的结果，并没有在下一辈的身上发现什么缺陷。因此，他们以为司氏所用的材料，在血系上也许本来就不健全，第二代所表现的缺陷本来就隐蓄在上一代的精质细胞里，不过到此适逢其会的呈露出来罢了。

在这先后两种关于豚鼠的试验之间美国又有两位专家用天老的鼠种做过一度试验，并且做得非常的仔细。他们的做法也是差不多的，就是让老鼠吸取酒精，除了星期日以外，每天吸取，一起吸了又十代之久。在一六八八只老鼠中，酒精所引起的不良的影响是有的，特别是在眼部。不过这些眼部有缺陷的老鼠交配以后，他们的子女却并不表现同样的缺陷；这些子女自身是没有吸取酒精的，为的是要看上一代的吸受对于它们究属有没有影响，结果是没有。子女中间只有一例是眼部有毛病的，但后来证明这毛病是不遗传的，而同时在对照用的材料里，即始终不吸取酒精的老鼠中间，倒发见了两个有眼病的例子；足征这眼部的缺陷是和上代吸受酒精没有关系的了。[23]

酒精在生理上可以引起直接的危害，是谁也不否认的，不过我们这一类的试验，可知无论一个个体吸受或饮取多大分量的酒精，也不足以引起遗传基因（gene）㉔的突变。显而易见的是，基因这样东西是相当的固定的，就是我们的本性是相当的难于移动的。假若不是如此的话，地球上的生命也许在百千万年以前早就归于寂灭了。

　　如果如上文所论，大量的酒精既不能在其它的哺乳动物身上引起什么基因的突变，则分量比较要少得多的一些酒精大概决不会在人身上引起这一类的变化。人类饮酒，到如今已经有好几千年的历史，在这几千年以内，比较脆弱的血系，曾经酒精和其它理化的因素的层层洗伐，而遭受淘汰，㉕也许是一大事实，若说因酒精的侵蚀，以至于引起遗传上的根本变化，揆情度理，是不会的。在饮酒过度或酗酒成性的家世里，我们固然发见种种身心衰颓的弱点，但我们应当知道，二者之间并没有什么因果关系，即前者不是因，后者不是果，而二者同属另一种因的果，即遗传本质的恶劣是。正唯其本质恶劣，所以才表现为身心两方面的种种缺陷；也正唯其本质恶劣，所以才有酗酒的倾向，而酗酒的倾向或酗酒现象（alcoholism）实际上就是身心缺陷的一种或本质恶劣的种种症象之一。㉖另外一路的试验证明凡属神经系统脆弱的人最容易有酗酒的倾向，由此也可见我们上文的这一番理论是大概不错的。㉗

　　各种所谓"种族的毒物"，即有人以为足以引起精质的变迁的各种化学物质里㉘，酒精而外，只有一种是值得我们比较严重的考虑的，那就是铅㉙。目前我们在这一方面的研究还不多，因此我们还不能作什么定论。不过铅有铅毒，它的足以影响体质细胞是一个事实，其足以侵袭到精质细胞，也完全是可能的事。不过侵袭是一事，侵袭而引起基因的变化，从而改变下一代的品性的遗传，却又是一事。幸而人类和铅的接触并不多，除了少数的工业而外，一般的人是难得和它发生关系的。

　　不过我们如果考虑到镭锭的放射，情形就要清楚得多了。镭锭的放射和爱克斯光都已经有人发见可以激起精质细胞中的突变，在植物中如此，在人以外的动物也是如此，所以它们在人类身上也可以引起突变，是可以无疑的。

　　达尔文和比他稍稍后来的生物学家和演化论者承认一切生物都有变异，而此种变异是生命的一个内在的特点，完全从内部出来的。达氏与其徒的演化观的基本假定之一是一切变异是遗传的。后来我们知道这是不尽然的，变异的一部分事实上并不遗传，即不由遗传而来，而是环境影响下的一些波动似的变迁罢了。至于变异究属从何而来，一向也很少人了解，一直到最近的几十年，我们才找到了一些端倪。我们现在知道大部分的变异并不是由于新的改动，而是由于原有的基因的离合不常与重新排比（见下章）。我们现在也明白，基因的真正改动也是有的，不过比较的难得，那就是一再说过的突变了。突变的结果，不但基因的结构起变动，它对于品性的影响也要起变动。突变既不多遇，所以在演化的因素里它并不是最主要的一个。[30]

基因的突变既可由爱克斯光与镭锭激发，于是生物学家就很自然的要问，安知天然的种种突变不因缘于地球的镭锭活动或整个宇宙的镭锭放射作用呢？我们对于这个问题目前还不能作什么肯定的答复，但这是很可能的；因为爱克斯光所激发的突变或基因变化在性质上和自然界所发生的是一样的。所不同的只是，突变发生的速率，在自然界是很慢的，在爱克斯光放射之下，则可以加快罢了。

突变是随便发生的，是无目的的发生的。如果在品性上产生某一种影响的基因发生突变，其它发生同样的影响的基因并不跟着发生突变。在同一染色体[31]上而毗连着的基因也并没有同时发生突变的倾向。差不多所有的突变是对于个体有害的。真正有用的很少。也许另外有很大的一部分是不关痛痒的。

这一类的事实可以告诉我们，爱克斯光一类的放射作用尽管可以在我们身体上引起基因的变化，但要用了它来引起对我们有利的变化，大概是不可能的。我们可以很肯定的说，放射的影响是事先无法预期的，不过此种影响的弊多于利，我们又比较的可以断言。

还有一层，自有放射的试验以来，所发见的由人工引起的突变，似乎是全都属于隐性的一方面，所以在受过放射的人的第一代的后辈身上是不会表现出来的，要是不遇到同样的基因，可以好几代以至于好几百年，也不会呈露出来。

孕妇的生殖器官，如果接受过这一类的放射作用，那一胎的子女便不免受伤，出生以后可以表现种种身心的缺陷，固然不一定每一例都如此，但这种例子也还不少。但放射作用的接受，如果不在怀孕的时期以内，则日后所孕育的子女身上并不表现什么缺陷。[32]不过就动物试验的经验说话，这种放射作用也许一样的有害，说不定它在精质细胞里暗中引起一些变化，暗中传递到后来的世代，而终于表现为不健全的品性。

因此，从优生的立场说，如果一个女子前途想生育子女的话，她的卵巢部分最好不要采用镭锭放射或爱克斯光放射的治疗方法。在身体的别的部分，这当然不成问题，不过同时还要小心，要在放射的时候，让生殖器官得到适当的保护。固然这是单就比较强度的放射作用而言，如果放射的力量很轻微，例如摄取爱克斯光的相片时所用的程度，那是不至于发生危害的，至少这种前例还没有过。

在结束这一章以前，在"本性难移"的题目范围以内，还有一个比较很通行的愚信③是值得在此加以辩正的，就是所谓"胎教"或"胎期印象"（"maternal impressions"）。

在以前，许多很有见识的人相信一个孕妇的思虑，情绪，以至于日常的经验可以影响到她的胎儿。这种人现在还是不少；至于见识不足的一般人，无论中外古今，更笃信所谓"胎期的印象"。㉞这种印象大体又可分为两类。一是一般的，例如，妇人在怀胎的日子里，如果能多听音乐，与多看名画，则所生的子女可以有些艺术的天才。二是特殊的或具体的，例如，孕妇见闻所及，如果有什么特别的事物或特别的境遇，足以引起恐怖，或留下深刻的印象，则所生子女的体态上会留下一种"记"或一种"痣"之类，㉟英文叫做"markings"，而这种"记"的部位又往往和当初见闻到的有些呼应，有些相当，而不是随便发生的。

为易于了解起见，我们举一个假想而很在寻常意料之中的例子吧。孕妇在手臂上受了一次伤；生产以后，在婴儿的同一条手臂上，以至于差不多的地位上，发见一个像疤非疤的印痕。这就是所谓胎期印象的结果了。不过问题是，这种印象又是怎样传下去的呢？这不属于所谓后天获得性的遗传，是一望而知的，因为后天获得性势须假手于精质或精质细胞，而孕妇于接受印象的时候，胎儿事实上已大体长成，无法变动。因此，我们不能不假定，如果此种印象真能传递的话，势必假道于母子之间唯一联系的东西，那就是胎盘。印象由母体以入于胎盘，由胎盘以入于子体，再由子体表现出来，成为一个品性。但试问这是可能么？

这是不可能的。这一类的印象或影响，要传达到胎儿，势须先经过母亲的血液。试问母亲的一个创伤，或任何其它经验到的事物，是不是必须先在母亲的血液里溶解了，成为一种流质，然后经由胎盘，传达到胎儿的血液里，然后再凝聚起来，而终于在胎儿手臂上第二度表现为一个瘢痕。逻辑上这是不得不尔的，但理论上是绝对不通的，事实上也是决不会有的。凡属稍有知识的人，但须平心略加推论，就可以恍然了。

如果胎期印象真可以在子女身上呈现为品性的话，那天下可能的奇事真还不知有多少。例如婴儿哺乳要用牛乳，那婴儿长大起来便可以像牛。雇用乳母的人家，婴儿至少在面貌上可以像乳母，而不像本生的母亲；在中国确有这个通俗的信仰。㊱这一类捕风捉影的事，我们当然知道决不会有，而在理论上和胎期印象的传递是一样的讲不通，如果胎儿可以接受印象，何独一出母胎的婴儿便不能更直接的接受这一类的印象？如果后者不能，那界线究应从何处划起，又何以一定要划一个界线？如果前者讲得通，而真正可能，何以后者讲不通，而不可能？

我们如果再进一步的加以盘诘，我们第一点要问到的是印象所发生的时间。根据胎期印象的说法，则一个婴儿身上的记痣之类，势必在胎期内发生得相当的迟，即一定要等到孕妇受到特殊的刺激或惊惧以后。孕妇也许被一条狗惊了一下，因此，他们说，生出来婴儿就带着一副狗脸。我们若就产母加以询问，受惊是在什么时候，她一定说，大概是得胎后第三个月以至于将近第六个月，在满三个月以前大概是不会的。

不过我们应当早就知道，满两个月的胎儿，身体的各个主要部分已经分化得大致完全。而在那时候，孕妇大都还不知道自己究属怀着孕没有，等到她知道的时候，即在三个月以后以至于四五个月，再接受什么深刻的印象，事实上对于胎儿的品性已绝对无法加以左右，因为它已经大体长成，一切已经是具体而微的了。胚胎学发达以后，我们知道得很清楚，发育上如果有错误而终于引起比较严重的缺陷的话，这种错误大部分是内在的，是从胚胎本身发出来的，而其发生的时候大抵在成胎后最初的三四个星期以内，在那时候，无论孕妇的意志如何坚强，好像是要什么可以有什么，或如何不坚强，以致容易接受外感，恐怕是无法左右胚胎的发育的，这其间理由不止一端，最简单的是她还根本不知道肚子里怀着孕。在时间方面，还有一点也是值得提到的，女子怀胎少则七八个月，多则九十个月，都不为不久，在这样长的一个时期里，除非她与世完全隔绝，或五官不聪明，四肢不灵动，要完全不遇到一些可惊可怪的事物是绝对不可能的，即绝对不能完全避免一些胎期的印象；然则试问人口之中，表现所谓"记"、"痣"一类特征或各种缺陷的分子，又何以如是其少呢？女医生女看护，因为治病或接生的关系，所见到的可惊可怪以至于不忍见闻的事物恐怕比谁都要多些，又何以她们所生的子女和一般母亲所生的子女并无二致呢？

达尔文的著作里也提到过一个胎期印象的例子，但他并不相信，并且用过一番很合逻辑的话加以辩正；有到科学的头脑如达氏，所见自是不同，很值得我们参考一下。呼克尔爵士（Sir Joseph Hooker）是和达氏同时的一位植物学家与地质学家，并且是达氏最亲密的朋友，某一次他和达氏通信的时候，提到一个很有趣的例子，认为足以证明胎期的印象是可以传递的。呼氏有一个女的亲戚生了一个孩子，这孩子身上有一个"鹰记"，据这位亲戚很肯定的说，这"鹰记"是有很确实的来历的。她在怀孕的时候，曾经向朋友借到一本很贵重的书，朋友嘱咐她要特别小心，切勿有所污损，可是很不幸的，她在书上沾了一大滴墨水，当时她真是大吃一惊，后来又是十分懊丧，于是印象所及，终于在孩子身上留下这一大滴墨水似的"鹰记"。呼氏大概很相信这位亲戚的话。达氏回复他说："如果你以后再得便写信给我，我很盼望你可以告诉我，你究竟根据些什么理由，居然会相信你那位令亲的一番想象之词，一番'想当然耳'的解释。我自己也搜集了一些这一类的零星的资料，资料是真的，但那附带的解释我却不敢置信，我以为都是'事有巧合'罢了。亨特（W. Hunter）以前在产科医院里的时候，对我父亲说，孕妇入院等待生产，他总要问她们，自从怀孕以来，遇见过什么可以惊怪的事物没有，结果当然都有，他把她们的答复逐一记载下来，一起记载了有好几千个之多，但生产以后，再就婴儿身上逐一加以检查，竟没有一例是应验的，绝对的一例都没有；婴儿的体格上固然也偶然有些不大正常的品性，对于这些品性，产母也自不免有她们的解释，但这都是事后想出来的，就是先有了头，然后再现做一只尺寸相当的帽子套上。"

亨氏这一类的观察，凡属产科的医生大概多少都有一些。但他们关于胎期印象的报告，我们从没有见到过，大概是一个都没有。做母亲的，也只要对于这问题稍加思考，也就明白这是一种无稽之谈，胎期的印象虽多，子女的发育大都很健全，即或间有不大正常之处，那大概是别有原因，而和此种印象全不相干。尽管此种不大正常之处和胎期的某一个印象有些相像，有些类似，那也不过是适逢其会罢了。达尔文的解释是最合理的，孕妇的印象和婴儿的缺陷之间，只有一个先后的关系，以至于先后巧合的关系，但先后的关系（sequence），并不就是因果的关系（causation）。

　　胎期的印象有好有坏，如果坏的必须避免，好的就理应培植了。那就成为所谓胎教。胎教的愚信是很普遍的，也是很古老的，因为它是积极的，是创造的，人生不能没有教育，如果教育能在胎期以内即行开始，岂不是比较的可以一劳永逸？㊲又因为本来是遗传上可能发生的结果，很容易误认为胎教的结果。例如一个孕妇，切心的愿望她的未来的子或女可以成为一个音乐家，即生而有些音乐的天才，于是她就天天切心的想，并且天天的拨弄乐器，她满心以为这一类意志与行为上的努力可以发生功效。既而所生的孩子确乎表现一些音乐的才能，年事稍长，也确乎成为一个有相当造诣的音乐家。她当然是高兴极了，她在怀妊期间的一番苦心孤诣终于应验了。她于是更进一步的替胎教之说作见证，作说客。她却不知道她只知其一，不知其二，而其一恰好又是错误的。其二又是什么呢？如果她就她自己的家世以至于丈夫的家世调查一下，她大概可以发现音乐的兴趣和才具是一方或双方所原有的一个遗传品性，而她的儿子的精质里原就包含着这种品性的基因。她所以切心于希望她的子女成为音乐家，而自己又能拨弄，就表现她自己也未尝没有这一部分的遗传。有到这种遗传，她不切心的想望，不天天的拨弄乐器，以至于对音乐以及一切有节奏的东西表示厌恶，也无害于子女的成为音乐家；如果没有，那一番胎教的努力也是徒劳无益的。㊳

　　总之，我们要在胎期以内，在身心两方面促进婴儿的品质，或预防此种品质的变为恶劣，是非失望不可的。儿童的发育，所根据的是两个生殖细胞结合后的精质中的种种潜在的性能。孕妇的态度与行为，尽管立意想影响胎儿的某一个相当的部分，事实上决不能有所左右。孕妇是有责任的，但她的责任不在教育，而在卫生，她无须注意胎教，胎教是虚的，她应当注意胎养，胎养是实的。所以在优生的学术里，不用说，胎教是没有地位的。

　　胎养是很实在的，也是很迫切的需要的。胎儿的营养完全靠着母体，而其发育的健全与否，遗传而外，当然要看营养的质和量。如果营养有欠缺，胎儿的发育自必受到影响，不过我们在讨论胎教以后，应当特别注意，这种影响是属于一般的健康性质的，而决不会表现为缺陷、印痕一类的特征。如果孕妇的身心健可，她对于自身与胎儿的营养的供给大抵也不会不好到什么程度，因此胎儿的发育也不至于不正常。反之，如果身心本来不大健全，又加上怀孕的重任，喜怒无常，爱恶不定，遇到特殊一些的刺激，又容易发生大惊小怪的反应，则自己的体力既不免更趋衰弱，胎儿的营养势必牵连的受到限制；在这种情况下产生的婴儿当然也是不健全的。所以所谓胎养，所包括的不止是直接的营养，凡是和营养有关的一切事物也都在内。所以孕妇要特别的摄生。

总结上文，我们日常生活里所接受到的种种影响，包括我们自己的思虑与努力，包括气候风土，后天的残废及其它不幸的遭遇在身心两方面所引起的变动，一切所谓毒物的浸淫，对于我们的精质细胞似乎引不起任何影响，至少我们没有发见过有什么比较具体的影响，可以供我们指摘。高度的放射是一个例外，但我们可以暂时搁置不问，因为它不属于日常生活范围以内。

如果日常生活里的事物可以发生影响，但发生得非常迟缓，非寻常耳目之力以至于科学仪器的力量所能觉察，或影响的性质与生活的利害无干，有之不为多，无之不为少，那我们也可以搁置不问，因为它和优生的学术很不发生关系。迟缓到几千年几万年以上，或细微到不能觉察的程度，或有若无，实若虚，优生学不是管不了它，便是无须管它。

所以真正讲求优生或种族改良的人只有一条路可走，就是在精质的自然变异与人为离合上想办法。自然的变异要靠突变，事实上他也是无能为力；他不能把我们所有的遗传的可能性，像诗人所歌颂的"象心适意的重新范铸"一下。他只能把原来有的，现成的，老老实实的收受下来。但对于精质的人为的离合，他却可以有一些主张，作一些擘划。不用说，这种主张与擘划也不是出乎他的匠心独运，而是效法自然的一种结果。男女的匹配有成败，有迟早，匹配后所生子女的多寡，因为匹配的成败迟早，与夫子女的有无多寡，下一代人口中各种品性的质和量，和上一代就可以有分别——这些原是一种自然的趋势，一切生物界都有，当然人类也有。优生学家所能做的，无非是因袭了这种原有的趋势，加以补充调整罢了。约言之，他所用的原料是人类原有的精质，他所用的手法是此种精质在质和量上的更合乎人生价值观念的分配。要改良种族，或提高民族健康的程度，我们只有这一条路，优生学家所恃的，也只有这一些长物，一些技能。

精质中包含基因，基因的不容易发生变动，即本性的难移，既如上述，则已往无穷数的世代以至于世纪里人类所经历到的品质上的变迁十之八九是从基因的聚散离合而来，是显而易见的了。所以遗传学家，优生学家以至于一般的生物学家最感关切的事物就是基因，就是遗传的物质基础中最小的一个单位。我们在上文说过，一个婴儿的起点是极端的微渺的，如今也可以说，它就托始于一大堆的基因，此外别无长物。无论它有多大的潜藏的能力，无论它前途成为一个多么伟大的人物，一切的因素都囊括在这一堆基因之内。它在发育的时期里，以至于成人以后，未必把所有的潜在能力都给利用，都化成品性，但我们应知潜在的因素总要比呈现的品性，在数量上要大些，在范围上要广些。

我们的起点既然只不过是一堆的基因，可知我们的身体是从基因所引伸出来的东西，基因是本，身体是末；但既有身体，身体就好比逆旅，基因好比旅客；身体就好比一辆车，而基因就好比搭车的人。搭到那里去呢？搭到下一代，下几代，以至于无穷的世代。所以身体和基因，虽有联系，可以说是截然二事，所以体质细胞与精质细胞也是截然二事；体质与精质也是截然二事；基因就是精质所造成的。

"人孰不死？""死是生命的归宿"，一切生命要归宿，不止是人。这是一个最普遍与不可避免的事实。不过，也不尽然。单细胞生物的研究告诉我们，永生不死的例外也正有。例如草履虫一类的单细胞的动物，生活到相当时期以内，就对分为二，成为两个草履虫，在形态与结构上与当初的一个一般无二。我们可以说当初的一个草履虫死了么？我们不能。它不但没有死，并且享受着更丰富的生命。这第二代的两个草履虫后来当然也如法炮制的分裂，于是由二而四，由四而八，以至于无穷。草履虫一类的生物，因为它们用这种分殖的方法，可以说真是永生的，不朽的。

韦思曼是第一个研究所谓"精质不绝"（the continuity of the germplasm）的专家，精质不绝的学说也是由他创出来的。他说过，这种永生不死和希腊神话里神道的永生不死是不一样的；希腊神道的永生是由于他们不会受创伤，受了也不足以致死。中国人所了解的神仙大概也是如此。草履虫则不然，它是脆弱到万分的，所以环境一不顺适，可以顷刻间毁灭好几百万条的生命。不过如果环境顺适，一贯的顺适，它真可以长生不老。我们是死生有命，大限到时，谁也逃不了，但草履虫没有这个大限。正合着诗人的一句话："因危难而死，是常有的，因年老而死，是永远不会的"。

我们特别说到草履虫一类的单细胞的动物，为的是它和高等动物的精质细胞有许多方面是相像的。有人把精质细胞和单细胞动物相比，不免把相同之点说得太过分了些。但两者之间，确有若干基本的相同之点，则不容否认，生殖都用对分的方法，是一点，同属一个细胞，而内部的结构大致相似，也是一点。所以只要环境顺适，精质细胞在理论上也应该可以长生不朽。事实上这种顺适的环境究属有没有呢？是不是常有呢？

我们的答复是正面的。细胞学者以及体素学者的研究明白告诉我们这种环境是有的，并且是一个常例，甚至于早就成为演化过程中的一个不二法门；那环境不是别的，就是一切多细胞的高等动物的躯壳。到此，我们不妨追想一下我们在生物学入门课程里所读到过的精细胞的发育史。男女各有其精细胞（gamete），男的我们直接叫精细胞，女的则叫卵细胞，两个细胞结合以后，即受精作用发生以后，就成为一个胚细胞（zygote），这就是胎儿的起始，胚细胞对分为二，二分四，四分八，……终于成为一个个体，成为一个人。

体质细胞是从精质细胞分裂出来的，不过既经分裂出来，两种细胞就有不能相提并论之处。前者是比较分化的，以至于专化的，有的成为血液细胞，即血轮或血球，有的成为神经细胞，骨质细胞，肌肉细胞，……各有各的用途，各有各的专司；而后者则始终保持它的原始与不分化的状态，除了生殖以外，是不适用于任何生理的功能的。胚细胞在没有分裂以前，我们叫它是一个精质细胞，但体质细胞又是什么时候分裂出来的呢？这要看物种说话了，大抵在胚胎发育的初期以内，胚细胞经过若干次分裂以后，体质细胞和精质细胞便分道扬镳的发展，不过分道的后先迟早是因物种而有不同的。

德国的细胞学家波维里（Boveri）是这方面最早有所发见的人。他研究一种蛔虫的胚胎发育，发见体质细胞和精质细胞的分道发展是在第一次分裂时就开始的，可以说是再早没有的了。胚细胞经第一次分裂而成两个细胞以后，其中一个虽继续的分裂，但分得比较慢，并且仅仅分裂而不分化，终于成为精质细胞的系统。其它一个则分裂的速率比较大，并且多分裂一次，分化的程度即深一分，终于成为一条蛔虫的各种器官，以至于躯体的全部，这就是体质细胞的系统了。而精质细胞的系统也终于被体质细胞的系统囊括起来，从此它虽在体质细胞系统之内，而并不相属，不成为体质细胞系统的一部分。这精质细胞的系统就是下一代蛔虫的根源了，而到了下一代，这一个过程又重新经历一遍，不知多少世代的蛔虫就是这样传下来的，并且还要依样的传下去，至于没有穷尽。

　　根据了这个比较最简单的蛔虫的例子，我们可以明白精质究竟是一种什么东西了。生物学者对于精质的定义是："父母身上的一部分的物质，不与父母俱死，而和子女同传的，叫做精质"。看了上文的例子，可知这定义是既简洁而又切实的。我们只须略加想象，可知精质也好比一条河流，溯流而上，顺流而下，都好像没有穷极可寻，真是源远流长，两无底止。蛔虫的精质虽不过是一支细流，但蛔虫必有其所从演化而出的其它动物，其它蠕形的动物，而这种动物亦自有其精质之流，蛔虫的精质之流到此便回溯到了一派较大的支流；如此不断的往上追溯，我们终于可以到达最早的精质的干流，精质的长江大河，那就是地球上有生命的始基了。反过来，顺流而下，在已往的演化史及未来的演化的前程里，说不定有新的物种曾经从蛔虫演化出来，或可能的于前途演化而出，则就精质而论，岂不是细流之外，又分细流？经此一番想象，可知我们对于物种演化的最概括的看法，是把它当作一个流水的系统，有干流，支流，细流，而流派之间，又呈一种极度的错综纷歧之象。把它当做一棵盘根错节，枝叶纷披的大树看，也没有什么不可以。㊴

　　读者至此，一定要问，蛔虫如此，其它动物，包括人类在内，是否也如此呢？是否同样的可以在显微镜底下观察清楚呢？我们的答复是：情形大概皆然，但清楚的程度却都不及蛔虫，因为高等动物的环境比较复杂，胚胎发育的过程也比较繁变，所以比较的不容易观察，要把精质不绝的源委和盘托出来让大家看，自是更难。不过生物学家前后所已看到的，也已经远不止一二种动物了，而至今还没有发见过一个和精质不绝的理论相违反的例子。因此，生物学界认为我们要把这一番理论概括成一条生物学的定律是完全合乎情理的。所以从韦思曼以来,生物学里就多了一条"精质不绝律"。

世界上一切有生的物类,如果综合了看,可以比做一个水的系统,也可以比做一棵大树,已见上文。如今我们也可以把它们比做一个血缘的网,中间包括无数的脉络,而每一根线条都代表一个祖传的血系,越往上溯,线条的数目越减少,而专化的程度也越降低,终于溯到一个纲,即所谓纲举目张的纲,或一个总结,那就是一切生物所托始的第一个单细胞了。这血缘网的脉络既无往而不通,则凡属一个个体,或一个人,事实上是一个一切物种的继承者,他背上驮着全部的生物的历史。也可以说,每一个人也是"生命之质"的一个短期的监护人,期限到了,就得把它移交给下一代。从演化的立场看,他的所以有这数十年的生命,最大的目的就在对于这一点点宝贵的遗业努力的监护于先,谨慎的移交于后。从同样的立场看,也就是从造化的立场看,他个人是没有多大用处的,如果他不办移交,把委托给他的事物糟蹋了,即及身而止,不留后辈,那他就等于虚度了一生,在造化看来,有了他不为多,无了他不为少。这生命之质又好比一盏灯,一个人是守这盏灯的人,也是传这盏灯的人,如果到他手里,灯就灭了,他也就有负了他的重寄。[40]

所以从为人父母的人看来,永生不朽不止是一个希望,而是一个可能的事实。寻常所谓死亡,只不过是一大堆十分专化了的体质细胞的死亡罢了,只要精质细胞绵延不断,不但可以在每一世代里造作出另一大堆新的体质细胞来,并且可以让许多心理与精神品性寄寓在它们中间,从而发为文章事业,推陈出新,永无穷极,则一个常人所引为深虑的死亡现象实在是算不得什么。如此,体质细胞尽管死,一个人的生命还是寄寓在他的子孙里面,他还是活着,好比无数代的祖宗的生命寄寓在他自己的身上而活着一样。所以在优生学家的眼光里,永生或不朽不止是诗人的一个形容词,或神学家的一个概念,而是一个真实的东西,其为真实,与心脏的跳动,肌肉的生长,或意识的运用,并无二致。

这一番精质不绝或不灭的理论,教我们对于人伦的关系,也可以多一个新的看法。西洋人有一个说法,说儿子之所以像父亲,是因为父亲好比一方木块,而儿子是木块上的一片。如今看来,这说法是不准确的,实际上二人是同一木块上的前后两片。儿子之所以为某一种的儿子,即儿子之所以有各种品性，无论为善为恶，为贤良，为不肖，做父母的，除了当初彼此选择做配偶的时候要负一些责任外，其余可以说是不负任何责任的。还有一个有趣的看法，就是父子二人，名为父子，实际上可以说异母的弟兄，因为彼此的父系精质虽是一个，而母系精质却有两个。并且谁是兄，谁是弟，也还有问题，表面上父先出是兄，子后出是弟，但子的精质年龄要比父老一代，如果年长者为兄，岂不是又当别论？从严格的生物学立场看，父与母不是子女的产生者，而是一派精质的保管者与监护者，保管得法，监护有方，时空两间的条件如果合适，这一派精质就有机会延续，其实际的表现是一个子或女。也可以说，精质是子女的本身父母，而寻常的父母是子女的寄父母或养父母。

英国生物学家汤姆孙(J. Arthur Thomson)有一个很好的比喻，值得我们引来参考。他说，我们如果不大明白精质与体质的分别和两者之间的关系，我们只须"想到一个烤面包的人和他所有的一种很名贵的酵粉；他每次烤一大块面包的时候，总要用一些这种酵粉，但他一面用，一面却始终保全着这种酵粉的原状，并且在数量上也可以取用不竭，尽管烤上多少次或多少块的面包，酵粉的成色与分量还是不变。如今造化就是面包师父，大块面包是人的身体，酵粉是精质，烤一次面包就是一个世代"。

我们从遗传学的眼光，把精质与体质的不同的功能和相对的轻重认识清楚以后，我们就可以明白，我们不讲求种族的改进则已，否则我们的对象一定是精质，而不是体质，惟有精质的改进才是根本的与澈底的，而不是浮面的与粉饰的。百年以来，改进的社会学说，不为不多，改进的社会方案与实际的措施，也不为不周到不努力。甚至于一部分的学说，方案，措施，又未尝不用"种族改良"的旗帜来号召，而社会的病态不但没有减少，并且有变本加厉的趋势，原因虽不止一端，而改进家对于精体两质，未能有充分的辨识，实在要负很大的一部分责任。

注释：

① 原文这一章的题目是《基因的改动》，基因为一新名词，于未加解释以前，即用为题目的一部分，颇嫌其突如其来，因酌改为《本性难移》，取中国旧有之谚语，"江山易改，本性难移"之意，借知遗传的不易改动，也未始不是前人的一种常识，近代科学的进步，一大部分也无非坐实这一类的常识罢了。

② 这也是古今中外所同然的，不过在近百余年来的西洋，因为有过拉马克的后天

获得性的遗传的一番理论（见本文），似乎更见得牢不可破。

③ 原生质是什么东西，凡属学过高中生物学的读者都知道，不过无论知道不知道，编译者很希望他把赫胥黎（Thomas Huxley）的《生命的物质基础》（The Physical Basis of Life）一文细细的读一遍，如果已经读过，再温一遍。

④ 编译者本人不幸就是一个很好的例子。编译者于民国四年丧一足，民国十五年结婚，十六年来，生女儿七人，现存者五人，四肢均无问题。在结婚以前，亲友也有替他担心的，认为子女之中，恐不免发生先天残废的状态，但后来他们就释然了。

⑤ 中国女子穿耳环，历史之久，是很多人都知道的。充耳的饰物，古称珥，亦称瑱。《苍颉篇》："珥，珠在耳也，耳珰垂珠者曰珥"。《说文》："瑱，以玉充耳也"；《诗经·君子偕老》："玉之瑱也"，《笺》："塞耳也"。耳饰必先穿耳，从"充耳""塞耳"一类的字样可以看出来。

⑥ 关于中国妇女缠足的历史，可参看清人笔记褚人获：《坚瓠三集》卷一；钱泳：《履园丛话》，卷二十三；及近人陈东原《中国妇女生活史》。大抵此风起原于五代之际，至金元以后始成风气，则至少也有六七百年，不能说不久了。《汉魏丛书》中《杂事秘辛》一文中说："约缣迫袜，收束微如禁中"，则又若此风在后汉时已存在。明杨慎跋此文，也说"予尝搜考弓足原始，不得"，及见此二语，则知"缠足后汉已自有之"。此说如果可信，则此风在贵族中间流行，或且有两千年的历史。不过《杂事》一文的来历很成问题，有人说也许就是杨慎所伪作。无论如何，两千年也罢，六七百年也罢，如果后天残废的影响可以遗传的话，应该早就见效了。

⑦ 这些为科学而牺牲了尾巴的老鼠，在不多几年以前，还陈列在德国韦玛（Weimar）的某一个博物馆里，昭然若揭的作为后天残废不遗传的一个铁证。但是成见太深的拉马克主义者还是不信，认为要获得性遗传，必须加上另一个条件，就是自由意志，老鼠如果自己不喜欢尾巴，愿意把它割去，则割除的结果便可以遗传了。英国的文学家萧伯纳（Bernard Shaw）是一个拉马克主义者，他就发过这种强词夺理的议论，见他所著剧本 *Back to Methuselah* 的一篇很长的序文。文学家的科学见解原不足深辩，姑举此一例以示人心的顽固可以到这种境地。

⑧ 参看清黄汉《猫苑》。

⑨ 先天后天两个名词，本文到此始初次用到，注文则已再三用到，应当略作解释。理学家有先后天之说，姑置不论。医学家亦有先后天之说，例如先天不足，后天失调，惟他们所说的先后天以出生之顷为界线，我们在这里所用的先后天是以受孕之顷为界线。先后天的说法很方便，中国人研究优生或教育一类学问的人不妨保留它，但应当加以修正，就是把界线移前九、十个月；至何以必须修正，读者于读完本章后自明，无烦再加解释。

⑩ 按即拉氏的《动物哲学》（*Philosophie zoologique*）。

⑪ 达氏的演化学说，一面主张淘汰论或选择论，一面又承认后天获得性遗传论有

相当的地位，后人叫做达尔文主义（Darwinism），韦氏上场以后，不留余地的只承认选择论，这种立场我们叫做韦思曼主义（Weismannism）或新达尔文主义（Neo-Darwinism）。

⑫ 这三个作家里，至少前两个是编译者所认识而接谈过的。编译者在美国纽约冷泉港优生学纪录馆（The Eugenics Record Office, Cold Spring Harbor, N. Y.）学习时，他们就在当地有联系关系的卡纳奇研究院遗传研究所里工作。

⑬ 这个哑谜说不定和苏俄的政局有些关系。参看美国合众社记者莱盎斯（Eugene Lyons）于一九三八年出版的《出勤在乌托邦中》（Assignment in Utopia）一书的《禁锢中的学术文化》（Culture in a Straitjacket）一章。

⑭ 麦氏这个试验目前已否完成，我们还不得而知。原著者著书的时候所见到的是《一个拉马克主义的试验的第二次报告》（Second Report on a Lamarckian Experiment），《不列颠心理学杂志》，一般之部，第二十卷，二〇一一二一八页。编译者在编译时所能最后见到的是第四次报告的一部分，见同刊物第二十八卷，三二一一三四五页。第一第三两个报告也分别见同刊物第十七卷，页二六七起，及第二十四卷，页二一三起。四次报告的年份是一九二七、一九三〇、一九三三、一九三八，前后进行已有十一年。

⑮ 到一九三七年四月为止，麦氏已训练到了四十四代，见第四次报告。

⑯ 原著者著本书的时候，克氏的试验大致虽已完成，而尚未发表，又过了三年，至一九三六年，我们才在《遗传学杂志》（Journal of Genetics）第三十三卷，六一页起，看见他的报告：《麦克图格尔的拉马克主义试验的一个复验》（A Repetition of McDougall's Lamarckian Experiment）。按克氏的训练延长了十八代，也不为不久，但结果是一无所获，麦氏在第四次报告里接着也有一番很详细的答辩，大要说，克氏的训练不够严厉，不够在老鼠身上发生一些"困心衡虑"的深刻影响，所以没有效果。

⑰ 参看勃氏所著小说《乌有之乡》（Erewhon）。

⑱ 据人种学家说，人类原始的皮肤是棕酱色的，即有以朱古力糖的颜色，后来几次突变的结果，有加深而为棕黑与黑色的，则逐渐向阳光比较直射的地带移集，有褪减而成黄色以至于白皙的，则逐渐向阳光比较斜射的地带移集，终于成为勃路门巴赫（Blumenbach）根据了皮色所分的五个种类。

⑲ 卡氏也曾把他的种种"试验"，参以前人的著作，写成一本书，就叫做《后天获得性的遗传》（The Inheritance of Acquired Characteristics），编译者到美国优生学纪录馆肄业的时候，这本书恰好出版，当时冷泉港有一个读书会，不用说都是生物学家所组织成的，编译者便是新进的一员；读书会里照例有人把它介绍与批评一番，而负责评介的就是复做过巴氏的交替反应试验的麦克道威尔。在这读书会中人看来，这本书当然没有多大的价值，初不待卡氏黑幕的被人揭穿。但是一般人的观感却大不相同，记得当时的《纽约时报》（The New York Times），在某一星期日的学术增刊里，用特号的大字，在第一版第一行的地位，写上"达尔文氏被打倒了"一类的标题，来耸动

读者的听闻。编译者于一九二六年归国,归国不久,友人陈君子英(现任厦门大学生物学教授)自美来信,并附有《纽约时报》一张,披阅之余,惊悉这位前两年"打倒了达尔文"的卡默瑞尔竟用舍身岩上舍身的方法又把自己打倒了!

⑳ 西洋有一部分的人,对于优生的学术,理解不足而热心有余,以为烟酒一类的毒物,不但是个人健康的一种障碍,也是种族卫生的一种敌人,所以理应严禁。"种族毒物"的名词就是他创制出来的;他们甚至于主张于戈尔登所立的积极的优生学(positive eugenics)与消极的优生学(negative eugenics)以外,另辟一个"预防的优生学"("preventive eugenics");在这方面主张最力的大约要推和戈氏同时而私淑于戈氏的英国医生萨利贝(Saleeby)了。

㉑ 见司氏所著研究:《酒精与其它麻醉物对于胚胎发育的影响》,《美国解剖学杂志》,第十卷,一九一〇年。

㉒ 见二氏所著书:《酒精与遗传,一个实验的研究》(Alcohol and Inheritance: An Experimental Study),一九三二年,伦敦出版。

㉓ 见汉生(F. B. Hanson)与海斯女士(Florence Heyes)合著的《酒精与眼部缺陷》一文,《遗传杂志》(Journal of Heredity)第十八卷,第八期,页三四五—三五〇,一九二七年八月。

㉔ 基因这个名词,我们到此才初次用到,是需要一些解释的。品性是遗传所形于外的单位,基因是遗传所根于内的单位,然内的基因与外形的品性并非完全相当,即并非有一个基因于内,即有一个品性于外,内外可以很整齐的排比;大抵一个基因也可以影响到不止一个的品性,而有的品性的形成要靠不止一个基因的合作。基因是假定的,谁也没有见到过,好比物理学家假定的原子与电子,也没有见到过一样。最初创为基因之说的是荷兰人约翰生(W. Johannsen),见约氏于一九〇九年所著《精密遗传学的原素》(Elemente der exakten Erblichkeitslehre)一书。后来即经遗传学家一致的采用。至一九二六年,美国遗传学泰斗摩尔更(T. H. Morgan)著《基因遗传论》(The Theory of The Gene),而其说更成为一种定论。遗传学的英文称谓是genetics,盖与基因的名词同出一源;遗传的学问也就是基因的学问。

㉕ 酒精的影响大概可以和疾病的影响作同一看待,即经过多少世代的淘汰以后,它可以和一个民族比较的相安无事,中国民族便是一个最好的例子。参看编译者所著《节约运动与民族》一文*,民国二十八年十一月廿六日昆明《民国日报·星期论文》。

㉖ 参看本书原本第一版,一九一八年纽约出版。

㉗ 参看哥伦比亚大学师范学院霍林华士教授(H. L. Hollingworth)所著《酒精的影响》一文,《变态心理学与社会心理学杂志》,第十八卷,页三一一—三三三,一九二四

---

* 见本书下文《优生与抗战》中。——编者注

年，一月至三月号。

㉘ 参看费瑞兹（G. P. Frets）所著书：《酒精与其它霉菌毒物》（Alcohol and other Germ Poisons），一九三一年海牙和平会出版。

㉙ 这铅是指化学元素里的铅，而不是用以做铅笔的铅，是 lead，不是 graphite。

㉚ 归结这一段文字，可知变异实在有三种，一是后天的波动（fluctuations 或 modifications），二是先天的基因的离合或重新结合（combinations），三是先天的突变（mutations）。优生学最注意而最能利用的是第二种，对于第一种，它认为不必过问，对于第三种，它认为无法过问。

㉛ 参看任何生物学教本关于细胞内容的讨论。读过生物学和能直接阅读细胞学书籍的人，关于此节，自无须再事参考。

㉜ 参看麦尔菲（Douglas P. Murphy）所著文：《卵巢的放射对于后生子女健康的影响》，《外科、妇科与产科》，第四十七卷，第二期，二〇一一—二一五页，一九二八年八月。

㉝ 原文为（superstition），一向译作迷信，不过依编译者的见地，信者不迷，世间只会有愚信，而不会有迷信，参看编译者所写的一篇短稿：《迷信者不迷》*，《华年》周刊，第三卷，六六三—六六四页。

㉞ 这种愚信的普遍，有一件事就可以证明。不多几年以前，日本的坊间流行着一本关于"胎教"的书，就叫做《胎教》，编译者于民国十八年在西京购到此书时，便已销行到五六十版；此书也很早就译成中文，归中华书局印行，也销行到好几版。一本科学价值极少的书，居然如此的洛阳纸贵，也足征一般人对于"胎教"的信仰之深了。商务印书馆出版的陈兼善君所著一本《胎教》，内容要科学的多，但何以偏要用"胎教"做书名，也所不解。

㉟ "记"亦称"臁记"，见唐人小说李隐《潇湘录》。痣又称"黑子"，见唐人小说《王氏见闻》。

㊱ 这显然也是一个愚信。儿童间或有像乳母的，那是因雇用乳母时，多少有几分选择，而不是因为吃了她的乳汁的缘故。

㊲ 中国自古即有胎教之说，汉人王充《论衡》的《命义篇》里讨论得最为详细。王氏承认性有三种，就是遗传有三种，一是正性，即所禀是五常之正，可以说是特别良好的遗传；二是随性，即随父母之性，可以说是寻常的遗传；三是遭性，那就是胎期的印象了。何以说是遭呢？他说："遭得恶物象之故也。故妊妇食兔，子生缺唇。《月令》曰，是月也，雷将发声，有不戒其容止者，生子不备，必有大凶。瘖聋跛盲，气遭胎伤，故受性狂悖；羊舌似我初生之时，声似豺狼，长大性恶，被祸而死，在母身

---

* 见《潘光旦文集》第 6 卷，《政学罪言·派与汇》，注③。——编者注

时，遭受此性；丹朱、商均之类是也。性命在本，故礼有胎教之法，子在身时，席不正不坐，割不正不食，非正色目不视，非正声耳不听；……受气时母不谨慎，心妄虑邪，则子长大，狂悖不善，形体丑恶"。中国历史上第一个实行胎教的女子是周文王的母亲，这是谁都知道的。胎期印象之说亦见《淮南子》，"孕女见麇，而子四目"，清人笔记卢若腾《岛居随录》解释说："麇目下有二窍，为夜目"，故有四目之异。北齐颜之推作《颜氏家训》二十篇，其《教子》一篇也就从胎教开始。

㊳ 清人笔记陈康祺《燕下乡脞录》卷九载有一个胎教的例子和这一段文字所说的最为相像。"雍乾朝士主张陆学者二人……一南昌万学士承苍也。学士有贤母李氏，方孕时，默祝于影堂曰：不愿生儿为高官，但愿负荷先世之学统。以万氏先祖，如明刑部侍郎虞恺，光禄卿汝言，皆讲学于阳明念庵之门，号为硕儒者也。学士少入塾，果喜读宋人讲学之书，论者谓得之胎教"。

㊴ 这种演化的看法，中国人是最容易了解的。在我们中间，那一家的家谱或祠堂里不大书特书着"源远流长""本固枝荣"一类的字样？参看编译者所著《优生学的应用》一文*，《申报月刊》，第一卷，第一期。

㊵ 中国师弟之间，以前有"薪传"的说法，佛家也有"传灯"的说法，可以和此作一比较。

---

* 见《潘光旦文集》第8卷。——编者注

第三章 流品的不齐①

　　法国，美国，以及其它近代国家的革命运动可以说是全都建筑在平等观念之上。美国革命的时候发表过一篇《独立宣言》，就用平等的观念来号召，当时起草的人是约弗孙*（Thomas Jefferson），他说到一切的人是生而平等的，他认为这是无须解释的一个真理。也许约氏在起草的时候，特别想到的是政治权利的平等，而并不是人格的任何方面都平等。不过，一种笼统的平等观念，在当时的哲学思想与社会思想里是很普遍的，约氏的主张也无非是时代的一个反映罢了。至于平等观念的所以深入人心，家弦户颂，实开始于法国革命，而最负责任的人是革命前夕的一位思想家，卢梭（Jean Jacque Rousseau）。这观念流传以后，最能够利用它的当然是一般想利用民众的政客，以及那些亟于求理想社会的来临的乌托邦主义者；一到他们手里，这观念就成为一个口号。革命的表面的成功，不用说，一大部分就建筑在这口号之上。不过革命过后，这口号的宣传的力量还是很大，始终没有消灭。再就美国而论，教育制度的基本信念之一是它，政治制度的基本原则之一也未始不是它。在工会组织的信条里我们固然可以找到它，在种种慈善机关的设施里，我们也不难发现它的踪迹；事实上，我们可以在任何社会的举措里观察到平等主义的流风余韵，特别是在美国。

　　我们不讲平等则已，讲则决不能把它限于政治权利的一方面，而势必牵涉到人格的一切品性，特别是心理的品性以至于道德的品性。大抵体格上的不平等最显而易见，所以在这方面主张平等的人不至于太多，至于心理品性，特别是道德品性，则比较不易捉摸，表面上似乎容易受教育的熏陶的影响，于是平等的议论便有机可乘。一个孩子在学校里老不升级，我们不是怪学校设备不好，教师教法不好，就埋怨孩子不用功，好像只要设

---

　　* 今译杰斐逊。——编者注

备好，教法好，孩子肯用功，它就一样的可以升班，和别的孩子没有多大分别。学童不用功，我们一向以为是肯不肯的问题，而不是能不能的问题。我们对于道德的责任，更其有这种看法。我们以为任何人对于他自己的行为，应当同样的负责，所以凡属不能遵守一种道德的条例的人，我们就要加以责罚，到能强勉他就范的程度为止，否则就要加以进一步的责罚。我们总以为他的所以不就范，又是一个肯不肯的问题，而不是能不能的问题。②事实上是，不用功与不就范，往往是"不能也，非不为也"，理智的行为与道德的行为都牵涉到一个能力的问题，一个人的所以不肯，往往是因为他不能，而不能的程度又因人而有不同。只是一般的人，溺于成见，不这样看罢了。

不过这种成见是很容易纠正的。有比较大的一群人在此，我们但须从旁略加窥察，便可以知道，没有两个人，在任何身心品性之上，是完全相同的。如果进一步的用统计方法加以测量，更可以知道，即使把最极端的例子搁置一边以后，所谓比较寻常的人中间，依然可以表现各式各样的身心品性的不齐，其中最上品的例子和最下品的例子彼此相差大抵在两倍以上。这两倍以上是一个最概括的看法，无论身材的高矮，体力的强弱，官觉的快慢，智能的高下，德行的好坏，全都是如此。若加上最极端的例子，那上下品的相去就远不止两倍了。上智与下愚之间，可以相差到七八倍。③

流品之间，不但是不齐的现象，并且不齐得有一个规矩。即就身材一端而论，我们知道寻常的身材或不高不矮的身材比极高极矮的身材要多得多。如果在一个旷场上，我们让各种身材的人排成若干队，让身材最高的一队站在右边，身材最矮的一队站在左边，其余依次站在中间，在场上划一条粉线，让各队都走靠到粉线以后，观察者在高处望去，或由高处摄取一张相片，他可以发见一个平面的金字塔的状态的人群。就统计的术语，这叫做"变异分流的人口"（population grouped in arrays of variates）。最中间的一队代表着全人口的"中度"（median）的身材，人数最多而拖得最长的一队代表着全人口的"时度"（mode）的身材，所谓时度，指在这个人群里这种身材的高度是最时髦的。如果我们在每一队的最后一个人的立足之点画上一个粉印，再把这些粉印连贯的画成一条中间坟起的曲线，这条曲线在统计学上就叫做变异性④曲线（variability curve）或叫做频数曲线（frequency curve）或正常曲线（normal curve）。不画曲线，而把每一队的人用一个柱形的方格来代表，结果也是一样，许多统计的图表是用这方法画成的。不过品性的性质不同，有的是连续变异的，例如身材高矮，即各种程度的高矮都有，我们在分队的时候，如果用尺做单位，例如五尺以上六尺以下为一队，则事实上一队之中还有寸的区别，用寸做单位，亦然，一队之中还有分的区别；所以越是连续变异的品性越适宜于用曲线来代表。

如今我们举一个身材变异的实例。美国参加第一次世界大战的时候，对于应征的兵士，作过一次大规模的体格测量，身材而外，当然还测量到许多别的品性；当时主持其事的人就是优生学家达文包（Charles B. Davenport）⑤。下面的数字就是从他的报告里摘取来的。

59——60 吋	50 人
60——61 吋	526 人
61——62 吋	1237 人
62——63 吋	1947 人
63——64 吋	3019 人
64——65 吋	3475 人
65——66 吋	4054 人
66——67 吋	3631 人
67——68 吋	3133 人
68——69 吋	2075 人
69——70 吋	1485 人
70——71 吋	680 人
71——72 吋	343 人
72——73 吋	118 人
73——74 吋	42 人

读者如果有兴趣，可以自己根据了这些数字画成一条变异性曲线。⑥

体格品性的不齐如此，心理的品性也未尝不如此。即就智力论，平庸的智力占大多数，上品与下品的智力便依次分两边递减，越趋极端则人数越少，世间上智与下愚不多，就是这个缘故。上品与下品的越来越少，真好比两个背道而驰而节节相对称的山坡。我们用智力测验来测量智力，用智力商数来计算智力，我们以一〇〇分作为最平庸的智商，那地位就在山巅之上，由此上下坡，大率一边加二十五分，一边就减二十五分，一边加五十分，一边就减五十分；所谓对称就指这种递加递减的趋势。两坡越是对称，所成的曲线越配叫做上文所说的正常曲线。

关于智力的流品不齐我们也摘录一个实例如下：

智力商数	儿童数的百分数
56——65	0.33%
66——75	2.8%
76——85	8.6%
86——95	20.1%
96——105	33.9%
106——115	23.1%
116——125	9.0%
126——135	2.3%
136——145	0.55%

这些数字是从忒孟（Lewis M. Terman）的《智力的测量》（*The Measurement of Intelligence*）一书里摘取的[⑦]。所代表的儿童总数是九〇五人，最小者满五岁，最大者满十四岁，都是未经选择过的，唯其未经选择，才有统计的价值。读者也不妨根据了这些数字自己画成一条曲线，他可以发见这一条曲线比上文关于身材的要正常得多。

何以会有这样一条两坡对称的正常曲线是值得研究的。一个品性的形成，原因是很多的，如果每一个原因的活动又完全按着机遇的原则，则结果就可以得到这样一条曲线。正常曲线的来历可以从打靶的结果里看出来。有一个善于打靶的人在此，打得很准，每打一枪，不是正中鹄的，便是虽不中亦不远，结果是正中鹄的的最多，越离开鹄的的越少；如果靶子是好几条直的木板拚成的，则每一条木板等于一个直档，最中间的一档的弹孔当然最多，越到两旁，弹孔便越少；再如果在靶子下面承上一个筐子，筐子中隔成好几个直的格子，数目和木板的数目相当，并且彼此衔接，而发出的子弹，假若打到靶子留下弹痕以后，即分别往下坠落在筐格里面，高下累积的结果，综合了看，必自然而然的成为一条正常的曲线。

打靶而外，我们自己也可以安排一个性质相似的试验，而得到同样的结果。这试验所需的设备很简单：一块宽平的长方形的木板；一块挖成许多平行的槽的木板（像以前中国商家用作放铜币的钱板，一块板上有十条槽，每条槽里可以放铜元一百枚）；一块玻璃，大小与带槽的木板相称，可以装配在这块板上，使放在槽里的东西不致彼此相混；一升干的豌豆或黄豆。如今把宽平的木板斜斜的搁起，成一个很不陡的坡度，高的一端随便用什么东西支起，低的一端即用带槽而装有玻璃的木板撑住，使两板之间有一个一百度光景的角度，同时又务使各个平行的槽口和斜板的边缘密切的衔接。安排定当，然后两手捧一把豆子到斜板的高的一端的中心，让它们徐徐滚去，终于滚到低的一端而落在槽里，最中间的槽所得的豆子自然最多，但两旁的各槽里也会得到相当的数量，就是最在边缘的槽也不会完全向隅，因为豆子虽圆而不太圆，决不会一颗都滚一条直线，而进行之际，有的不免向右跳跃，有的不免向左跳跃，所以边缘的槽多少也会分到几颗。总之，试验完毕的时候，我们再看带槽的板里所累积着的豆子也自然而然的构成一条大体上很正常的曲线。⑧

　　我们说打靶的结果和滚豆试验的结果都可以构成一条正常的曲线，也许说得太快了。它们所构成的其实还不是一条很光洁的曲线，而是一个有级层的平面的金字塔，筐子里的一格或木板上的一槽就是一级。不过统计一个品性的时候，划分的组别越多，则级数也越多，而每级所占的空间便越少，终于可以到达一个程度，让统计学家或数学家，在画成线条的时候，不妨忽略这些无数的级层所构成的小曲折，而画做一条中间坟起两旁坡下的波形的线条，那才是真正的正常的曲线。在品性变异的研究里，即，在变异性的研究里，正常曲线的概念是最基本的，而就人类的品性而论，凡属可以测量而经人测量过的种种品性都适用这个概念。

　　打靶的结果所以会构成一条曲线是因为许许多多的因素的机遇性的活动，地心吸力，风的动荡，靶手的目力手力的未能完全控制，枪弹标准化的程度不齐，等等，便是可能想到的因素的一部分。滚豆试验也复如此，豆的不圆而跳跃，送豆的手和指的摇动，斜板的平滑程度，以至斜板上偶然沾上的尘土，等等，也都是因素的一部分。人类品性的变异性也复如此，许许多多的因素，有属于遗传的，有属于环境的，也按着机遇或适然的原则不断的在那里活动，因此，身体便有高矮的不齐，脑力便有智愚的不齐，其它任何特性总要分出许多流品来，而此种不齐的流品都可以构成一条正常的曲线。不过如果我们把滚豆的斜板向左或向右倾欹一下，则滚落的豆所构成的一条曲线就成为左倾的，即左坡陡而右坡渐，或右倾的，即右坡陡而左坡渐，而不再是正常的了。人类中间一种品性的分布，如果遇到和木板倾欹同样的情形，即某一个因素特别的强有力，或某一个因素不作机遇性的活动，而作有计划有规律的活动，则结果也复如此。此种曲线就叫做倾欹的曲线（skewed curve）。就普通的情形而论，品性分布所构成的正常曲线比倾欹曲线要多得多。

流品的不齐不但是成人中间的一个事实，在幼稚生活中，以至于胎期生活中，也一样的看得出来。体格大小的不同，当然是最容易看，我们很可以假定，这种不齐在受精后的胚细胞时代就已经存在，胚细胞分裂而成一个小胚胎以后，只要在显微镜以下观察得到，这种不齐也就可以测量得出。

就原先的胚细胞而论，一个前途要产生一个六尺身材的人的胚细胞比起要产生一个五尺身材的人的胚细胞来，也许是一般大小。多少次分裂所造成的细胞，若就每个细胞而言，彼此的大小也许也是一样。不过前者的细胞的数量要比后者为大。换言之，婴儿的大小和细胞分裂的速率有关系，大婴孩快些，小婴孩慢些。因此，我们可以推论，一样一个胚细胞，大婴孩的潜在能力要大些，好比一只表，这种表的发条又长又转得紧，原先就准备着走得快些的。而这种细胞分裂的较大的速率也是打头就存在的，因为它是遗传的一部分。

不过这并不是说凡属同父母所生的任何两个男孩或两个女孩便可以有一样大小的身材；谁都知道弟兄之间或姊妹之间的高矮也是不齐的。不过我们如果说，凡属从高身材特别多的家世里出来的子弟大抵要比寻常人为高，即身材要在中人以上，而从矮身材特别多的家世里出来的子弟，则大体言之，适得其反，则理论上既讲得通，事实也确乎是如此。但若只一家的范围而论，则不齐或变异的现象依然存在；假定一对夫妻，能够像一对昆虫一样，产生大量的子女的话，则这些子女的高矮不齐依然可以构成一条正常的曲线，不过一家有一家的均数（mean），这个均数也许超过一般人口的均数，也许不及，那就得看家世或血系里高矮身材的多寡为转移了。

不明白遗传的机构的人，看见了一家的子女，或许比父母高，或许比父母矮，就把它引做"证据"，认为"遗传不足重轻"。不过在明白遗传机构的人看来，假如子女和父母总是一般高矮，像刻板一般，或一个模子里出来的一般，那才是一桩奇事咧。

如今我们要说一说为什么一家之中的子女，也会有不齐的现象。男女的精质细胞，本来和体质细胞一样，各有染色体二十四对*，这种精质细胞是不成熟的，及其成熟，而分别成为精细胞或卵细胞，则必须经过一次所谓折半分裂，即二十四对要减为二十四条，每一对出一条。这番折半的过程是必须的，否则双方精质的结合以后，原先的二十四对岂不就成为四十八对，而种族原有的染色体的特殊的数目，就不能维持了么？⑨假如不能维持，则胚细胞的发育势必失其常态。不过既经折半，则结合的结果依然是二十四对。

既折半以后，基因的数量也是减了一半，及精细胞卵细胞结合而成胚细胞，则基因的数量也复恢复原状。不过双方的二十四对既各出一条，而此条又是每对中的任何一条，则双方折半而又归并的结果，在基因的遇合上，势必引起极大的变迁，因此，子女的不会完全像父亲，或完全像母亲，是显而易见的了。又根据机遇或适然的原则，先后出世的兄弟姊妹，所得到的染色体的新的集合，以至于更复杂的基因的新的集合，也势必不会完全一样，有的好些，有的坏些，就身材的一部分论，有的进而构成高身材，有的进而构成矮身材。譬如玩纸牌，例如过桥纸牌（bridge），搭挡的人的两副牌也许都不坏，但两副之中都有一些不大好的牌，如果合并起来，可以凑成一副很不好的牌。反过来，两副不大好的牌，择尤的拼凑一下，可以成为一副很好的牌。如果不明加选择，而盲目的抽取，所抽得的一副牌，也可以碰得比原来的两副好些，也许坏些，也许差不多。如今基因既因折半分裂而离，又因受精作用而合，所得的结果正复如此。父母好比两副搭挡的原来的牌，子女好比两副牌里拼凑出来的一副新牌，所以亲子之间决不会完全一样；子女好比拼凑出来的几副新牌，但前后两次的拼凑也不会完全相同，所以兄弟姊妹也不会完全相像，牌的张数不多，犹且如此，何况基因的数量要比纸牌大得多呢？第一章里讲到的妙肖的孪生子

---

* 当时大多数研究者认为人类染色体数为 48 条；在 1956 年及以后的研究中已确定为 46 条（参见《人类遗传学原理》，C. 斯特恩著，吴旻译，科学出版社，1979 年 1 月）。下同。——编者注

固然是例外，但严格的就遗传学的立场说，或就细胞学的立场说，此种孪生子不是两个人，不成一兄一弟，或一姊一妹，而是一个人的两半。

不过话又得说回来。子女的基因既一半从父而来，而一半从母而来，则亲子之间虽不完全相像，而多少总有好几分相像，即对于任何品性，在遗传上说有好几分关联或相关，而此种相关，据统计学家的计算，可以高到〇·五〇。品性当然有隐有显（见下文第四章），各种品性接受环境的影响也各有深浅的不同，如果一个品性在遗传上是一个隐品，或比较的容易接受环境的影响，则相关的程度，尽管在底子里一样的高，就看得见量得出的形态而论，便高不到〇·五〇。兄弟姊妹间的关系也复如此，兄或弟，姊或妹，从父或母所得到的每一对染色体里的一条，根据机遇的原则，也许是同样的一条，也许是另外一条，所以彼此相缘的程度或相关的程度，大体上也趋向于〇·五〇，也同样的受上文所说的限制。总之，因遗传而发生的亲子间或昆季间的理论上的相肖程度是五十分，或〇·五〇。

遗传品性的所以表现为品性，不用说，是有它的必须的条件的。它们决不会自动的发展为品性，而必须有可以发展的境遇。换言之，我们不能离开了环境说话。遗传与环境，性与养，决不是两个对立的东西，我们不能说遗传对环境，或性对养，而要说遗传与环境，或性与养，或者说，遗传与其所由发展的环境，或性与其所由发展的养。对峙的局面是不存在的。

环境对于遗传究属有多大的影响，或遗传在环境中的发展，究属顺适到什么程度，可以就品性的全部总起来看，也可以就各部分的品性分开来看。总合的看法，我们在第一章里已经介绍过；我们如今再就各种不同的品性说一说。

有的品性的发育似乎容易接受外界的刺激或压力，有的则比较的不容易。就大体说，发育时间的长短和接受环境影响的难易似乎有些关系，大抵完成得比较迟缓的品性易于受影响，而完成得比较早与比较快的品性则不然。

睛色的发育便是比较短促，单纯，与直截了当的一例。日常的观察就告诉我们，一个人的睛球，或蓝色，或棕色，或棕黑色，是不容易因外界的影响而发生变动的。一个人的齿牙也是如此，在胎期以内，齿牙的基础便早经奠定；所以出生以后，无论花费上多少的菠菜汁或多少标准化的牛乳，或多少石灰水之类，我们不能改变它们的部分，它们的形态，以至于它们从牙肉里透露出来的迟早先后。固然，我们也承认，如果婴儿在胎期内受到过毒素的一般的侵蚀，例如梅毒，则齿牙的发育总有一部分不完全。

　　神经系统也是如此。它的基础是在胚胎时期里很早就奠定了的，即远在出生以前，基本的各部分已经大体完成。出生以后，不说别的，就是系统里的细胞也不会再加出许多，事实上是一个都不加，出生前后，脑部的扩大并不是由于细胞的增殖，而是由于已有的细胞的逐个放大，由于细胞的彼此联系，而成为神经的线路，由于神经线路的添上了脂肪质的鞘管，好比电线之有包皮，好让电流可以彼此隔绝。所以除非婴儿在出生的时候，神经细胞就有正常的数目与正常的品质，任何后天的努力想促进它的天赋是徒然的。

　　反过来，在胚胎发育史里，生殖器官的分化便比较的迟；到出生的时候，这分化的过程离开完成的日子还很远；春机发陈的年龄，从满十二岁起到满十五岁止，才是生殖器官生长与分化的最重要与最迅速的时期。如果单单就女子而论，则结婚与第一次怀孕以后，尚须经过一番很重要的生长与分化。神经系统和生殖系统的发展是同样的开始得极早的，但一则受孕后七八个月，实际上已大致完成，而一则须待二十年以至三十年之后，其速率的大小真不可同日语了。一个系统的发展要延长到二三十年之久，这二三十年之间，外界的影响总有不少可乘的机会，因此，以情理推之，生殖系统的发育，其发生阻滞或扰乱的可能，要比其它系统为大，例如神经系统。事实上也似乎确是如此。⑩

　　睛色、齿牙、以及属于神经系统的种种品性可以说属于第一级的品性，比较的最不容易受环境的影响。属于生殖系统的品性则可以归入第二级。还有一个第三级，就是许多社会与道德的品性。这些品性虽也未尝不建筑在遗传的基础与设备之上，但大体上终究是传统文化、教育，或一些交替反射作用的产物。从这个立场看，一个人的道德的行为，比起他的理智的活动来，其接受外界的影响，要比较容易得多；例如家庭的督责、师长的训诲、贤哲的感召、等等，比较容易改进一个人的操行，而不能增进一个人的理解的力量。不过就在这方面，环境活动的范围还是很有限制，在一个社会或道德的情境之下，人们行为的反应有徐疾静躁的不同，他们的情绪有各种稳称或不稳称的程度，而同时他们的智力也很有关系，他们的智力或眼光或许看得到一种行为的结果的利害，或许看不到，这些，不用说，都可以影响到他们的进止语默的态度，即都可以帮同决定，一种社会行为或道德行为究属发生不发生；而这些，也不用说，都是遗传基础与设备里的一部分。⑪

品性的不齐的呈露既有赖于适当的环境中的刺激，则可知一般的环境越是适宜越是良好，则不齐的程度越是显著，高下之间的差别越见得分明。⑫反过来，要是环境太坏，太不适宜，也许有许多的品性以及此种品性的不齐的程度根本无法表现；这种环境在理论上可能有的。有人说，二三十年前波兰境内和俄国境内的犹太人就成这样的一个团体。犹太人在欧洲，是一个无国籍而最被人鄙弃的一个民族，二千年来，居住既有一定的区域（都市中划出的一个区域，西文叫 ghetto），职业又有种种的限制（如只能营旧货商、兑换业之类），民族分化的程度势必比其它民族为低，即其中流品的数目要比较的小，而每一流品的不齐的程度也要比较的浅。不过第一次欧战以后，欧洲各国对于犹太人已大加解放，犹太人已进入一个更宽大更自由的社会，千百年来所潜而未显，藏而未用的种种才能不难逐渐的流露出来，而一经流露，说不定比其它未受长期压迫的民族还要见得多才多艺，还要见得积厚流光。如果这说法是对的，那末，不到几个世代以后，犹太民族在流品上的表现应当和其它民族没有很大的分别。⑬

从优生学的立场说，流品的不齐必须有适当的社会环境，庶几可以充分的表现，同时也应当有适当的环境，使从事于优生学术的人，得以作详细的观察，准确的记录，以至于公开的讲说。

就一般人的心理说，一个人自己或亲近的人有好的品性，他固然愿意把这种品性记载下来，公开出去，以至于流传到后世；但全部品性的真相究属如何，他却不愿意给人家知道。而在社会一方面也往往迁就这种心理，免得破人家的面子，伤人家的感情，甚至于立出一个道德的原则来，教人隐恶扬善。例如，在美国，主持小学教育的行政长官或学校当局往往把学生智力测验的结果，当做秘密文件似的深藏起来，连家长都没有法子知道子女的智商究有多少。祖先的操行，也不免有好有坏，好的可以宣传，坏的却不能不多方讳饰，有时候不免弄巧成拙的闹出许多笑话。在美国，前几年流行着一个这样的笑话。某氏有一个伯父，犯了杀人的罪，终于判处死刑，在纽约州最出名的某监狱里，执行电决，就是把犯人捆在一只特制的坐椅上，然后用电流把他碟死；而在这家的家谱里，在这位伯父名下，我们读到"他在生前，曾经在本州的规模最大的一个教育机关里，一度占用应用电学的讲座"！最大的教育机关是不错的，从犯罪学的立场看，监狱可以成为一种教育机关，所谓扑作教刑的是；应用电学显而易见也是不错的。讲座和寻常的坐椅在英文是一个字。如果这笑话是确的，真可以说是尽了讳饰的能事了。许多疾病，也是在所隐饰的，因为说出来太伤名誉，例如美国人之于肺结核，日本人之于大麻风；至于各种的精神病，更是讳莫如深，若在友朋之间，妄加猜测，认为对方或对方的某一个亲近的人有此种疾病，也许可以引起绝交或割席的危险。

我们要诚实不欺，要临文不讳，说来容易，做去却难，所以在这方面的进步势必是很迂缓的。不过这实在是伦理学里最关重要的一部分，我们教人毋自欺，应当从认识与明白承认一己的品性开始，有好的固然不必骄傲，有坏的也不妨和盘托出。因为如果没有这一步，流品的不齐便无法研究，谨慎的婚姻选择与子女孕育便无法下手，而科学的优生学术也就根本无从说起了。⑭此种伦理的教育也可以说是优生的教育的一部分，并且是最开章明义的一部分。第一步，我们以为不妨教各级的学校，把学生的智力商数，课业成绩，以及体格等级等等，尽量的公布出来，而让一般人知道这种公布的意义所在。⑮一般人对于人格的看法，我们也应当加以纠正，人格是一个方面很多而内容很富的东西，智能虽属人格的一部分，而智能的种类不一而足，智力虽属心理生活的重要部分，而心理生活不限于智力；这样一个人格的看法可以改变一部分人的视听，以为智力是量一个人的最主要的尺度，智力高的定是好人，而低则定是坏人，因而一提智商，便尔变色。此种视听改变以后，我们对于流品不齐的观察与纪载多少总要方便一些。

测量流品不齐的方法在目前还是很欠缺，心理测验近来虽已多方面的发展，但所测量的终究只是流品的一小部分，不能完全引为依据。因此，在目前和最近的将来我们还不得不参考到许多比较间接的方法，来估量一个人的流品的高下，例如社会地位，经济能力，教育造诣，等等。这些间接的表示和一个人的流品高下是有正面的相关的，因此，也确乎有不少的优生的价值。但我们应当知道，这种相关往往极不完全，流品很高，而社会地位很低，自营生计的能力很薄弱，或无法接受高等教育的例外分子真是不一而足，所以如果可能，我们总得运用比较直接的测量方法，方才可靠。我们最好要能测量，不要估量。

不过估量的方法也还有它的地位，即在悠远的将来，我们怕也不能完全不用到它。批评优生学的人在这方面常有微词，教我们不能不再多说几句话。优生学者对于优生价值极高的一部分人口分子，即流品特别卓越的分子，势不能自动的与直接的加以统计。有一群人在此，这一群人里包含着全人口中的最卓越的十分之一的分子，就一般的流品说，这十分之一是再高没有的了，但就某一个优良品性的测量的结果说，这十分之一是不是恰好测量结果里最前茅的十分之一，在优生学家也无法断定。一般的流品高下，是间接的方法估量而来的，一个品性的高下是用测验的方法直接测量而来的。间接估量全部的结果与直接测量一部分的结果并不完全符合，是很可能的，但难道因此我们就可以否定的说，经济地位，学业成绩，智力分数，一类的品性和优生价值丝毫没有正面的相关么？我们不能。或者，换一种说法，一个品性和优生价值之间既不能有十足的正面的相关，我们难道也就可以否定的说，这一类单个品性的测量或估量就一些也没有实际的用处？我们也不能。如今批评优生学的人所不了解的恰好就是这一点，他们硬说优生学家把一般的优生价值和相关程度不很完整的单个品性"混为一谈"，而这种混为一谈是不应当的。

我们要答复这种求全责备的评论，我们但须举一些寻常经验的例子。在寻常经验里，一切选择的行为是建筑在很不完全的相关现象之上的。一个女子在许多追求她的男子中间选择一个丈夫。这些男子，究属那一个最宜室宜家，她势不能直接的加以测量，而又不得不想法获取充分的认识，以为前途婚姻生活的保障。她也就得利用一些间接的品性来加以估量，这些品性虽不能完全保证某一个男子可以做一个好丈夫，但至少和他所以可能做好丈夫的资格有好几分的相关，例如，这个男子平时很讲交情，很尊重友谊，很可以做一个良好的伴侣，而在追求她的时候，所表示的性格，又是不亢不卑，发情止礼，又很有分寸，同时他的家世又很清白，个人在职业上也很成功。她抓住了这许多间接的品性以后，她就觉得有相当的把握，不妨进而议论亲事了。又如，一个农夫种麦，想找一个最好的麦种，除了先行试种而外，他无从知道这麦种对于他的田地土壤是否最相适合，但试种是要消耗不少的时间与精力的，他犯不着，因此，他只好到农业试验场去采择至少在场里已经证明为最优良的麦种，而着手种植。他这种选择，也不以直接的相关现象做依据，也是显而易见的。再如，一个大学要请一位优良的校长。大学的董事会最后也许决定聘请一位系主任担任，董事会的所以有此决定，因为相信，一个能把一系的教育办得很好的人，大概也能把一校的教育办得很好。这种抉择所凭借的也无非是一些间接的相关的品性，而不是直接的。

在没有更精密的测量流品的方法以前，优生学家的看法也是一样。例如就消极的优生方案而言，社会要求对于所谓稗劣的人口分子的生育要全部加以限制（详见第七章*），因为其中总有很大的一部分不免产生稗劣的子女；社会一面虽作此种比较笼统的要求，一面却也未尝不知道一部分稗劣分子所生的子女也还相当的正常。在没有法子清查各种稗劣的流品以前，在未能充分明了稗劣的流品的遗传行为而加以控制以前，我们认为这是一个合理而可行的办法。例如卫生局查验猪肉，查验员发现某一只猪的肉里有囊虫，他在这只猪身上就不盖验讫的图章，即不许发卖，他明知这只猪的肉里决不会全部布满着囊虫，也明知买肉的人总要把它煮过才吃，但他还是这样的加以查禁，我们根据公共卫生与公共安全的原则，也决不会责备他把有囊虫的猪和一切吃不得的猪肉"混为一谈"。就作者所知，优生学家也从没有把优生价值和经济价值，或流品卓越和资产殷富"混为一谈"，认为是二而一，一而二的事。不过优生学家确实相信，一个人的优生价值和他的经济的成功多少有些相关（参看第六章），好比一个人的优生价值和他的智力卓越，或身体健康，或操行善良，多少有些相关一样。全部优生的方案，无论消极的或积极的，大体上就建筑在这种种相关的现象之上，也惟其有这些相关的现象存在，优生的方案才有提出来的可能。

从优生学的立场看，流品不齐的研究所给我们的结论还有最关重要的一个，就是，优良的品性彼此之间有些联系，而稗劣的品性亦然。这原是

---

* 指普本拿与约翰孙著《应用优生学》，1933年修订本。——编者注

一种必然的现象，因为各种的能力，各式的才具，其背景中的成分原是彼此共通的。优良的品性是一般健康的多方面的表现，而稗劣的品性是健康不足的多方面的表现。这种联系与并现的趋势又往往因类聚配偶（详见第十四章*）的关系而变本加厉的发展；物以类聚，聚则不免彼此通婚，男女之间，品性的类别容或不同，而只要程度相等，也未尝不能彼此吸引，于是在后辈的血统里，程度相等的不同的品性更有汇合在一起的倾向。有人于此，于某一行事业上特别有成绩的，也许换了一行事业，未必同样的成功，但比起一般寻常的人来，他的成功还是比较的要大些，再换其它别的行业，情形也是一样。

又有进者，智力的卓越和体力的优异也有好几分联带的关系。一个显著的例证是，大学单单根据了课业成绩所选拔出来的荣誉学生，有人研究过，比起寻常的大学生来，要享受更高的寿命。⑯显而易见的，荣誉生的成功和体力是有相当密切的关系的了，他的一般的健康、毅力、耐性、疾病的抵抗力，等等，大抵要在寻常学生之上，否则即有高度的聪明，也势必受竞争的淘汰。不过我们不要忘记，学校在选拔他们的时候，而根据的只不过是聪明的一端而已。所以不但良好的心理品性联在一起，良好的心理品性和体格品性也未尝不联在一起。

小学校里的儿童也有同样的情形，所谓高材的儿童，平均起来，比起同年龄的一般的学童来，身材要高些，体量要重些，而在体力方面，例如握力，测验所得的分数也要多些。他们只有一点不如寻常的学童，就是拉横杠的时候把颌部降落和杠子接触的测验要比较的困难，那是因为他们的体重比较大的缘故。⑰

反过来，在另一极端，体力脆弱的各种程度也和智力单薄的各种程度有联带的关系。⑱智力落后的学童，比起一般的学童来，平均的身材也矮些，体重也轻些，而显然是低能的儿童体格上往往吃许多种类的病态或变态的亏。

对于优生的方案怀疑的人时常也提出这样一个责难，就是，即使此种方案能毂产生一些上品的人才，但目前我们所承认的各式上级的流品，未必就是未来的社会所需要的上级的流品，时代的标准既有不同，则所谓上

---

* 指普本拿与约翰孙著《应用优生学》，1933年修订本。——编者注

品，所谓清流，亦必因时代而异，如此，则优生学术的努力不是很徒然的么？我们看了上文的议论，了然于各种品性有联系与相关的趋势以后，便可知这样一个责难是想入非非的，是无的放矢的。如果因为优生学术的努力，而未来世代的人口分子在品质上可以提高，则在某一方面所获得的改进，势必因这种相关联的趋势而在别的方面引起同样的改进。如果我们不提倡优生的学术，而一任民族的品质日趋于衰败，则在某一方面的衰败，例如智力方面，或体力方面，势必引起其它的多方面的衰败，而整个的民族生命必终于不能竞存于天地间而后已。

注释：

① 参看潘光旦著《平等驳议》一文，《人文史观》* 中第四章。又关于流品二字的用法，参看潘光旦著《明伦新说》一文，《云南日报》，民二十九年二月，今辑入《优生与抗战》**。

② 自由意志论是环境万能论的必不可少的帮手。环境良好到万分，而一个人依然没有出息，于是环境论者便会乞灵于自由意志论。说详潘光旦《人文史观》页三二一—三五***。

③ 高才儿童的智商可以高到一九〇，以至于二〇〇，而白痴的智商可以低到二五以至于二五以下。

④ 变异一名词，指的是一切生物品性的差别的现象，英文叫 variation。这是就许多不同的品性以及每一个品性的各种不同的程度而言。如果专就一个品性的各种不同的程度而言，则另用"变异性"的名词，英文叫 variability。有甲乙两群人于此，甲群的身材有极高的，也有极矮的，乙群则中材分子为多，而长人矮子则绝少，我们就可以说，就身材的一个品性论，甲群的变异性大于乙群。

⑤ 达氏是编译者的受业师，编译者追随他前后有一年和两个暑假之久。达氏在美国，有"美国优生学的组织者"（"Organizer of American Eugenics"）的称号。编译者箧中旧藏的一大本关于美国军人的体格测量的资料，就是达氏手赠的。

⑥ 普、约两氏的原书，附有许多铜版的照相与锌版的图表，抗战期中的后方，印刷已感困难，制版尤非易事，只好概从割爱。

⑦ 此书早即有中译本，名《比纳西蒙的智力测验》，商务印书馆出版。

⑧ 最初计画这个简单而有趣的试验的人是美国植物遗传学家勃雷克斯里

---

* 见《潘光旦文集》第 2 卷。——编者注

** 见本书下文。——编者注

*** 见《潘光旦文集》第 2 卷，第 330—332 页。——编者注

(A. F. Blakeslee)。他也是卡纳奇研究院遗传学研究所的一位研究教授，也是编译者在优生学纪录馆攻习时时常见面的一人。

⑨ 一种动物或植物都是一定染色体的数目，例如人是二十四对，马是二十对，果蝇是四对，蛔虫是两对。参看威尔逊（E. B. Wilson）《发育与遗传活动中的细胞》（*The Cell in Development and Inheritance*）或其它细胞学的书籍。

⑩ 参看编译者所译注的霭理士《性心理学》*（Havelock Ellis, *The Psychology of Sex*）。

⑪ 参看本书作者之一，普氏所著书《遗传的实际应用》（*Practical Applications of Heredity*），一九二〇年美国马利兰州包尔的摩城（Baltimore, Maryland）出版。

⑫ 关于这一点，读者应参看美国教育心理学家桑戴克（E. L. Thorndike）所著的三大册《教育心理学》。特别是第一册与第三册。主张平等论的人总说人类的不平等是由于环境的优劣不齐，所以只要大家有充分良好的环境，则一切不平等的状态自可扫除净尽；这种人但须把教育心理学家在这方面所已做过的测验，平心的看一遍，便不免爽然若失。

⑬ 编译者对于这一节原文，颇嫌其与选择的概念有些混淆不清。参看编译者所著《犹太民族与选择》** 一稿，《华年》第四卷（"优生副刊"中）。

⑭ 参看编译者所著两种关于家谱学的稿子，一是《中国谱学略史》***，《东方杂志》，第二十六卷，第一期。一是《说家谱作法》**。

⑮ 中国行科举制度的时代，和创设近代学校制度的初期里，这里所说的讳饰的弊病是没有的，因为我们到处有放榜的办法，把榜首和背榜的人的姓名，同样的明白宣布出来。近年以来，此风大替，各级学校大都不再发榜，仅仅把学生的各科分数，用小纸条张贴一下，在用学号的学校里，这种纸条上连学生的姓名都找不到，只是一大串学号而已。这种简陋的新办法一半固然由于注册行政的困难，一半也未尝不由于本节所论的讳饰的心理；我们目前的新教育制度不是大部分就取法于美国的么？

⑯ 美国都会人寿保险公司所出的统计月报（*Statistical Bulletin of the Metropolitan Insurance Company*）第十三卷第八期，页五—七，登着一篇不具名的稿子，叫《大学荣誉生的长寿》。

⑰ 见摩纳汉（J. E. Monahan）与霍林华士夫人（Leta S. Hollingworth）合著的《智商在一三五以上的儿童的神经肌肉能力》，美国《教育心理学杂志》，第十八卷，页八八—九六，一九二七年。又见霍夫人所著书《高才的儿童》（*Gifted Children*），有中译本，中华书局出版。

---

* 见《潘光旦文集》第12卷。——编者注
** 见《潘光旦文集》第9卷。——编者注
*** 见《潘光旦文集》第8卷。——编者注

⑱ 见戴顿（Neil A. Dayton）所著文《三五五三个迟钝的学童的身高体重和智力的关系》，美国《新英伦医学杂志》，第一九九卷，第十九期，页九三四—九三八，一九二八年十一月八日。

第四章　流品的遗传

遗传的成为一门科学，到如今只有八十年的历史，而奠定这门科学的一位大师是一个捷克民族的人，叫乔治·约翰·孟德尔（Gregor Johann Mendel）。对于孟氏的来历与生平，我们有加以比较详细介绍的必要。

第二次世界大战以前的捷克国有一个省区叫摩瑞维亚（Moravia）；在这省区的东北部，靠近捷克、德意志、和波兰三国接壤的地方有一个小小的农业区域叫做古兰镇（Kuhlaendchen）；古兰镇的人口，一部分是斯拉夫人，一部分是日耳曼人，或这两种人的混血的分子，而他们的职业大部分是牛乳场的经营和果树的种殖。在这个地方，最迟从第十六世纪起，就落籍着一个很殷实的农户，叫孟德尔。他们似乎也是从德国的南部移来的，有人说他们的原籍是德国南部的福登堡（Wurttemberg）。从一六八三年起，这孟氏的一家就住在一个只有七十家上下的一个小村子里，叫海恩村（Heinzendorf）。

家主是安东·孟德尔（Anton Mendel），是一七八九年生的；他在拿破仑战争的后期里从过军，因此也曾游历过不少的地方。后来解甲归农，他在一八一八年娶了一个近邻的园丁的女儿，叫露西娜·歇维尔忒里虚（Rosina Schwirtlich）。到一八二二年七月二十二日，他们的第二个孩子出世，受洗礼后起名为约翰，这约翰就是奠定了遗传学的基础而教孟德尔的家世永垂不朽的人了。①

海恩村的农户大都倾向于牛乳场的经营，而孟氏一家则好几代以园艺为业，所以约翰从小就养成一个爱好植物的习惯，成为他一生最主要的一个品性，到老不改。同时他的禀赋里又有许多农民的优良品性，例如勤谨、俭朴、忍耐、贯彻。他从小学里毕业之后，因为母亲希望他成为一个教师，他又在附近的高小与中学里攻读。到他将要升入大学的时候，家庭经济日见竭蹶，不得不另谋上进的方法，于是他就加入了天主教的奥古斯丁修道派（Augustine Order）。这修道派在勃绿恩（Bruenn②）有一座修道院，约翰于一八四三年进院，做一个新进的修士，法名叫做乔治。

乔治一面在院里修道，一面在附近的中学里担任自然科学的课程。他在修道之余，便从事于生物的研究，他所住的两间房，不久就成为他的动物园和实验室。当时到院里游览的人发见他的房间里养着许多种的鸟，白色与灰色的大小老鼠，和好几种他所偶然碰见而捉到的动物，其中有一只狐狸，一只箭猪。在屋外的院庭里他又养着好几窝的蜜蜂，种着许多种的花卉和果树。他还有一间温室，中间长着波罗，温室旁边他又装置着一架古色古香的竖琴，微风吹过，便会发生幽扬的音韵。

他所种植的园地有三十五公尺长，七公尺宽，几十年之后，有人替他照过相，所以我们知道得很清楚。地面虽小，种的各种植物却真多；他从一八五四年起，就开始做他的豌豆的试验，而终于在这个试验上成了大名。不过他所试验的不限于寻常的豌豆（Pisum sativum）而也旁及到三十个和豌豆有关的属类。到一八六五年，试验告一段落，他就在本地的自然历史研究会宣读了一篇论文，题目是豌豆的交殖（hybridization）试验。这种交殖试验的结果便替三四十年来的遗传的分析研究奠下了最大的一块基石。孟氏的结果是并不很复杂的，不过说也奇怪，在他以前，也有过不少的人做过交殖的试验，做的人的才力也许不在孟氏之下，其环境的优良资料的丰富，往往远在孟氏之上，而竟然谁也没有成功。

孟氏这番极有价值的研究工作到此不但告一段落，并且终于因环境的要求，而告了结束，真是不幸得很。到一八六八年，他被举为修道院的院主，在奥古斯丁派里成为一个行政的长老。从此以后，他的全副精力就用在摩瑞维亚省区以内教派的资产管理，并且也用得十分成功，他时常出外旅行视察，所到的地方很多，对于地方公益事务，他也很热心的参加，他对于文学、音乐、及其它艺术，虽没有很大的兴趣，到此也不得不加涉猎，而像政学界的名公巨卿似的，不得不自居于提倡与奖掖之列。到了晚年，因为教产纳税的问题，和政治当局发生过一度的争执，也是一件很难堪的事。他卒于一八八四年一月六日。

孟氏在一八六五年所宣读的那篇论文，虽极关重要，在当时却没有遇到一个知音的人，因此就被搁置了三十多年之久；一直到一九〇〇年，才有三位生物学家不期而遇的用类似的试验重新发见他的结论。③我们当然要问，孟氏在当时的试验里究属做了些什么？在他以前，别人为什么失败，而到了他手里，又为什么会成功？我们的答复可以分做四点：

一、孟氏的试验所集中注意的并不是一棵整个的植物，而是一个单独的品性。他选择了一个又简单又清楚的品性作为研究的对象，而注意它的遗传的活动到好几个世代之久。在他以前，别的作家之中也有人这样做过，但不是谁都做过。

二、孟氏使两棵在某一个品性上绝对不同的豌豆交配。例如有一种豌豆的茎很长，有一种很短，高矮的区别很分明，他就使它们交配。又如，有的豆皮是光的，有的豆皮是皱的；或有的豆皮干了的颜色是黄的，有的始终是绿的，他也分别使它们交配。这在以前也有人做过，但不是谁都做过。

三、一次交配而有收获之后，如果两个相对的品性彼此互见，孟氏又不惮烦琐把凡属有这种品性的豆茎或豆颗分别的数一个清楚，长的归长，短的归短，光的归光，皱的归皱……这在以前也有人做过，但因为耐性不够，细密的程度不够，贯彻的精力不够，谁也没有能作十分有系统的计算，因此就没有能发见孟氏所终于发见的重要事实，就是足以解遗传之谜的一个最大的事实。原来，两个相对的品性如果在昆季④中互见，它们所见的频数是有一定的比例的，若非逐一数过，这比例自无从发见，而在一个已有交殖试验的经验的人，事先就可以预测前途的比例是什么。

四、孟氏研究品性的遗传，总要交配与观察到好几个世代，而不限于第一个杂种（hybrid）⑤的世代为止。在他以前的作家固然也有这样做过的，但这种作家不多；而就在今日，有许多育种⑥或交配的试验依然是没有多大价值，因为如果交配与观察到的世代太少，便不足以把品性遗传的来踪去迹充分的暴露出来。

孟氏的豌豆试验，利用了后来所称单个基因的差别为研究的对象，所发见的种种遗传的关系，实在是一种开山的贡献。从一九〇〇年起，一直到现在，遗传学者承了他的余绪，在其它许多种类的动植物身上，不知已经做过多少次的交配或育种的试验，经此种试验所蕃育的动植生命更不知有过几千百万条；而因为科学设备的发达，试验的环境、资料和方法也比孟氏的时代不知进步了多少。他们发见凡属关于单个基因的差别，孟氏所达到的许多原则大体上都站得住，例如他的单位品性遗传的原则，相对的品性的隔离的原则，相对的品性的隐显的原则，品性自由分配的原则。因单位品性有隐显之分而得到的各种比例，从人类的家谱的研究里也一样可以找到许多例证，固然这种比例，势必集合了许多的家谱，统计到大量的男子、女子、和儿童，方才可以发见，只是一家两家的资料是不够的。

孟氏所做的试验很多，但我们只须征引一个例子，便可以表示他所发见的遗传原则究竟是什么。上文说过，在有一个试验里，他所用的两种豌豆，一种成熟的豆皮是黄的，一种是绿的。把这两种交配以后，下一代的豆皮全都是黄的，绿的一颗都没有。

不过如果把这一代的杂种（遗传学者称为第一子代，或简称为子一）再自相交配（人类的兄妹不能通婚，则可以在家庭以外找一个来历相同的杂种做配偶，结果也是一样），则到了第二子代（子二），我们发见四颗豌豆之中，三颗是黄的，而一颗是绿的，即 3∶1 的比例。

如果我们把这试验继续下去，我们又可以进一步的发见这个 3∶1 的比例实在是 1∶2∶1 的比例；就是三颗黄的豌豆实在又可以分为两种，一是黄而纯的，占三分之一，一是黄而杂的，占三分之二；黄而纯的豌豆自相交配，则第三子代（子三）所得的全是黄的；黄而杂的自相交配，则第三子代表面上又得 3∶1 的比例，而底子里是 1∶2∶1 的比例；绿的豌豆只有一类即自相交配的结果始终全都是绿的。

换言之，产生绿豆皮和其它品性的基因（一个基因所影响到的品性往往不止一个）和产生黄豆皮的基因是相对而分得开的；从细胞学的立场说，它们所占的虽属同一对的染色体，但各占同对中的一条，所以在精质细胞折半分裂的时候，它们就彼此分离，各进各的成熟的精细胞。在第一子代的杂种身上，它们是由合而分，到了第二子代的杂种身上，它们又由分而合。但在合的时候，它们始终维持彼此的独立性，即虽合而不混，虽合而不相沾染。构成绿豆皮的基因，决不因为与构成黄豆皮的基因有过度的联合，而使下一代的豆皮沾染上一些黄色，构成黄豆皮的基因也复如此。这叫做基因的"纯洁性"，而是近代遗传学里很基本的一个概念，孟氏的品性隔离的原则所指的也就是这一点，不过孟氏是只从形态方面推论到这一点，而我们则因遗传学与细胞学的进步，所见更较真切罢了。上文的一番叙述我们更可以用图案表示出来：

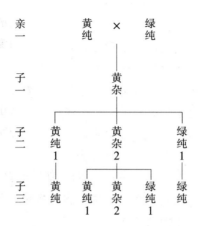

如果我们把构成黄豆皮的基因用大写的英文字母 Y 来代表,而其相对的构成绿豆皮的基因用小写的 y 来代表,则最初的一对豌豆,或称第一亲代,即右图中的"黄纯"与"绿纯"可分别用 YY 与 yy 的公式来代表,因此无论黄绿,它们是纯种,它们所分别得自上代的两个相对的基因,是一样的,即不都是黄,便都是绿。它们交配的公式是 YY×yy;交配的结果或相乘的结果是 Yy+Yy+Yy+Yy=4Yy——即凡属第一子代的后辈的基因公式是全都相同的。它们每一个人都从上一代的一方面取得了豆皮的黄色,也都从另一方面取得了豆皮的绿色,不过绿色是掩而不章,潜而不显罢了。潜而不显的绿我们叫做隐品(recessive character 或 trait),显露出来的黄我们就叫做显品(dominant character 或 trait),我们说,就豆皮的颜色而论,黄显于绿,而绿隐于黄。

上文代数的公式又可以用棋格的方式表示出来:

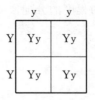

就第一子代说,显品是占优势的,不过到了第二子代以及再后来的世代,则纯的显品,隐显混杂品,以及纯的隐品,又转入一个稳定的平衡状态,1:2:1 就代表这种状态。我们又如果把这一对二对一的比例用直的线条画在一条横的底线上,两边的线条短,中间的线条加倍的长,再在它

们的顶上画一条曲线，则这条曲线便是一条最单纯的正常曲线；我们的讨论到此便和上文第三章彼此取得了联络。这条正常的曲线是最单纯的，因为它只用三个点构成，不过如果研究的对象是两对相对的品性，则点数就可以加多，而曲线的平匀的程度也可以增加。一对基因所形成而见于外的品性，例如豆皮黄绿之别，是3∶1的比例，而自基因之遇合言之，则为1∶2∶1的比例，如今同时研究到两对品性，例如豆皮黄绿与光皱，则表面上第二子代的豆颗共有四类，一是黄光，二是黄皱，三是绿光，四是绿皱，而其比例是9∶3∶3∶1，合起来是一六，即四的自乘数，好比1∶2∶1合起来是四，是二的自乘数一样，不过如就底子里基因的遇合而论，则总数虽依然是一六，而其比例则不同：

  两对或四个基因全显 …………………………… 1
  三显一隐 …………………………………………… 4
  两显两隐 …………………………………………… 6
  一显三隐 …………………………………………… 4
  两对或四个基因全隐 …………………………… 1

  如果把这1∶4∶6∶4∶1的比例，如法炮制的在一条横的底线上画成五条长短不同而左右对称的直线，再在五个顶点上画一条曲线，其平匀的程度不就在三个顶点所构成的曲线之上么？如果同时研究三对单个的品性与其内在的基因，则第二子代的总数是八的自乘数，即六四，其外形品性类别的比例和内在基因遇合的比例也可以同样的观察或推算。再回到两对基因的比例，如果这两对所命定的是一个品性，则问题尤其是简单。例如达文包研究黑种人与白种人的杂婚，认为色素的遗传有两对因素或基因，则到了第二子代，各种黑色的程度的分配便得如下的比例：

  四基因的黑皮肤   1人
  三基因者   4人
  二基因者   6人
  一基因者   4人
  无基因者   1人

  四基因的黑人最黑，其余则黑色逐渐递减，而无基因的一人则事实上与白人无别。[⑦]这种比例性的分布自然一样可以用曲线来表示。皮肤的颜色如此，其它如身材，如智力，以及其它任何品性大概也是如此，即全都由于两对或两对以上的基因的活动。⑧

决定一个品性的基因如果很多,即远不止两对以上,则上文所用的一类分析的方式,例如棋格式,便不适用,而不得不另想研究的方法。戈尔登,优生学的祖师,就在他的研究工作里完成过这样一个方法。关于戈氏的生平和他对于这方面的贡献,我们也要比较详细的加以介绍。

戈氏是和孟德尔同年生的,即也是一八二二年生的。他是演化论大师达尔文的一半的表弟,即上溯两代,祖辈里因为第二次婚姻的关系,只有一个祖宗是共通的,要在寻常的表兄弟,就有一对祖宗是共通的了。⑨他在青年时代,专攻数学和医学,是一个旅行家和探险家,到过南非洲,后来承继到一笔很大的遗产,教他无须加入什么专事家人生产的职业,于是就在乡间住下,享受所谓英国绅士式的清福。不过戈氏是一个绝顶聪明的人⑩,他不惯于享受这种清福,所以过了不多几年,他就迁移到伦敦,表面上是做个寓公,实际上却在各种学问上做许多新的试探,想开拓些新的园地出来。对于气象学的成为一门科学,他的贡献要占到很大的一部分;实验心理学的肇始,也要追溯到他;对于人类学,他也有不少开拓的功绩;指纹的研究由理论而趋于实用,成为近代刑事学的很重要的一部分,介绍之功,也得归结到他。最后,他又致力于遗传与优生学的研究,孜孜矻矻了五十年,一直到一九一一年他死的时候为止。

如果孟德尔试验的结果很早就有机会让戈氏知道,以戈氏的聪明睿智,一定立刻会加以赞许,认为是遗传研究的一个无价的工具,并且会进一步运用它,而以戈氏的情绪的热烈,眼光的深刻,判断的敏捷,见事的触类旁通,鞭辟入里,运用的结果一定更大有可观。可惜他早年没有这个机会,等机会来时,戈氏年龄已经老大,并且在学术上已经自成一个系统了。不过戈氏也正复有他的一部分的贡献,在孟氏发表他那篇豌豆交殖试验的论文前不多几个月,戈氏也发表了他的关于遗传的第一篇论文,叫做《遗传的高才与天才》(Hereditary Talent and Genius)。孟氏与戈氏同于一八二二年生,而又同于一八六五年发表他们的划时代的论文,也真是学术界的一个巧合了。

戈氏和孟氏一样,也承认在遗传的研究里,对于一度交配后所生子女,应当用数量的方法来分析,即对于所传的品性可以数的要数,可以量的要量,惟有用数量的方法得来的结果才可以彼此比较。孟氏所发现的种种比例,例如第二子代的 3∶1 的比例等等,戈氏始终没有想到过,他始终以为一次交配所得的子女太少,彼此之间不容易作什么比较,更无论比例的发见了。所以开头他就设为种种统计的方法来研究大批的人的许多不同的品性。他在这方面下了许多的功夫,所得的结果也不少,并且终于打动了一位青年律师的兴趣,把衣钵传给了他。这位律师叫皮耳逊(Karl Pearson, 1857—1939),他的数学的根柢还要在戈氏之上,因为他的努力,数学和生物学之间又添了一门联系的科学,叫生物测量学(biometry),而上文再三引用过的相关的概念以及研究相关的方法也就是皮氏所发展而完成的。戈氏而后,很大的一部分的遗传研究,特别是人类的遗传,就是用相关的方法做成的。

说到这里,我们又不得不追溯一些统计学的历史。上文再三引用过的正常曲线的概念就有过相当长的来历。在百余年前,比国的统计学家格德雷(L. A. J. Quételet)就利用过它来准绳身材一类的品性,并且发见了不少的有趣的结果。例如,有一次他用了这个概念来准绳比国政府所征的兵,征兵与寻常的募兵不同,是有条格的限制的,壮丁非合格的不能应征,而身材一端也自有其一定的条格,太矮的壮丁是在所摈弃的。照理论讲,全国各个征兵处所送进来的许多身材的尺寸,无论合格与否,是应当构成一条正常的曲线的,而格氏复按的结果,却不如此,他发见曲线的矮身材的一端不大正常而有一个很显著的阙陷。格氏疑心到兵役的行政上一定发生了什么问题,才会有这一类的现象,才使事实的曲线与理论的曲线不相吻合。调查的结果,格氏果然发见,有几个兵役机关作了弊,把一部分身材刚刚及格的壮丁,谎报为不及格,故意把身材的尺寸填得矮些,这样,不及格的人就添了不少出来,而刚刚及格的人数又打了一个折扣,于是理论上应当很正常的一条曲线也就发生了畸形的变化。格氏这个有趣的发见终于引起了政府的注意,促成了兵役处一番澈底的改革。所谓正常曲线,看去很像是统计学家的一个玩意儿,想不到还有这种很切实的用途咧。

所以正常的曲线是久经试用的一个概念,而戈氏的遗传理论就拿它做一个起点。他知道这概念是适用于一大群人的身材的;他也知道如果拿它来准绳这一群人的儿子的身材,也未尝不适用。不过问题是二者之间,我们应如何比较，才可以发见遗传的关系。有父子二人于此，我们说，儿子比父亲高一寸，或矮一寸，那是很容易的。有一群父与一群子于此，我们说，子群的平均身材，比父群的平均身材，要高多少，或低多少，那也是很容易的。不过这都不够，我们必须知道，父群与子群之间，究属在身材一端上有些什么差别，这差别又有多大，我们要一个可以适用于一切父群与一切子群的比较的结论。约言之，我们要把父群的正常曲线与子群的正常曲线比较一下，要发见二者之间如何的不同，与因何不同。

戈氏用统计的方法规画出一条直线来，从这条直线上他可以表示出来，如果父群方面发生某种程度的变迁，则子群方面也势必发生一些变迁，双方变迁的程度虽不一样，却也有一定的规律可循。例如，父群的平均身材，比起英国民族的平均身材来，要高二英寸，他发见子群的平均身材，虽也比英国民族的平均身材为高，却只能超出父群所能超出的一半，即一英寸光景。反过来，如果父群的平均身材低于民族的平均身材，则子群的平均身材虽也不免低于民族的均数，却要比父群的均数为高，即，如果父群的均数少二英寸的话，子群的只少得一英寸。总之，无论或高或矮，以至于无论任何品性，如果父群的均数与民族的均数有参差，则其所差的数量必较子群所差的数量为大，换言之，子群的均数，比起父群的来，要更接近民族的均数。

何以父群与子群之间会有这种参差的趋势呢？戈氏的解释是这样的。他认为远祖的血统，综合了看，有很大的挽引的力量，所以如果父群的均数离开了种族的均数，则这种挽引的力量便要把子群的均数拉一些回来，教太高的变为矮些，太矮的变为高些。用戈氏的口气来说，子女的品性总是要归向到种族的均数的，均数处的既是一个平庸的地位，则归向的趋势必从两端发动，即大于均数的要小，小于均数的要大，到接近以至于回复到均数的大小为止。这种现象戈氏叫做归庸现象（regression）。

归庸现象既然是父群均数与民族均数的差别的一半，所以戈氏以来的统计学家和遗传学家用这样一个公式把它表示出来：r＝0.50。后来皮耳逊把归庸的概念进一步发展成相关的概念的时候，这 r 的符号还是保留未改，而另用一个符号来表示归庸的概念。所以一直到现在，r 始终是代表相关系数（coefficient of correlation）的符号。

相关的研究，如果对象只是同一的品性，例如两个群的身材，问题当然比较简单，因为比量的时候用的是一个单位，即度量衡的度。如果要比量两个不同的品性，问题就比较复杂了。例如，我们比量同一人群的身高和体重，想知道身材若有一定程度的高下的参差，体重是不是跟着有轻重的参差，并且是不是作有规律的参差。如果一个人的身材比一个种族的均数高出三英寸，我们有没有法子可以推测他的体重，此种推测的可靠性又如何？这问题看去也似乎并不复杂，但事实上却不易，因为比量时所用的单位不一样，身材用的是度，而体重用的是衡，尺寸之间容易比，斤两之间也容易比，而尺寸与斤两之间便困难了，好比把二只苹果和三只香蕉加起来，即学校里的三尺童子也知道是加不成的。

这问题的解决是这样的。我们要比的是两条正常曲线，一条是身材的，一条是体重的。我们如今索性撇开双方衡量的单位，而单单比较双方的所谓平均差，例如，如果一个人的身材比起种族的均数来，相差10%，试问他在体重上，比起种族的体重的均数来，相差百分之几？统计学家早就算出身材与体重的相关系数是○·四八。所以如果一个种族的平均体重是一六○磅，而平均身材是六八英寸，则一个人的身材的10%的平均差就等于一六磅，而体重的平均差也就是○·四八的10%，即4.8%，或○·○四八，以此乘六八英寸，就等于三英寸又三分之一不足。

上文关于一个人的平均差的算法只是一个算法，一个统计上或然或盖然的事实，而不是真正的事实。我们也许碰上一个人真有这个平均差，但也一样可以碰上一个人，其所差或许比这个要大些，或许小些。但如就一群人而论，则统计的或然性有充分活动的余地，而理论上的4.8%的期望便可以实现，即有出入，也不会很大。总之，身材与体重的相关系数是○·四八，我们写起来是r＝0.48。其它的品性也可以同样的比量，而得到其它的相关系数。⑪

遗传学界最可以抱憾的一件事是，孟德尔和戈尔登两位大师虽并时而没有能携手，否则我们相信，这门学问的进步大概更可以提早二三十年。孟氏用的是所谓谱系分析（pedigree analysis）的方法，最宜乎单纯的遗传品性的研究。不过一到复杂的遗传品性，即成因不止一两对的品性，适用起来就比较的困难，品性越复杂则困难的程度越增加，而戈、皮两氏的相关方法则越是复杂的品性，越有用处。这不是彼此恰好衔接而相得益彰么？人类的遗传品性，特别是就其中意义特别重要的一部分而言，是以复杂的为多，而单纯者为少，所以在实际的应用上，戈、皮两氏的方法比孟氏的方法更要见得用处大。不过，反过来，所谓复杂的品性既由许多单纯的品性混合而成，或由许多单纯的基因协力构成，前途如果遗传的学问更有进步，理论上也总可以用孟氏的方法加以分析，也只有他的方法才有分析的可能；就目前论，我们对于造成复杂品性的若干单纯品性，事实上还分辨不出，姑无论其背景里的种种基因了。

总之，两家的方法是相须而相成的，对于从事于遗传研究的人，两种方法都有极大的用处，万不能用其一而遗其二。遗传学是优生学的一大块础石，一个从事于人类遗传研究的人究能有几许贡献，第一要看他对于这两大方法，以及从这两大方法推演出来的许多零星的研究技术，有没有充分的了解，能不能灵活的运用，第二要看他的眼光与判断的力量，遇到了一个遗传品性的问题，究应用那一个方法来解决，一定要有深刻的眼光与敏捷的判断才能帮他作适当的抉择。[12]

在下文我们要举一些品性遗传的实例。大致可以分做三类，一是单纯的隐品与显品，即可以推原到单对基因的一些品性。二是比较复杂的品性，即所由构成的基因一定不止一对而其确数目前还无法知道的。三是和性别的遗传有牵连关系的品性，叫做性联的品性。

属于第一类的例子虽不太多，但也不少。上文提到过的睛色，就是一例。关于人类遗传品性的研究，睛色是最早的，在孟氏的遗传法则于一九〇〇年重新发见后不久，便有人加以研究。在高加索人种里，这种研究是特别容易，因为这种人的睛色大抵有两个，一是青色或青灰色，一是棕色或棕黑色。青灰色是隐品，棕黑色是显品，所以一个纯棕黑的人和青灰色的人结婚，第一子代的后辈表面上都是棕黑色，不过这种有棕黑睛色的人如果和来历相同的人结婚，则第二子代的后辈，理论上也可以得三棕黑与一青灰的比例。只就一家的结果说，这比例当然不容易遇见，因为子女的数目太少；但若把同样来历的许多人家的子女总合了算，也就不难得到。

天老，江南俗称羊白头（albinism），也是很显著的一例。有这个遗传品性的人是周身缺乏色素的，所以全部的皮肤作粉红色，那红色是皮下的血管所映出来的，而睛球也因为缺乏色素，可以完全呈血红色，我们寻常豢养的家兔，或会在铁丝圈里打转的小白鼠都有这个品性，甚至于已经成为兔类与鼠类的一个支派。寻常色素的存在是显品，而其缺乏是隐品。还有一个和色素有关的品性叫做驳色（piebaldism），即色素在皮肤里的分布不周遍不匀净，而呈斑驳之状。驳色虽属先天，而其状态则与后天的白癜疯很相像。这个品性在内格罗人种方面最容易看出来，因为黑白分明的缘故，最有趣的是额角上的一撮发是白的，即无色的，而其余十分之六七的头发还是乌黑的。也有单单表现为额际的一撮白发，而皮肤的颜色完全不受影响的。据遗传学家的研究，决定这些白斑的是一个单纯的显性的基因，而寻常决定匀净的色素的基因，对此又成为隐性的了。

第二类的复杂的品性最多。肤色、身高⑬、体重、智力、各种特殊的才能，例如音乐才⑭、绘画才⑮、机械才、弈才、等等，以及其它的心理品性，大抵都可以归入这一类。肤色的遗传，大概牵涉到两对基因，上文已经提过，还算是比较简单而可以分析的一例，其余就很不容易了。所以这一类的品性，我们只看到它们在许多家世里不断的传递，至于传递之际，究遵照什么规律，一时还无法探究。

第三类是性联遗传的品性。在说到这种品性以前，有两个先决的问题必须在此作一个补充的解答。一是性别的遗传或性别的决定。二是"联"字的意义。先说第二个。孟德尔当初研究豌豆的遗传，一起研究过七对品性，碰巧决定这七对品性的基因属于七对不同的染色体。因此，遗传的时候，七对品性之间不发生什么牵连的关系，因而构成他的所谓自由分配（free assortment）的原则，因此，任何两对或两对以上的品性的彼此遇合可以按照机遇或适然的法则行事，而在第二子代得到 9∶3∶3∶1 一类的比例；例如豆皮的黄或绿，光或皱是属于两对染色体的基因所形成的两对品性，它们在遗传之际，黄光、黄皱、绿光、绿皱是一样的遇合，即遇合的机会并无大小之分，换言之，黄与光之间，绿与皱之间，没有特别的联系，而黄与皱之间，绿与光之间，也没有特别的牵惹。但若两对或两对以上的基因是属于同一对的染色体，则其所分别构成的品性不免彼此联系，而有同时表现的趋势，换言之，就不能自由分配了。每一对染色体所含蓄或贯串着的基因是极多的，所以这一类牵连了遗传的品性也就不少。这种现象孟氏以后的遗传学家叫做联亘（linkage）。这是解释"联"字。

性别的遗传，或男女性的决定也是染色体的一种功能。人类的细胞里有染色体二十四对；其中二十三对*是男女相同的，它们和性别的决定并无直接的关系；不过其余一对之中，有一条是男女不同的，女的两条，在形态上都是直长的，细胞学者把它们都叫做 X，男的两条则形态上不一样，一条直长，就是 X，一条一端拳曲如钩，细胞学者把它叫做 Y，所以女的一对是 XX，而男的是 XY。在精质细胞折半分裂而成为精细胞或卵细胞的时候，这一对染色体当然也照例彼此分开，所以卵细胞虽只有一种，即凡属卵细胞都含有 X 染色体一条，而其它染色体二十三条，而精细胞则有两种，即二十三条以外，一种有一条 X 染色体，而一种有一条 Y 染色体。到下一代，在发生受精作用的时候，如果卵细胞和含有 X 的精细胞遇合，则恢复 XX 的公式而成女；如果和含有 Y 的精细胞遇合，则恢复 XY 的公式而成男：

$$23+X \quad \times \quad 23+X \quad \rightarrow \quad 2（23+X）\cdots\cdots 女$$
$$23+X \quad \times \quad 23+Y \quad \rightarrow \quad 2（23）+XY\cdots\cdots 男$$

性别的决定就是这样的。生物学家与细胞学家知道性是怎样决定的，但并不知道用什么方法来左右这种决定，即要男就有男，要女就有女，所以性别的决定与性别的控制是截然两事；许多关于成男成女的传说和书籍十九没有科学的根据，是不可信的。

所谓性联的品性就是和 X 染色体有关系的种种品性，即，这一类品性的基因是含蓄在 X 染色体之内的，或贯串在 X 染色体之上的。我们举一个比较最寻常的例子，就是不辨红绿两种颜色的色盲（red-green colourblindness，一称 Daltonism）。色盲的遗传如下列两图所示：

---

* 当时大多数研究者认为人类染色体为 48 条，在 1956 年及以后的研究中已确定为 46 条，则此处应为 22 对（参见《人类遗传学原理》，C. 斯特恩著，吴旻译，科学出版社，1070 年 1 月）。下同。——编者注

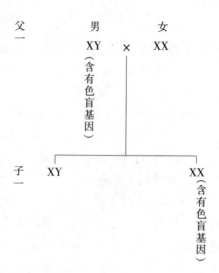

第一代（父一）里的男子是一个色盲的人，女子则正常，所产生的第二代（子一），凡属男子，也都是正常的，即谁都不会传受到父亲的那一条含有色盲基因的 X 染色体；而凡属女子，则每一个都传受到这一条染色体，因而都含有色盲的基因，不过本人并不在品性上表现出来；其所以不表现的缘故是因为色盲是一个隐品，非色盲是显品，除非两条 X 里都含有色盲的基因，色盲的品性是不会呈露的；反过来，在男子方面，则因 Y 染色体中间或许没有基因的存在，或许有而优显的力量不足，所以只要 X 染色体有到色盲的基因，就不免在品性上表现出来，例如这种女子的父亲。这种女子我们叫做夹带者（carrier）。不过一旦她们也生育子女，即到了第三代（子二），则理论上二分之一的男子不免很显明的表现为色盲的人，如下图：

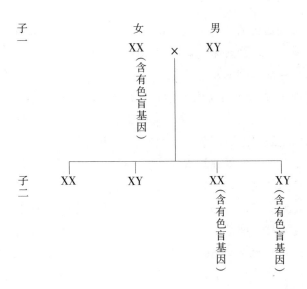

即子二代的后辈中，四分之一是正常的女，四分之一是正常的男，四分之一是夹带者的女，像母亲，视觉上和正常的女子无别，最后的四分之一却是色盲的男，像他们的外祖父。所以遇到性联的遗传品性而要议婚，和有这种品性的男子的儿子结婚是不成问题的，成问题的是和他的女儿结婚，因为她是一个夹带者，她不免把色盲的基因，像她妆奁中的私房一样，暗中带到男家来！

关于人类的遗传品性，上文只举得寥寥的几个，目的不过在示例而已，读者如欲作进一步的探讨，自必须参考人类遗传学的专书。⑯不过我们应当知道凡属品性是没有不遗传的，即其间多少必有一些遗传的因素，见得到指得出的品性固然如此，即比较不容易明白指认的种种行为举措，也直接间接必受遗传的影响所支配。我们可以说遗传的影响是无所不包的。一切品性无论生理的或心理的，结构的或功能的，常态的或变态的以至于病态的，全都和遗传有些因果的关系。有人当笑话说，一个人突然被汽车压死，这其间也不会全无遗传的关系，也许在他自己一方面，也许在汽车司机一方面，也许两方面都负一些责任，或耳目欠聪明，或手足欠灵活，或脑经太过迟钝，或筋肉太不协调，有一于此，便有肇祸的可能，而这些无一不与遗传有直接的关系。可见这也不是笑话，而是一个很深刻的观察了。这是遗传无所不包的说法。我们也可以说遗传是无微不至的。我们举一两个例。我们把两手的十指合抱，把左手的五指和右手的五指镶合起来，在有的人，镶合的结果是左手的大拇指在上，有的则右手的在上，习惯如此，如果勉强改换过来，就觉得不自在，不舒服。但严格的说，这不是习惯，而是生成，我们从小到大，谁也没有费过功夫，来练习双手十指的合抱，假如费过这种闲功夫的话，何以专练一方面，而忽略另一方面，也是无法解释的。这是一例。其它一例是指纹。除了妙肖的孪生子以外，任何两个人的指纹是不相同的，并且一个人有一个的格式，无论脱上多少层皮，到老不生变动。就在妙肖的孪生子也不会一百分的相同，因为他们原是一个胚细胞的两半，所以一个的右手指纹像另一个的左手指纹，而其相像的程度，要在像他自己的左手指纹的程度以上。一对孪生子究属是不是属于妙肖的一种，即是不是由同一胚细胞分拆而来，我们可以从指纹的比较里获得最后的断定。指纹的格局里有许多最小的节目似乎是不遗传的，而其格局的大体是很清楚的遗传的，但格局的本身，已经不能不算是很细微的一种品性了。

关于智力和其它心理品性的遗传，因为和优生学的关系特别密切，不得不续加讨论。智力是家世蝉联的，但在教育制度不大完整的时代与国家，除了就成人的学问造诣与事业成就加以间接的推论而外，是不容易看出来的。一家人家有好几代出过有学问或有功绩的人，我们就说这家人家比别家要见得聪明。不过在教育制度比较完整而严密的时代与国家，青年时代学校里的成绩，就多少可以作为左证，如果一家的子弟，在好几代之中，都拿得出优良的成绩，我们就可以提早作同样的一个推论，而无须乎等待到成年以后。自从智力测验的方法流行以后，我们在这方面就更走进了一步，从此我们可以直接测量智力，而无须乎再间接的推论，并且只要一个儿童粗识之无，就可以加以测量。测验的方法到如今也已经有三十多年的历史，所以在有的地方我们已经累积了两代的智力的分数，即两代的智商，而知道智商和许多别的品性一样，也是奕世蝉联的，即也是遗传的。

在以前的中国，我们有过一个历史很久远的教育制度，其价值之大，可以说是介乎学校制度与测验方法之间。就是明清两代采用八股文做考试方法的科举制度。中国至少有一部分的心理学家承认八股文的写作是一种智力测验，而不是知识测验或记忆测验，即承认它很有几分测量天然智力的效用。如果这种看法是对的，则我们要寻找智力遗传的资料，最大的富藏无疑的是在中国，而不在任何其它的国家。即就清代而论，我们就可以列举不少的例子，以前所称的科名佳话，如同祖孙会状，叔侄状元，父子鼎甲，五子登科，兄弟同榜等等，全都可以做智力遗传的上好的论证，编译者二十年来在这方面搜罗了大量的材料，希望在最近的将来，可以陆续的加以整理发表。

在此姑且引一个尚未完成的研究稿子做一个例子。科举考试里最成功的人物我们叫做巍科人物，包括会试第一名，普通叫做会元，殿试第一甲的三名，普通叫做状元、榜眼、探花，和第二甲第一名，普通叫做传胪。会试殿试通常是三年一次，都是全国性的，会试在前，殿试在后，惟有会试成功的人才可以参加殿试。一次会试殿试可以产生五个巍科人物，也可以产生四个，因为会试的第一名会元，殿试以后，也许就成为状元，或榜眼，或探花，或传胪。清代二百六十年间，共举行过会殿试一百十二科，以五乘一一二，共得巍科人物五六〇个额子，这五六〇个额子，据编译者调查所及，已经可以指明至少有百分之四十二是彼此有血缘关系的，即属于同一个庞大的血缘网，这百分之四十二，尽管表面上是属于张王李赵等许多不同的家世，而分散在全国的各地，底子里在血缘上却息息相通，只是一个脉络。如果八股文真可以测量智力，有如一部分心理学家所主张，则这样一个血缘的脉络或血缘网应该是智力遗传的一个很有力的论证。

智力测验所得的结果当然比八股文所得的要精确得多。近代的遗传学者又根据亲子两代的智力商数，而算出他们的相关系数也是〇·五〇左右，和许多体格方面的遗传品性一样。两代和两代以上的学校成绩，其实也可以同样的比量，而得到类似的相关系数。⑰假如从前八股文的优劣也用分数来评阅，则两代之间的相关当然也可以一样的计算，并且说不定比学校成绩还要准确一些。总之，无论根据什么，聪明的子弟大都从聪明的家世里出来，而笨拙的子弟大都从笨拙的家世里出来。我们在双方都可以找到很多的例证。

不但一般的智力和特殊的才能有遗传的基础，其它心理品性例如性情也是同样的遗传。动物心理学的研究很早就证明这一点，而在动物方面，亲子之间的性情相肖，显而易见的不能用传统习惯，学校教育，家境境遇一类后天的因缘来解释，而不得不归结到遗传的因素。

动物的性情有驯野的分别。"野性难驯"是一句老话，早就表示这其间有先天的关系。近年以来，至少有五六位作家在这方面做过实地的试验，他们大都用鼠类做材料。⑱他们所得的结果，全都证明野的性格和驯的性格是遗传的，并且是可因选择的作用而增损的；而在遗传之际，驯的性格与野的性格能彼此隔离，证明构成它们的基因在数量上是不很多的。同时，母子间比较长期的接触也不能改变子女们的反应，驯的终究是驯的，野的终究是野的；而野性的父与驯性的母所产生的子女，尽管母是驯性的，而野性的父又从没有见过，总表现着几分野性。

所以如果在人类以外的动物中，性情是遗传的，则人类的性情大抵不会没有遗传的倾向，是可想而知的。小孩子从小就有脾气，并且总是自然发作，无须学习，本就可以证明是一种先天的行为倾向，而近时的实地研究更可以坐实这一点。⑲

总之，这一类的资料与论证无非要说明遗传是无所不包的。形态的品性由于遗传，心理的品性也未尝不由于遗传，关于结构的品性与遗传有密切关系，关于功能的品性也未尝没有此种关系。近代一部分的心理学家与社会学家，特别是行为心理学一派与文化社会学一派一面不得不承认形态与结构方面的品性是遗传的，一面却又否认心理与功能方面的品性会有遗传的倾向。他们想撇开了生物学，撇开了遗传学，来解释个人的行为，来解释社会与文化的活动，那种特立独行，不肯依倚它人门户的精神，是值得钦佩的。但他们的立场也是很有弊病的。把结构与功能截然分为二事，不要说违反了近代的生物科学一个基本的原则，且为近代的物理科学所不容许。这是第一个弊病。世间一切学问是触类旁通的，做学问的人要分门别类，为的是方便，为的是容易专精，而并不是说门类之间真有很清楚的界限，不容逾越，因此，真正所谓科学的解释决不惮旁征博引，而唯恐失之偏隘；一定要于划出一块自己的园地以后，说不但我所研究的对象在此，而我所要寻求的解释也只在于此，且即此已经足够，则不但失诸偏隘，失之自封，并且失诸割裂，失诸断章取义。这是第二个弊病。数十年来，遗传学家在人类方面所搜罗的材料正不知已有多少，有的可以解释个人的行为，有的可以解释社会与文化的活动，有个人的品性，有家世的品性，有民族的品性，其间多少都有遗传的基础，而个人行为，社会活动，文化成就，又转以这种种品性做基础，如今这一部分的学者一方面对于这些可供解释之用的材料完全摈斥不用，熟视无睹，一方面却口口声声的说心理品性是不遗传的，这不是于偏蔽之外，更自陷于武断与抹杀的弊病么？[20]

注释：

① 详依尔底士（Hugo Iltis）《孟德尔的生平与工作》（*Gregor Johann Mendel, Leben, Werk und Wirkung*），一九二四年，柏林版；亦有美国译本。

② 在近代地图上作 Brno，是捷克文的原名。

③ 编译者所从受业的美国达文包氏某一次对编译者说，十九世纪的末年，他在德国留学，曾经在旧书摊上看见孟氏的这篇论文，但当时颇不以为意，也许对修道士做的科学研究，多少不免抱着几分成见，到了一九〇〇年后，各家坐实孟氏的发现的作品陆续出来，他才觉得被别人着了先鞭，非常之追悔，过了二十多年，言下还有遗憾。不过达氏在这方面还不失为一个先驱的人，他在一九一〇年前后，在鸡、羊、人类及其它动物的遗传上终究有过不少的贡献。

④ 同父母所生的子女，无论兄弟姊妹，西洋人类学与遗传学统称为 sibs 或 siblings，今译为"昆季"。

⑤ 杂种一个名词在遗传学里是极寻常的。世俗以此为骂人的名词，那是由于不懂得种族学与遗传学而发生的一种成见，其实芸芸总总之人，无往而非杂种。

⑥ 遗传学，西文叫做 genetics，是一个比较纯粹理论与实验的科学，而育种学，西文叫做 breeding，是一种农业与畜牧的艺术。优生学，严格的说，就是根据了遗传原理的人类育种学。

⑦ 见达氏所著《黑白杂婚中皮色的遗传》（*Heredity of Skin-color in Negro-White Crosses*），卡纳奇研究院，出版品第一八八种，一九一三年。

⑧ 关于这一节的讨论，读者应参阅任何专论遗传学的书籍，例如华尔特（Walter）的《遗传学引论》（*An Introduction to Genetics*）。

⑨ 抗战播迁，书籍缺乏，参考为难，戈氏与达氏的表亲关系原是很容易查明的，目前只好暂付缺如。

⑩ 有人推测过，戈氏的智力商数大概可以高到二〇〇，即高出常人一倍。

⑪ 关于这一节的讨论，读者应参阅任何关于统计学的专书中专论相关的部分。

⑫ 关于此段总结两种方法的文字，读者可参阅美国生物统计家泊尔（Raymond Pearl）所著书《遗传研究的方法》（*Modes in Genetic Research*），一九一二年。

⑬ 《后汉书》卷五十六，《冯勤传》说："冯勤……曾祖父扬……有八子……兄弟形皆伟壮；唯勤祖父偃长不满七尺，常自耻短陋，恐子孙之似也，乃为子伉娶长妻；伉生勤，长八尺三寸。"由此可知中国人在二千多年前便已观察到身材是遗传的，并且还

进而控制过这种遗传。

⑭ 参阅潘光旦《中国伶人血缘之研究》*，民国三十年十一月商务印书馆出版。

⑮ 参看潘光旦《中国画家的分布，移殖与遗传》**，上海鸿英图书馆《人文月刊》，第一卷；又《长洲文氏画才之渊源》**，《优生月刊》，第一卷。

⑯ 较旧的则有达文包的《遗传与优生的关系》（Heredity in Relation to Eugenics），一九一一年。较新的则可以参看盖兹（R. Ruggles Gates）的《人类的遗传》（Heredity in Man），一九二九年，纽约版；包尔（E. Baur），费歇尔（E. Fischer），伦兹（F. Lenz）合著的《人类遗传学与种族卫生学》（Menschliche Erblichkeitslehre und Rassenhygiene），一九二七年与一九三一年，慕尼黑第一版与第三版。三者之中，第一种在中国曾有不完全的译本，一是胡宣明译的《婚姻哲嗣学》，二是商务印书馆出版的《人种改良学》，译者的姓名已不复记忆；但即使翻译完全，亦已嫌太旧。第三种和日耳曼人的种族武断主义有些牵混，科学的价值不能太高。第二种最好。

⑰ 参看半克（Howard J. Banker）所著文：《学生才力的家世相关》（Genealogical Correlations of Student Ability），美国《遗传杂志》，第十九卷，第十一期，页五〇三—五〇八，一九二八年十一月。半克氏以前也在美国优生学纪录馆里从事研究，与编译者相谂。

⑱ 例如道生（W. M. Dawson）所做的研究，见《遗传学》（Genetics）第十七卷，页二九六—三二六，一九三二年五月。

⑲ 参阅本书原著者之一普本拿氏所著书《儿童的遗传》，一九二九年。

⑳ 参看潘光旦《人文史观》*** 中《优生与文化》一篇。

---

* 见《潘光旦文集》第 2 卷。——编者注

** 见《潘光旦文集》第 8 卷。——编者注

*** 见《潘光旦文集》第 2 卷。——编者注

第五章 自然选择——死亡[①]

在人生的过程里，自然选择可以在三个关口上施展它的力量，一是死亡，二是婚姻，三是生殖。人口学家所称的死亡率、婚姻率、出生率，都是有选择的作用的，所以优生学家把它们叫做（一）选择的死亡率，（二）选择的婚姻率，（三）选择的出生率。三者之中，有人一向以为死亡率完全属于自然选择的范围，完全的看法是错的，我们看了下文的讨论，便会明白；出生率的选择的影响，对于低等动物的关系少，而对于高等动物的关系多，一种动物，在演化历程里的地位越高，则所受出生率的选择的影响越大。

为我们目前的讨论设想，我们不妨把自然选择的各个方面作如下的分类：

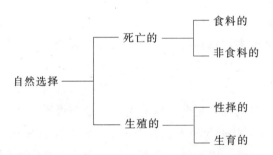

达尔文当初讲自然选择，他所最注意而发挥得最周到的是死亡的一部分。这也是理有固然的，因为，如果一个种族之中，最坏的一些血系能够不等到婚姻生育，即因死亡而受到芟夷，同时，最好的一些血系得享遐龄，得尽其天年，从而得以长养子孙，保世滋大，这样一个种族自然而然的会趋于改进。达氏写着说："这种良好的差别与良好的变异得因生存而保留，以及不良的差别得因死亡而摧毁，我叫做自然的选择，或适者的竞存"；达氏接着又解释给我们看，促成死亡的原因不外人口过密、食料缺乏、敌人侵袭、气候失宜等等。这一类的原因有属于上文分类中所称的食料的，有属于非食料的。

自从马尔塞斯（Thomas R. Malthus）发表他的《人口论》以后，食料的因素对于人类的影响见得特别重要起来，一半固然因为这因素本身确乎是重要，一半也未始不因为马氏的一支笔异常的有力量。他说："一切有生之物都有一种不断的倾向，就是继续的增殖到一个食料所能供给的限度以外"。他又说："动植物的孳生蕃殖是没有限制的，要有限制的话，那就是因为实在蕃殖得过于稠密了，以至于妨碍到彼此的食料的供给。"他的最后的结论是我们都已经知道的，就是，人类的递进增殖，如果不受限制，是按照着几何级数的，而无论人类如何努力，其食料的递进增加，决不能轶出算学级数，所以除非我们有方法可以减低出生率，人类迟早必有一天要受饥荒的压迫。

马尔塞斯这一番人口的理论是非常动听的，而对于达尔文与沃勒斯（Alfred Russell Wallace）两人，留下的印象尤其是深刻，因此学术界就有了进一步的一番自然选择的理论。食物到不能赡给的时候，总有一部分个体要死亡，究属谁先死亡呢？何以某一部分要先死亡呢？那些不死亡或后死亡的个体又凭借着什么力量呢？从这一类问题的答复里，达氏与沃氏就不谋而合的同时发见了自然选择的概念。而从两氏以来，凡遇到讨论自然选择，我们说来说去，总不免归结到马氏的人口论，归结到人口增殖与食料的关系。其实马氏这一番理论是有些罅漏的，至少它并不适用于一切的动物，本书的原著者之一，在三十年前，就指出过这一点来，认为动物之中，真正把看得见的食料完全耗尽于先，以致不得不全体挨饿于后的物种是绝无仅有的。②而就近代的人类而论，除了人口特别稠密，经济生产方式特别落后的东方而外，因食料不足而引起的死亡选择，虽间或有之，恐怕数量甚少，不关宏旨。③就一般近代的国家说，食料不足的压力可以引迫向外移殖，而不足以引起死亡，而自生育节制的理论与方法流行以后，食料的压力即使继续引起选择作用，其所由引起的途径显然的不是死亡，而是生育的减少。

非食料的死亡选择便与此不同。它的影响要实在得多，深刻得多，并且在人生任何年龄以内，都看得到。为讨论方便计，我们可以分做下列的各期：

一、胎期的死亡选择是很严厉的，而对于先天品质特别低薄的分子更容易发生淘汰的影响。我们知道孕与育是二个分得开的步骤，而事实上成孕的胎儿在数量上比出生的孩子要多得多，因此胎儿死亡率之高是可想而知的。有一部分的遗传基因的遇合根本教胎儿不能育，例如短指的基因，④如果受孕的时候，胚细胞所得到的此种基因，只有父或母方面来的一份，而不是双份，或一对，它是可以存育的，否则很早就不免死亡，也许出生后就死，成为所谓哑产，也许半途流产，也许更要早一些，在孕妇根本还没有知道她已经怀孕的时候，就遭受了淘汰。胎儿的死亡率（intrauterine death-rate）是一向很高的。即在产科医学很发达与孕妇卫生很讲求的近代，还是一样的高，⑤这表示自然选择在这方面的力量始终是很大。在这一点上胎儿死亡率和婴儿死亡率显然的很有不同，近代以来，婴儿死亡率确乎是渐渐的降低，表示自然选择的力量已经逐渐减少，说详下文。有一部分胎儿的死亡是由于父亲或母亲的疾病，其中最主要的是蛋尿症和梅毒，在统计里分别占第一位与第二位；有一种研究，讲明所研究的一六七三个死亡的例子中，有四分之一是由于父母的病态，而与胎儿本身无干。不过这也有几分选择的作用，例如就蛋尿症一端而论，这种胎儿的死亡也可以减少下一代肾脏有缺陷的分子。

胎儿死亡的现象里，有一个方面最奇特，近年以来，引起的注意也比较的最多，就是，胎儿的性别似乎和死亡的倾向也有关系。从成孕的时候起，一直到出生为止，似乎男胎的死亡率一贯的要比女胎的死亡率为高。出生的时候的性比例是男多于女，大抵是一〇五男与一〇〇女之比，从这个比例推之，可知成孕的男胎本来就比女胎为多。据各家的估计，在成孕的时节，男的要比女的多出许多，最低的估计是一二五男比一〇〇女，而最高的是二〇〇男比一〇〇女。这一类的估计大都根据流产或小产一类的现象而来，是相当的有根据的。⑥男胎的死亡率特别高，不但证明自然选择对于男性特别的严厉，同时也暗示两性之中，男性的竞存力不如女性，从严格的生物学的立场看，两性之中，真正较弱的一性，不是女，而是男。大多数的生物学家认为男性的劣于女性是基于性的组织的不同，而是无所逃于天地之间的。男性的活力不如女子，胎儿死亡以外，还有别的事实可以从旁证明。例如，男性有许多的缺陷是建筑在性别的限制之上的，例如疝气，许多男子，从婴儿时代以至于成人，都可以有，而女子则因性器官结构的不同，无论如何不会有；这种品性或缺陷我们叫做"限于性别的"，或"性限的"（sex-limited）。又如，上章讲到过的性联的遗传品性，例如色盲、血流不凝（hemophilia）、鸡宿眼（night-blindness）、鱼鳞皮（ichthyosis）等等，男子遗传到的机会要比女子大得多，一个女子的遗传基础里，如果一对X染色体都含有色盲或其它性联品性的基因，她当然也不免在品性上有所表现，但这种机会是绝无仅有的，色盲的人几乎悉数是男子，就因为这个缘故。如果我们对于死亡率的性别再作进一步的探讨，可知胎期以内，男胎的死亡率虽高，选择的影响虽大，对于男性的一般的竞存力并不见得能提高许多，因为，从出生起，到老年止，每一年龄以内的死亡，几乎总是男子比女子为多，即男子一贯的要比女子为容易死亡，虽说男子的生活易于遭遇种种危险，与安居在家庭以内的女子不同，但万不足以解释这种一贯的倾向。能解释的还是活力或竞存力根本不如女子，因而容易遭受淘汰。无论在那一个民族与时代里，老妇人要比老翁为多，不用说，也就是因为这个活力不同的缘故。

总之，在胎期以内，自然选择的威力是很大的，而此种威力的行使和两性染色体的平衡与否很有关系，女的有一对X染色体，而男的只有一条，同时有一条不很相对的Y染色体，便是不平衡的一个基础，而活力不相等的根源了。⑦活力既不相等，于是于一般淘汰之中，男胎更不免遭受一番更严厉的洗刷。

二、出生不是一个时期，而是一个关口，很重要的关口。这关口之中，自然选择当然也是很厉害的，而其程度则视三种力量的大小以为转移。最要紧的是胎儿自己的活力，从胎内转到胎外，环境上要发生剧烈的变迁，活力大的可以担当得起，否则就不免于死亡。第二要看产母的体格是否健康，能不能作正常的分娩。第三要看产科医生或收生婆的本领与功夫了。这最后一项的选择关系比较小，但别有一种重要性，即说不定可以发生反选择的影响，如果胎儿的本质并不坏，甚或很好，徒以收生婆的手段太坏，以致白白的糟蹋了，那是一种反面的选择。像胎儿死亡率一样，近年以来，新生儿死亡率（neonatal death-rate）也没有降落多少,⑧这不啻再度的暗示给我们看，自然选择的力量依然是很大。

新生儿的死亡，原因不一，最重要的两个是胎育不足和出胎时的创伤。第一个原因的情形我们现在还不大了解，一部分是月份不够，是比较清楚的，但也有月份虽够而依然不够成熟的。第二个原因比较显然，但这方面的统计数字也许包括不少堕胎的例子，所以往往不大可靠，例如在美国就有这种情形。要减少这种创伤，一方面对于孕妇在临盆前的起居生活要特别注意，一方面更要训练助产的人员，教他们在临盆的时候，要避免过分的干涉，产育原是一件自然的功能，设非万不得已，自以少用手术为宜。有不少的哑产与新生儿的死亡的例子是由于胎期的梅毒，如果别的原因无法控制，至少这一个是可因医学卫生的切实推广而加以防杜的。

　　三、婴儿出生后不即死亡，而迟至一年以内才死亡，叫做婴儿死亡。婴儿死亡的数量究有多大，比率究有多少，我们现在还不大知道，在人口统计比较发达的国家如此，在不发达的国家尤其如此。在大多数的国家，或一个新式国家的大部分的地域，生死登记还没有举办，或办得很不周密，因此，这种数量与比率，就根本无法计算，或虽算也决不准确。就美国而论，在以往的三十多年间，国情普查局（The Bureau of Census）和其它社会行政的机关在这方面曾经用过很大的心力，特别在出生的登记一方面，但罅漏还是不少。大抵死亡登记的困难比较少，死亡发生以后，不得不营葬殓，而葬殓要寻专业的人，要向官厅领取埋葬证，而全部的过程总有一部分要进入邻里乡党的耳目，所以容易，而生产则往往可以在家庭中为之，可以完全不假外力，所以困难。但既有后者的困难，前者所得的结果也就不免受到影响。

　　婴儿死亡率的计算是以一千个生产做单位的，一周年之中，一个国家或一个地方所出生的婴儿当然不少，但其中总有一部分活不到一周岁，如今如果我们知道每一千个生产中究属分摊得到几个死亡的例子，那我们就知道婴儿的死亡率了。所以如果出生登记不完全，即使死亡登记十分周密，也没有多大用处。各国婴儿死亡率的大小很有不同，有少到千分之一二十的，也有多到千分之几百的，前者的代表是纽西兰、澳大利亚、荷兰、美国等，后者的代表是中国⑨、印度，不过这些例子的统计的根据也很不一样，有的根本就是一些估计的结果。美国是局部已经实施人事登记的一个国家，但因为出生登记不周密，问题也还是很多。美国近年来的婴儿死亡率大约是千分之七十或百分之七。不过我们知道在不少的地方出生登记是很有遗漏的，也许一百个中遗漏了二十五个，即只有千分之七五完全。从这种不完全的出生的数字我们算得了一个千分之七十的婴儿死亡率。如今假定某一个地方的内政与卫生当局忽然励精图治起来，居然把最近一年的出生登记做得很完全，于是原有的一〇〇〇对七〇的生死比例应一变而为一二五〇对七〇比例的，而这个新的比例事实上等于一〇〇〇对五六，即婴儿死亡率本应该是千分之五六。不过一般人不察，以为从千分之七十到千分之五六，显然是地方上民众健康增进的表示，是卫生行政人员努力的成绩，捕风捉影惯了的报纸更把这种似是而非的数字作为宣传的资料，其实则全不相干。美国近年来所号称的婴儿死亡率的低降，多少便由于这种可以说是数字上的幻觉，据说最近三十多年以来，此种死亡率竟然减削了一半，这一半的减削究属多少是由于实际的进步，而多少由于出生登记的渐趋于周密，怕谁也说不上来，据我们看来，说不定后面的原因还是更大的一个。由此也可见自然选择假手于婴儿死亡所表现的威力始终还是很大。

不过婴儿死亡的选择的力量虽大，并且虽大于任何其它后来的生命段落，就其对于民族健康的影响而言，实在远不及生殖选择的重要。所以即使婴儿死亡率真有减低的倾向，我们也正不必过于庆幸。即使上文所说的千分之七十是一个真实的婴儿死亡率，再假定卫生与医学更加发达以后，居然有一天真正可以减削到一个千分之三五。在一个文明的社会里，这样一个低的婴儿死亡率，虽未必能维持久远，但真要做到是可能的。不过做到了也没有多大用处，就人口的数量而论，它的功用无非是千人之中多添上三十几个人，或百人之中多添上三个到四个；但若因为生殖选择的讲求，而每一人家的平均的子女数能从三个加到四个，那就等于教人口总数量多添出三分之一，其功用之大，岂不要比婴儿死亡率的减少大到十倍？反过来，如果一家的子女数本来三个，后来却降到两个（在英美等国的很重要的一部分人口里，事实上就有这种现象，中国的自由职业人口似乎也逐渐踏上这种趋势），这就人口的数量看，其为严重，也就远在婴儿死亡之上，若更就人口的品质看，则其损失之大，几乎是无法估计。一面有这样大量的损失，一面虽救活得少数的婴儿，试问又有什么用处。俗话说"大不算，小欠赚"，所指就是这一类的不聪明的行为。总之，我们应当知道，从优生的立场求民族健康的进步，生殖的选择要比死亡的选择重要得多，所以与其多努力于救死，不如多努力于赞生，一般从事于"慈幼"或儿童救护的人，一天到晚所为呼号奔走的，不是婴儿死亡的减少，便是流浪儿童的救护，他们的热心与毅力，诚然可以敬佩，但就民族真正健康的立场看，他们的认识是不够的。有可救护的婴儿，我们当然要尽力的救护，不过我们应当知道有一部分因特殊的救护而得以维持生命的婴儿是根本上便很亏弱的，即根本的品质要在中人以下，即使勉强扶植成人，也徒然增加社会的负担罢了，而就民族健康论，更是有损无益。⑩这一层我们在下节还须详细讨论。

至于婴儿死亡的种种病因，近数十年来，虽已有一部分受医学卫生的控制，但成功的程度也颇不一致，例如呼吸系统方面的成功就不如消化系统，并且呼吸系统的疾病依然很容易转变为肺炎而引起死亡。无论病因如何，一大部分的婴儿死亡似乎总因为先天的禀赋太薄，抵抗疾病的能力太小，经不起微风细雨的吹打，换言之，这还是因，而疾病不过是缘罢了；⑪婴儿死亡的富有选择的意义，正坐此故。在同一区域之内，婴儿死亡的分布，往往极不均匀，有的部分死得特别多，有的特别少，这其间显然的是有些选择的作用，大抵死得少的部分，也许是从别处迁徙而来，对于某种疾病，在以前早有过淘汰的经验，所以抗抵力大，而死得多的部分便不然了。例如在美国，民族的成分很复杂，各民族所处的虽同属一个环境，其婴儿死亡率便不一样，几乎是各有各的死亡率，而和这许多民族所从出的欧洲的各个民族比较起来，却又大致相像,⑫可见婴儿死亡决不止是环境的状态所造成，而同时和民族的遗传有密切的关系。婴儿死亡有强大的选择作用，观此而更见得确凿有据。

如果两性之中，男性的活力不如女性大，诚有如上文讨论胎儿死亡的一节中所说，则一地方死亡率的选择力究有多大，一地方的性比例也约略的可以给我们一个指数，大抵选择力越大，则比例越不平均。许多国家的人口数字都表示如果婴儿死亡率高，则男女婴儿的死亡数比较相等。⑬如果婴儿死亡率低，则男婴的死亡数要比女婴死亡数为大，并且越低则男女婴儿的死亡数越不相等，即男婴相对的死得越多。如果我们假定每一个新生儿的环境与生活条件是安排得十分圆满，则男婴的死亡，和女婴的死亡对比起来，可以到达一个最高的数量，因为环境虽同样的好，男女婴儿利用这种环境的力量却不一样，女的先天活力大，便善于利用，男的先天活力弱，便不善于利用，或总有一部分不会利用，因此，无论加上多少爱护的功夫，终究不免于夭折。

这一类的事实，加上上文已经说过的二三十年来的婴儿死亡率的趋势的实际情形，可知婴儿死亡率的选择力量始终是很大，一部分从事于卫生与医学防护的人尽管把近年来的进步宣传得很热闹,其实是不相干的。换言之,婴儿的死亡,一大部分是由于内在的缺陷,由于脆弱的气质,由于精质上的不适宜于生存。因此,从优生学的立场看,婴儿死亡对于民族的损失毕竟是有限的,它不比山居民族的一次地震、或滨海民族的一次风潮、或工业区民族的火药厂的一度爆炸,所摧毁的同样的人数,因为这些死亡的原因,是无选择的,是玉石不分的。

四、幼儿死亡指的是满一岁以后满五岁以前的死亡。不用说,它和婴儿死亡有密切的联带关系。大抵一地方的婴儿死亡率高,则幼儿死亡率低,婴儿死亡率低则幼儿死亡率高。[14]

这两种死亡率的互为消长的关系,我们在许多不同的国家里都已经发见过。不过这种关系是不容易量断的,因为人口的流动太大,在搜集死亡统计的人不容易作长期的观察。就我们知道的许多研究中,只有关于美国芝加哥城的研究没有能表示这种互为消长的关系。[15]不过大都市人口的好动善移终究是一样的,芝加哥的情形如果和纽约相比,大概不会有很大的分别,而据煤气公司的报告,纽约市的住户,平均两年必换一次通信地点,即每两年必搬家一次,如此,则市内每一区的调查结果,今年的和后年的可以很不相同,而后年的和后三年的也势必有很大的分别;除非芝加哥有特殊的情形,不能和纽约相提并论,此种研究所得的相反的结论便教人难于置信。

无论如何,就大体说,上文所提互为消长的结论是可以无疑的。生命第一年以内的死亡率如果低,则势必留下不少先天孱弱的幼童来,让它们在未来的四年里终究走上死亡的路径;如果高,则孱弱者在第一年内即死亡垂尽,等不到未来的四年内死亡,于是幼儿死亡率便自然而然的高不起来。有人说,婴儿的死亡如果和流播很快的传染病有关,则第一年不死的分子,多少已经养成一些抵抗力,所以后四年内便轻易不至于死亡,这说法固然也有几分道理,但不足以完全解释后四年死亡率之低,因为我们知道幼儿死亡率和成人死亡率也有互为消长的关系,可知这其间主要的原因还是先天的气质,而传染病的抵抗未始不是先天气质的一部分。

有好多种的研究告诉我们,寿命是一种比较显明的遗传品性。一人一家的先天气质,究属强韧与否,或对于环境的抵抗力究属多大,或适宜于生存的程度究有多高,如果要单就一个品性而加以判断,并且可望判断得大致不错的话，这样一个品性就是寿命。美国电话发明家贝尔（Alexander Graham Bell）曾经搜集过不少家谱的资料，其中一部分他就作为研究寿命遗传之用。贝氏把凡属有过高年（九十或九十以上，一家至少一人）的人家汇集在一起，然后加以研究，关系幼儿死亡一方面，我们可以从他的研究里摘取如下的一些数字（我们只摘取最初四年的死亡数）[16]：

一对夫妇所生子女数	研究所及之家数（夫妇对数）	有子女在四足岁前即死亡之家数	四足岁前死亡总数
1	6	0	0
2	6	0	0
3	38	4	5
4	40	6	7
5	38	4	4
6	44	12	13
7	34	8	11
8	46	13	18
9	31	14	20
10	27	14	14
11	13	6	9
12	13	9	16
13	1	0	0
14	2	0	0
17	1	1	2

我们看了右列的数字，可知在这些家庭里，从一岁到四岁的死亡数，比起美国全国的同年龄的死亡数来，要少得多。而这些家庭，事实上并不是在社会上很有地位的家庭，大多数处的是一个相当艰苦的环境。以社会阶级论，大部分可以说是属于下乘的；许多是新近从欧洲移来的，并没有很多的家产。他们在美国只有一两代的历史，不过在贝氏从事研究的时候，大吹大擂的所谓"救婴运动"还没有开始，而当时一般的婴儿死亡率与幼儿死亡率比现在的要高出两三倍。因此，我们可以知道，这些家庭中的婴幼死亡率之所以低，主要的原因还在遗传的健全，而与普通所称的良好的环境不甚相干。

如果普通所称的良好的环境是一个主要原因的话，则欧洲各国的皇族与宗室家庭所表现的婴幼死亡率应当比任何人口部分要低，因为，以它们的地位，每一个婴儿所得的待遇无疑的是当时的科学知识与营养技术所能供给的最好的待遇。但我们在这方面所有的资料也证明婴幼的死亡和父亲的寿命有密切的关系⑰。如果父亲不永年，则婴儿所遗传到的气质也显然的不会太好，因此夭殇的机会也不免比较的多：

皇家与宗室中父亲寿命与婴幼死亡关系表

（根据德人普禄兹 Ploetz 的资料）

	父亲死亡之年龄							
	16—25	26—35	36—45	46—55	56—65	66—75	76—85	86以上	一切年龄
子女数	23	90	367	545	725	938*	444	33	3210
五足岁前死亡数	12	29	115	171	200	254	105	1	887
死亡者之百分数	52.2	32.2	31.3	31.4	27.6	25.8	23.6	3.0	27.6

在表中最重要的一栏当然是第三栏，父亲的寿命越高，则子女在五足岁以前夭殇的机会越少，成很整齐的一个正比例。而两个极端的分别，尤其是显然。

婴儿死亡与幼儿死亡虽有很大的选择的效用，但我们也充分的承认，不是每一例都有这种效用，换言之，其间总有不少不应死亡而死亡的例子。甚至于即使每一个例子都有选择的意义，我们也不能承认它是促进民族健康的一个最良好的方法，因为它也正复有它的种种弊病。因此，婴幼死亡的数量总是值得减少的，我们总要努力把它减少到不能再减，而同时却应尽量的利用生殖选择的方法来积极的提高民族的品质。

五、青春期是人生中死亡率最低的一个段落，所以或许也是有选择作用的死亡率最低的一个段落，我们无须特别讨论。

六、成人期至老年的死亡也富有选择的意义，但大体说来，这种意义并没有婴幼死亡的那般重大，因为一个人到成年以后才死亡，他大抵已经取得婚姻与生子的机会，如果他是一个先天气质不很良好的人，这种不良好的程度大抵已经传递到下代。不过，从另一方面看，成人死亡的选择意义要比婴幼死亡为清楚，我们从成人的生活史和病因里可以看出他的品质究属如何，因此可以知道他究属为了什么才受死亡的淘汰。而在婴幼死亡一方面，选择的意义何在，我们只有从父母的品质间接推论的一法，而此

---

* 此列数字不合，938疑为983之误。——编者注

种推论的准确性势必有限，因为我们知道，亲子之间的相肖程度原是不完全的。

其次我们要就各种重要的传染病和死亡选择的关系讨论一下。传染病中最重要的一个是结核，一则因为它传播得特别广，再则因为它引起的死亡特别多。它的传播之广是很显明的，特别是在近代都市化状态之下；都市中人烟稠密，传染的机会几乎是触处皆是，所以死后的检验发现凡属已过青春期而死亡的人几乎没有一个不传染到过结核的病菌。不过有趣的是，这种传染到的分子中间，大多数并不因此病而死，即大多数的肺部或其它器官受到传染以后，结核的细菌便被人体里生理上的自卫机构所包围抑制，无法生长，甚至于连本人都不知道他身体中有结核菌的存在。当然在另一部分人中间，传染到的区域一天比一天扩大，终于因此而死亡。

我们现在要问，为什么有的人因此病而死，而他的邻里乡党的人，虽也传染到同样的病，却始终抵抗得住？一个普通的答复是，抵抗力的大小要看一个人传染到的时候的年龄大小。据说，如果传染到的时候，是幼年，而病菌的数量又不大，则抵抗的力量便有逐渐发展的机会，而终于招架得住；如果传染得迟，而病菌的数量又大，则一度猛烈的袭击的结果势必引起死亡。

另一个说法是，人与人的体气既有先天的变异，而变异的倾向又无所不包，则对于结核菌的抵抗力，安知不是变异范围内的一部分，或变异品性的一种？如今既人人不免于传染，而终于死亡不过是其中一小部分的人，则可知后者大概是先天的抵抗力比较强的人，而前者是比较弱的人。

这两种说法表面上似乎都有几分理由。一大部分的死亡的例子似乎都可以用它们来解释，即任何一个都解释得通。例如，美国的印第安人特别容易传染到结核病；这病原是当初发见新大陆的人和移殖的人带来的，而一经侵袭到印第安人，便有如火燎原之势。其它的传染病如同天花、麻疹、流行性感冒等也有同样的情形，它们所毁灭的土人，在数量上比白人的征灭战所屠杀的还要大。⑬主张第一种解释的人说，印第安人幼年没有传染结核菌的机会，所以一旦发生接触，其来势必猛，其数量必大，虽有坚强的气质也自无法抵抗。而主张第二个解释的人则说，印第安人在他们的种族生命史里既从来没有生过结核病，即从没有受过结核病的淘汰，因此人口之中，不免有许多体气特别脆弱的血系，而一般人口对于这种病症的抵抗力也势必相对的弱小，因此一经传染，便成披靡之势。而在侵略他们的白种人，则情形恰好相反，他们在已往的几千年以内，他们多少世代的祖宗，早就不断的受过结核菌的袭击与淘汰，其遭受袭击而未至死亡的分子就把他的种子留传到了后世，成为新大陆的发现者与拓殖者，而在发现与拓殖之际，一部分的人虽也携带着这种病菌，自身却不一定死亡，至少大量的死亡是不会再有。[19]

大体说来，两个解释之中，第二个解释要比较的圆满，更足以说明我们目前所有的一切事实，并且和一般的生物学的原则更相符合。它可以从动物实验方面得到强有力的证据。动物学家用豚鼠做资料，先用近亲交配的方法，把豚鼠的各种血系很清楚的划分出来，所以就遗传而论，这些血系是很不相同的；然后在同一环境之内，用同样的人工传染的方法，教它们和结核的病菌发生接触；试验的结果发现各血系的抵抗力很不相同。[20]这种抵抗力显然的似乎是一个遗传的特点，而不是一般的体力健旺的一个表示，因为有的血系，就一般体力说，是最脆弱的，而其抵抗结核菌的力量却最强，反之，有些体力最健旺的血系却很容易受结核菌的袭击。

在人类方面的统计研究也证明这一点。三十多年来，这种研究已经是不一而足。[21]这些研究发现在结核的传染上，亲子之间的相肖程度比夫妇之间的相肖程度要高得多；这一层便非普通环境论所能解释，因为夫妇有同床和其它特殊亲密的关系，传染起来总要比亲子之间容易得多。在另一方面，这些研究又发现穷苦的生活状况和结核的传染几乎是全不相关，或虽相关，而其系数极小，无关宏旨。所谓穷苦的生活状况包括居处湫隘，营养恶劣，和个人卫生的不讲求，等等。这又是普通环境的解释所不能说明的。环境既不能说明，则比较能够说明的还是遗传的抵抗力了。

美国历年来结核病的死亡率的变迁也多少可以证明这一点。历年以来，这种死亡率有陆续降低的趋势。不过在一八四〇年以后的二三十年来，结核病死亡率是特别的高。我们于事后调查，才知道这和爱尔兰的移民有很大的关系。原来那时候爱尔兰人正大量的移入美国，三十年之内，移入的爱尔兰人约占爱尔兰本国总人口的五分之二，其数量之大，可想而知。爱尔兰人的结核病的死亡率是出名的高的，当初如此，现在还是比较的高。一八四〇到一八五〇年间美国结核病死亡率的突然提高似乎和这种移民的入境有不少的联系。一八五〇年以后，结核病死亡率逐渐的降低，大概因为第一批抵抗力最薄弱的人已经遭受淘汰,越到后来,抵抗力强一些的人就越多了。到了第二十世纪,又有一种特殊的情形发生,使结核病的死亡率更来得低降。就是第一次世界大战时期中那次流行性感冒的大疫。这次大疫范围极广,像当时的战争一样,也波及到全世界,所毁灭的人口大约有二千万,自中古时代的各次大疫疠以后,这还是最大的一次。二千万个死亡之中,一部分是间接死于流行性感冒,而直接死于肺炎的,因为此种感冒对于肺部脆弱的人特别容易转成肺炎。所以,假如没有这一次大疫,说不定这些死于肺炎的人本来就不免死于肺结核;如今既死于肺炎,肺结核以及一般结核病的死亡率就更见得低降了;一直到今日,美国的此种死亡率算是比较低的一个。

上文的看法显然是一个自然选择的看法,它把结核病的减少追溯到抵抗力薄弱者的淘汰,而不归功于医学,公共卫生,以及"防痨运动"等的努力,至少不完全归功于这一类的努力。这种看法大概是对的,但读者决不应以辞害义,认为从此我们对于公共卫生和个人卫生,可以无须讲求了。我们应知各人的抵抗力既大有不齐,则一个寻常的人,所以能避免寻常的传染,就因为他能维持一个寻常的生活环境,而寻常的生活环境就包括适度的摄生功夫在内;同时,一个人对于某一种疾病的抵抗力究有多大,在未传染此种疾病以前,自己无法知道,医师也无法加以预测,所以最妥当的办法是以一个寻常人自居,不太自恃,也不太怕疾病的来临,而随时摄护个人的健康。不过,根据了上文的看法,我们也承认,美国的结核病死亡率,从六十年、八十年、以至于一百年前的高处,降落到目前的低处,这其间一个主要的原因是自然选择,唯其抵抗力比较弱小的分子,逐年的接受了死亡的淘汰,所以越到后来,抵抗力比较强大的分子越多,虽有传染,也无须乎以死亡为归宿了。所以,即使没有"防痨运动"一类的努力,死亡率大概一样的会发生降落的趋势,所不同的是此种趋势稳健有余,而速率不足罢了。

就一般情形说,结核病似乎只淘汰一种分子,就是对于结核菌抵抗力不足的分子,换言之,它不大牵涉到其它的品性;也就是等于说,此种抵抗力的弱小和其它身心品性没有什么特殊的相关,和一些中上的优良品性既不很相干,和中下的稗劣品性也无甚联系。因此,自然选择的影响似乎端在教一个民族对于结核菌的侵袭,可以逐渐的更加抵御得住,招架得住，最后纵不能完全把结核菌完全消灭，至少可以和它相安。（上文说对于结核菌的抵抗力的大小似乎和其它身心品性不很关联，当然只是一个大概的说法，关联的地方自非完全没有，例如胸部圆长而作桶形的人，也就是像新生的婴儿的人，似乎特别容易受袭击，以至于不治；普通以扁胸的人为易于发生肺结核，倒是不确的。）

梅毒便与结核病不同。就杀人的力量论，二者是不相上下，不过因梅毒而死亡的人是有许多特殊的身心品性的。换言之，梅毒的易感性（抵抗力的反面）和许多重要的品性有显著的相关，特别是在心理的一方面。大抵在婚姻以外别有性的关系的人容易传染到梅毒，所以凡属遭受淘汰的人大抵是一些因种种原因，不安于单夫只妻的生活而喜欢拈花惹草的分子，至少，他们这种不安与喜欢拈惹的心理要超出寻常的程度，才会见诸行事，才使他们传染到梅毒，才终于遭遇到淘汰。梅毒的死亡年龄不一，但大多数的例子不是发生在生命尚未开始之前，就是发生在生命已经成熟之后，前者指的是因胎期内传染到梅毒而发生的许多哑产与流产的例子，后者则指许多已婚而生有子女的壮年男女。所以在胎期的死亡现象里，梅毒是一个重要的因素，应当属于死亡选择的一方面，不过就后一种的死亡而论，其意义所在应当属于生殖选择一方面，因为此种人的子女多少已经遗传到父母的品性。就一般而论，梅毒的死亡所淘汰的是比较缺乏利它心、自制力、理想、与智力的分子。它所间接保全的是这些品性比较发达的分子。大抵智力比较薄弱，或比较有病态，以至于对情欲不能善自操持的人才容易遭遇到淘汰。性冲动特别强烈的人，如果再加上自制力的薄弱，情绪的不稳称，则无论男女，都有被此种疾病所牺牲的可能，而在男子，如果于强烈的性欲之上，又加上特别浓厚的侵略性，霸占性，则也会有同样的趋势。这种种特点既多少有精质的基础，则梅毒传播的结果，于几个世代之后，说不定会在人口的品质上引起相当显著的变迁。

梅毒在许多传染病里是自成一类的，因为它的传染所牵涉到的社会环境很特殊。另一种花柳病，白浊，也有同样的情形，不过它所发生的对于种族的影响并不假手于死亡，而假手于生育力的斲丧，所以应当属于生殖选择的范围，留待下章讨论。大多数的传染病，尤其是比较厉害的几个，例如天花、霍乱、斑疹伤寒、黄热病、黑死病，都可以和结核病归做一类，因为它们所分别淘汰的大抵只限于缺乏某一方面的抵抗力的分子。同时，我们也承认，它们对于智力薄弱些的分子，不大见关识窍的分子，以及生活习惯不太守规则的分子，也多少不免有些淘汰的影响。不过，此种影响的优生价值是有限的，因为这种种传染病所毁灭的，就大多数言之，总是一些比较健全的人，是一些有作为有贡献的人，其品性中所缺乏的仅仅是某一方面的抵抗力罢了。因此，医学卫生如果有法子消灭这一类的疾病，终究是民族生活的一大利益；民族为扩展它自身的健康计，也当然应别求一些更能分别玉石的途径，而决不应消极的信赖这一类疾病的淘汰之功。

各种麻醉物所引起的死亡选择倒和梅毒所引起的有些相像，所以虽非一类，性质上却相近似，因为它也牵动到其它重要的品性。麻醉物中最最重要的一品是酒精，我们只须把酒精的影响讨论一下，其它就可以类推。就许多的民族而论，饮酒的人的死亡率一贯的比不饮酒的要高。[22]我们对于酒精的影响似乎并没有什么特殊的易感性或抵抗力，大抵神经系统脆弱的人都容易感受麻醉物的影响，即容易受此种物品的吸引，其容易的程度又大抵和脆弱的程度成正比例。所以人口中见酒必饮，每饮必醉，以至于至死不悟的人大都是神经系统不健全的分子，因此，我们认为酒精是自然选择中一股强大的势力。此种狂饮的现象我们叫做酗酒现象（alcoholism），而这种人我们就可以叫做酗酒者（alcoholics）。因酗酒而直接间接致死的人究有多少，我们不得而知，因为，像梅毒一样，这种死亡是不名誉的，大抵做医师的人都不愿意把真正的死亡原因宣布出来。同时因为法令对于酒精一类的饮料，时或放任，时或禁止，民众酿饮的习惯又复时有变迁，所以即在短时期以内，酗酒的死亡率也时有升降，很不一贯，例如最近三四十年来的美国。在瑞士，饮酒的习惯比较悠久，比较普遍，也比较公开，不受法令的干涉，而历年以来，死亡的统计也比较被认为可靠，则以酗酒为死亡的主因或副因的成分约占全部死亡十分之一。[23]因酗酒而死亡的人，其间虽也有不少品质比较优良的分子，但大体说来，此辈的神经系统是不健全的，而神经系统的健全既属近代文明生活的一大基本条件，则此辈的不能尽其天年，为民族的永久健康设想，终究是利多弊少。[24]不过，要恃借了酒精的威力来促进民族健康，毕竟是策之下者，因为它所引起的社会与经济的损失实属不赀，我们也正复不能坐视。酒精在已往曾经沙汰过不少的不健全的分子，对于整个的民族健康，已有过不少的贡献，我们固然承认，但就前途而论，我们总得运用更积极，更分皂白，以及更容易自觉的控制的方法，来推进民族的卫生。

气候也是选择的一股力量，不过此种力量的活动是间接的，即必须假手于另一种直接的力量，就是一地方的气候所引起的传染病。所以白种人中间常有人说，只要他们能够把各种热带的传染病扫灭以后，白种人也未尝不能向热带移殖。而持反面的论调的人则说，自从白种人的殖民运动开始以来，诺迭克一族的白种人（Nordics）从来没有能够在真正热带的地域作永久的移殖。唯一近乎成功的例外是第十七世纪中叶的前半从英国到巴巴图斯（Barbados）㉕的一批殖民；这一批殖民大都是当时被排斥的保皇党，三百年来，他们在新环境中，不但能维持于不败，并且流品之高，人才之盛，平均而论，要在大多数居留在温带的白种人口以上。不过，话还得说回来，这一批殖民的所以能维持到今日，说不定因为有当地土著的帮忙。这些土著是黑种人，他们在热带的气候里，位育已久，可以从事于各种劳力的工作而不至于遭受淘汰。不说别的，他们出汗的力量就比白种人为大，他们每一英方寸皮肤上的汗腺，要比白种人为多，㉖这就是数千年来，久经淘汰而已得所位育的一个表示了。在巴巴图斯的白种人，有了土著的帮助，便无须自食其力，无须和热带的烈日、暴雨、潮湿、以及其它传染病的因缘直接发生关系，才幸免于淘汰。所以，除非前途在这方面我们有更多的正面的资料，我们只能承认气候大概是自然选择的一股重要的力量。㉗

失事也未始不是一个选择的因缘，特别是在今日机械文明的时代。死亡众多的一类失事，例如火车出险，往往玉石俱焚，但零星的失事，则富有选择的意义，大抵筋肉强健、神经稳定、而计虑周详的人失事的机会少，而行动冒失、体力薄弱、而神志脆薄的人失事的机会多，酗酒的人易于失事，可以说是属于神志脆薄一流。在汽车交通最发达的美国，因汽车失事而引起的死亡平均每月差不多有一百个例子，其中大约有一半是儿童。

战争在自然选择里的地位特别重要，值得提出来另成一题，从长讨论，见下文第十二章*。

自杀的地位比较的不重要。在美国，一年之中，自杀的平均虽多至二万人，大部分是已过壮年的男女，已经留有子息，所以不会有多大的优生意义。有许多自杀的例子可以推源到精神上的病态，但一样不免于自杀，也可惜失之太迟，如果能提前二十年或三十年，那对于民族也未始不是一种裨益，因为说不定在这二三十年之内，他们已经有机会生男育女，已经把他们的精神病态交代下去。㉘

产母的死亡也是一个不大关宏旨的项目㉙。在美国，这种例子每年平均约有一万五千之谱，不过其中至少有三分之一是不好算数而应当别成一格的，因为实际的死因是堕胎而不是难产。难产的死亡可以淘汰一部分肾脏有缺陷的血系，骨盆太小或有其它的结构上的特殊状态的人也有被淘汰的倾向。至于堕胎所淘汰的血系，则其缺陷大率属于心理品性一方面，而母性薄弱的女子特别容易受淘汰；母性薄弱，不用说，也是心理品性的一种。

本章的讨论所牵涉的方面很多，但总括起来，我们总须承认，近代死亡率的一般低落对于民族的福利并没有一般人所想象的大。婴儿死亡率果然是降低了，但幼儿死亡率则有增加的趋势，所以即使前者有些好处，至少有一部分已经被后者抵销。至于壮年人的死亡率的变迁也是似实而虚的。大体言之，传染病的死亡率虽有减损，而所谓退化病的死亡率则反有增益，两者之间也有彼此抵销的形势。所谓退化病之中，糖尿一症的死亡率增加得特别多。

要教传染病的死亡率逐渐降低，在理论上原是不很困难的。我们只要有方法把体外环境里传染疾病的生物尽量扫除，例如某一种的蚊虫，或把体内环境里寄生生物摈斥净尽，则传染病的机会既减少，因此而发生的死亡率自亦随而降落。所以在未来的数十年或一二百年以内，此种死亡率的有利的变迁一定还可以继续下去；固然我们也得承认，到了后来，这种利益势必逐渐递减到一个无可再减的地步，即一种传染病的死亡率势必降到一个不能再降的程度。我们也可想象得到，也许有一部分的传染病前途

---

* 指普本宁与约翰孙著《应用优生学》1933年修订本第十二章，在本书为第七章，详见《自序》。——编者注

会完全消灭，不再发生。

退化病的问题比传染病要困难得多，因为此种疾病的发生，与此种疾病所招致的死亡，大原因在内而不在外，绝对不能用种牛痘一类简单的方法来预防或补救。除非人类或一个民族根本改变它的生活习惯，各种退化病的疾病率（morbidity）与死亡率（mortality）怕不会有减低的希望。但改变生活习惯又谈何容易？要一个中年的人吃上某一种药，把肚子里的钩虫完全打出来，或注射某一种针，来增加对于白喉症的抵抗力，是不难的，但要他从某一天起不吃或少吃某种东西，或开始运动筋骨，并且要持之有恒，却不大容易。从生物学的立场看，近代所谓文明社会的一部分的生活习惯与其说是进步，无宁说是退步，并且正继续的在退步。无数种类的药品至多只能够减少一个中年人的痛苦，而决不能增进他的健康，它们都是一些头痛医头脚痛医脚一些权宜之物，从真正健康的演进的立场看，是没有地位的。并且有的时候还可以发生饮鸩止渴的危险，因为此种药物的效用既不过是浮面的，暂时的，则流行一久，病者既得多延若干年的生命于前，便可以多遗留一部分的子息于后，而民族一般的抵抗力势必从而发生进一步的削弱。

看了上文的讨论，可知我们的平均寿命在最近的将来不会有很大的增加。一部分乐观的人认为人寿可以高到二百年，是没有事实的根据的。真正的事实告诉我们，近代的婴儿，在出世的时候，对于寿命的期望，固然较以前为大，而中年人的寿命的期望，则实较以前为小。㉚科学文明固然是进步了，并且目前还在进步，不过人的适生的内在的力量却退步了，并且目前还继续的在退步，优生学的目的就在改变这种背道而驰两相抵销的趋势。㉛

注释：

① 参阅编译者《民族特性与民族卫生》* 中第二、三、四三篇，以见灾荒疫疠对于我华民族所已发生的影响。

② 见约翰孙（Roswell H. Johnson）所著文《马尔塞斯的原则与自然选择》，《美国自然学家》（杂志），第四十六卷，页三七二—三七六，一九一二年。

③ 此论与中国有关，饥荒的选择力在中国确乎是很大，但真正因饥饿而直接死亡

---

* 见《潘光旦文集》第3卷。——编者注

的例子却也不多,间接因饥饿而直接因疾病疫疠或不堪压迫而死亡的例子则所在而有,详见注①中所作品。

④ 短指的基因,如果只传自父母的一方面,即如果是单料的,则胎儿可以存活,如果父母双方俱有传递,即如果为双料的,则胎儿即无法存活,在成胎以后不久便不免流产。这一类的基因遗传学家叫做死亡的遗传因素(lethal factor)。

⑤ 详见施德林(E. Blanche Sterling)所著文《胎儿与新生儿死亡的问题》,美国《公共卫生报告》,第四十二卷,第十一号,一九二七年,三月十八日。

⑥ 中国在这方面虽无估计,但常识中也有此观察。流产与堕胎的结果总是男的比女的多。有的人家多生女子或专生女子,但如果发生一二次小产,那产下来的胎儿大率为男的,因此不免觉得特别的伤心。如果明白,下文所说的选择的道理,也正可以不必太伤心。

⑦ 详见高温(J. W. Gowen)所著文《论染色体的平衡为生命长短的因素之一》,《普通生理学杂志》,第十四卷,页四四七—四六一,一九三一年。

⑧ 参阅赫曼(Charles Herman)所著文《婴儿死亡问题中的几个因素》,美国纽约州医学杂志,第二十八卷,第十八号,页一〇八七—一〇九一,一九二八年九月一日。

⑨ 中国的出生、死亡与婚姻的登记,或统称为人事登记,到近年才有人试办,国立清华大学国情普查研究所在云南省呈贡县所办的人事登记,已经有三年的历史;最近该所又和内政部和云南省民政厅合作,要把这种工作推广到环昆明湖(即滇池)的其它各县市,包括昆明市、昆明县、晋宁县、昆阳县在内,已在开始中。这是最显著而也许是截至目前为止唯一的例子了。

⑩ 抗战开始以来,中国有识之士,对于中国人口的前途,对于一个健全的人口政策的确立,表示十分关切,所以政府方面也有"奖励生育,提倡优生"一类议案的提出(参看民国三十年八中全会的议决案)。但另一部分的人,特别是一部分的妇女运动家,认为与其多生,不如少死,所以异口同声的说,当务之急是收养流浪儿童和减低死亡率(例如,刘蘅静女士所著《奖励生育与减少死亡》,《妇女月刊》,创刊号,三十年九月),这种见解可以说是似是而非的,至少是知其一而不知其二的。参看编译者致《星期评论》的一封"读者来信"*,《星期评论》,第三十八期,又见《优生与抗战》,页一五七—一六三**。

⑪ 佛家因缘之分的说法最好,近代西洋科学言因果论,也有同样的说法,真正的原因叫做因(cause),而一时触发的媒介叫做缘(occasion)。第一次欧洲大战的因极为复杂,民族的、政治的、经济的、不一而足,而缘则甚为简单,就是奥国皇太子遭遇

---

* 《生育的责任与资格》,见《潘光旦文集》第 9 卷。——编者注
** 见本书下文《优生与抗战》第二〇。——编者注

了塞尔维亚人的暗杀；一对男女成婚，真正的因是生物的，心理的，社会的，也是不一而足，而媒妁的努力也不过是一种缘罢了；爆竹的因是爆竹里的火药，那根火线，和燃着它的一点火星，也不过是缘罢了。这些缘，我们最好不要叫做因。梁任公先生，在他的《自由书》里，所作近因远因的分别，其实还是不很妥贴，有一部分的近因并不是因，而是缘。就生物学方面说，遗传的本质是真因，而环境中对于个人的许多影响实际上是缘，是媒介，是导火线，不是因。

⑫ 参考萨埃福特（G. Selffert）与欧迁特尔（A. Oettl）所著文《婴儿死亡与种族的关系》，德国《种族生物学与社会生物学藏档》，第十九卷，第三号，页二五七—三〇〇，一九二七年。

⑬ 欧美人口的性比例，在平时是女多于男，而在中国，如果目前已有的零星抽样统计相当可以代表的话，则男多于女；此中原因究竟安在，谁也说不清楚。普通重男轻女的看法，以及一部分地方溺女的习惯决不能完全解释。说不定婴儿死亡率高倒是很重要的原因的一个。

⑭ 参看本书英文本一九一八年第一版，其中关于这一点有更详细的讨论，与更多的参考资料。

⑮ 见福尔克（I. S. Falk）所著文《婴儿死亡与婴期以后死亡的一些统计的关系》，美国《预防医学》杂志第一卷第二期，页一二五—一四四，一九二六年。

⑯ 参看本书英文本第一版，一九一八年。

⑰ 同上。

⑱ 参看英国人类学家瑞弗士（W. H. R. Rivers）所编论文集《美拉尼西亚的人口减杀》（*Depopulation of Melanesia*）；或编译者所著《民族特性与民族卫生》，页三〇四*。

⑲ 结核病如此，疟疾也是如此，许多传染病都是如此。关于我华民族和疟疾的关系，疟疾如何从最可怕的瘴气逐渐演变而成徽州人和江南人所称的"胎疟"，即成为一种人人必须传染到一次而十九不至于死亡的风土病，可参阅《民族特性与民族卫生》，页三六三—三六六**。

⑳ 见饶埃特（Sewall Wright）与路威士（Paul A. Lewis）合作之研究：《豚鼠对于结核病的抵抗力的几个因素，和遗传与内殖（即近亲交配）的特殊地位》，《美国自然学家》（杂志），第五十五卷，页二〇—五〇，一九二一年，一、二两月。

㉑ 参看本书英文本第一版，一九一八年。

㉒ 见埃默生（Haven Emerson）所著文《酒禁与死亡率及疾病率》，《美国政治与社会科学会年刊》，第一百六十三卷，一九三二年十一月。

---

* 见《潘光旦文集》第3卷，第198页。——编者注
** 见《潘光旦文集》第3卷，第235—237页。——编者注

㉓ 见德国包尔（E. Baur）、费歇尔（E. Fischer）与伦兹（F. Lenz）合著书：《人类遗传学与种族卫生学》，上下二册，慕尼黑第一版一九二七年，第三版一九三一年。

㉔ 中国民族大概是最能抵抗酒精的一个民族，此种抵抗的力量显然是从死亡的淘汰中得来，所以到了今日，能饮的人虽多，而酗酒的人却少，所以许多人能"饮酒无量"，而也未尝不能"不及乱"。从相传的夏禹时代的仪狄作酒起，中经春秋时代的讲求酒德，到宋太祖以还的酒的成为"天之美禄"，这其间抵抗力的逐渐发展，是很显然的。读者如果有兴趣，可就这方面的许多史实与稗官小说中的资料，写成一篇极有趣的论文。

㉕ 西印度群岛中英属的一岛屿。

㉖ 参看本书作者之一，普本拿所著《儿童的遗传》，一九二九年。

㉗ 中国民族对于气候的抵抗力也很强大，所以极南极北的地带都有大批华侨的踪迹。澳大利亚洲的英国殖民一向主张所谓"白澳政策"，即除了少数开辟"新金山"时代到澳洲的华人的子孙而外，再也不容许黄种人的移入，不过雪梨大学（Sidney University）的地理学教授泰勒（Griffith Taylor），别具只眼，独持异议，认为澳洲东北部昆士兰（Queensland）的迤北地区，气候酷热，开辟为难，白种人则有心无力，黑种人则有力无心，前者的无力指的是消受不起当地的烈日，后者的无心指的是太稚鲁，太懒惰，所以最好是邀请中国人去开辟，只有中国人是心力俱备。

㉘ 自杀也不无种族遗传的关系，读者可参阅编译者所著《日德民族性之比较的研究》*，新月书店出版，现归商务印书馆印行。

㉙ 参看麦克费尔（E. S. Macphail）所著《产母死亡率的一个统计的研究》，美国《公共卫生杂志》，第二十二卷，第六期，页六一二—六二六，一九三二年六月。

㉚ 参看黎瑞（Timothy Leary）所著《平均寿命的降落》一短稿，美国《科学》，第七十四卷，页六十九，一九三一年七月十七日。

㉛ 本章结论牵涉到整个文明人类的退化问题，读者可参看美国生理学家卡瑞尔（Alexis Carrel）所著书，《未知之数的人》（Man, The Unknown），一九三五年初版，一九三八年，第五十九版。

---

* 见《潘光旦文集》第1卷。——编者注

第六章 自然选择二——生殖

上章说过，生殖的选择可以分为两部分，一是间接而婚姻的，一是直接而生育的。前者由于婚姻的迟早，与成败，或根本不能结婚，可以叫做性的选择（sexual selection）。后者由于子女的有无，多寡，可以叫做生育的选择（fecundal selection）。本章即分论这两种选择。

西方从古代以来就有一种俗谚说"恋爱是盲目的"，而"婚姻等于抽彩"，成败得失由于一个人的运气。① 不过像其它的谚语一样，这一类的说法实际上是和事实很不符合的。古往今来，婚姻之事决不会完全由于碰巧，其间多少总有几分选择。而选择的根据总不外男女两方的种种品性，从婚姻选择的立场看，一男或一女不过是这些品性的总和罢了。就任何一个品性而论，婚姻选择在理论上大致不出三途，一是盲目抽取的，二是以类相从的，三是挑取优异的。

一、关系第一种选择，美国有一位作家，海瑞士（J. Arthur Harris）曾经讨论到过，并且有过一段很有趣的议论，他说：

> 假定有一个实行社会主义实行得十分细密的社会于此。它不但对于社会分子的工作和酬报，力求整齐划一，并且对于配偶的选择也实行机会均等的原则。它决不会容许每一个人自作主张，或自动的张罗，因为一经自动，狡黠的分子不免挑选到品质较好的配偶，而把品质稍次的留给别人，这样，岂不是就有失公道么？
>
> 最理想的办法是，它应当把公家所判定的非结婚不可的男女，都用票签或卡片来代表，一人一票或一片，男票的总数应当和女票相等，然后把男女票分别放在两个摇彩机里面。到了开彩的时候，两座机器便一齐摇转，同时摇出来的男女两票便为夫妇，摇多少次便有多少对夫妇出来。这办法是最公平的，只有它可以替代目前自由主义社会里那种竞争而浪费的婚姻制度。如果所有的票签事前曾经充分的挣和，使每一次摇出来的结果完全等于盲目抽取，则夫妇之间，在年

龄、身材、睛色、发色、性情等品性上面，如果有些相像，那就完全出于碰巧，而与选择无干，而就全体的各对夫妇论，任何妻子像她丈夫的程度，比起像别人家的丈夫来，不会高出一分，也不会低去一分。一个数学家或统计学家，到此就要说，夫妇相肖的相关系数，或以类相从的相关系数，或术语上所称类聚配偶（assortative mating 或 homogamy）的相关系数是等于○。如果不用这种方法，使每一个人得为极精密极准确的以类相从的选择，即高于一般均数至某一程度或低于均数至某一程度的男子总是和同程度的女子配合，则夫妇之间的相肖，便臻一个理论上十分完整的程度，而其相关系数便是整数的1。

海氏这一番话是很对的。我们把夫妇之间的各种品性切实的加以比量以后，知道由盲目抽取的婚姻是绝无仅有的。②一个人在觅取配偶之际，对于一部分的品性，总会有意无意的作一番选择，而这些品性又势必牵动到别的品性，因为就大体言之，一切品性是有几分相关的。因此，盲目抽取的姻选，在优生学里是没有地位的，至少是极不重要的，而重要的是非盲目的两种，一是类聚的姻选，二是择尤的姻选。

二、如果在中等身材以上的男子所选择做配偶的女子也在中等身材以上，而高出中等的程度，或高出群的均数的程度，又复相等，同时矮小的男女也同样的搭配，则夫妇间关于身材的相关系数应该是1，而成为十足的类聚婚姻。如果只有一半的男女这样选择，而其余一半不拘高矮，则类聚的趋势依然存在，相关的现象依然呈露，不过只有一半，即0.5。反过来，有如西方一般的见解，中等身材以上的男子喜欢觅取中等身材以下的女子，则相关系数便要少于○，而成为一个负数。

实际的比量发现，如果一个男子的身材所高出于群的均数的尺寸是甲，则其所最喜欢选择的女子，在身材上大抵也高出于群的均数，不过所高出的尺寸不是甲，而是甲的四分之一强，三分之一弱。所以身材的选择是以类相从的，是有类聚的倾向的，不过很不完全。据皮尔逊的实际计算，它的相关系数是○·二八。至少就身材一端而论，可知一般人所讲"相异者相引"之说是恰好与事实相反。

不止身材如此，其它的品性也未尝不如此。无论所量比的是睛色，是发色，是一般的健康，是智力的程度，是寿命的长短，是精神的病态，是先天的聋哑，结果都证明夫妇之间，虽没有血统的关系，而其相肖的程度，实际上等于叔侄，甥舅，中表，或姨表兄妹之间的相肖程度，即相关系数总是整数 1 的三分之一不足，四分之一有余，也就等于说，一般的男女相婚，就相肖的程度而论，等于中表兄妹通婚。

在有的例子，类聚的姻选是有意的，自觉的，例如两个先天聋哑的人结为夫妇，一则因为同病相怜，再则因为彼此通话，都不得不用手势或符号的文字。不过就大多数的例子而论，这种选择是不自觉的。两个蓝眼睛的人结了婚，那妻子的一对蓝眼睛，大概不是丈夫特地的，故意的去找的。一对夫妇的寿命大致相等，当其未婚之前，男子对于寿命这一项品性，大概更不见得曾经特别的加以选择，因为双方的寿命究有多大，究属能否白头偕老，只有死后才能知道。

弗洛伊德（Sigmund Freud）的精神分析派的心理学者对于夫妇之所以相肖也有过一个解释。他们说，男子爱悦女子是多少有些标准的，而这些标准大抵以男子的母亲做依归。男子在儿童时期，始终和母亲相处，母亲的种种特点就深深印在他脑筋里，教他感觉到他的母亲是天下女子中的标准人物；因此，一旦年事长成，进而求偶，最容易吸引他的女子便是最像他的母亲的女子。这样一个选择到的妻子既像他的母亲，而自己又因遗传的关系，也像他的母亲，于是夫妇之间也就彼此相像了。同时，女子爱悦男子的标准，则大抵以自己的父亲所表示的品性做依据。

弗氏这一番假定虽不容易证明，至少就人类而论，是大概有几分道理的。不过如果就一般生物而论，就很有困难了。一切生物中，凡属于两性生殖的动植物都有类聚配偶的倾向。甚至于单细胞的动物，于平时单纯的分裂生殖而外，遇到两个个体有交换精质的必要时，例如草履虫之类，在身体的大小上也会以类相从，而不是毫无选择。植物中花粉的传殖也有同样的情形。这些，显然不是精神分析派的所谓"母爱症结"（"mother complex"）所能解释的了。总之，就今日我们所知而论，类聚配偶是生物界极广被的一个现象，而其原因决不止一端。③

人类的婚姻选择中，各种品性的相关数量，虽势在必有，而多寡亦颇不一致，据各家研究的发见，最多的是一般的智力，在有几种研究里，算出的系数可以高至〇•六〇以至于〇•七〇。④从优生学的立场看，这种智力的相关固然重要，也固然属于自觉选择的范围，但至少有一部分是由于间接的选择，而不是直接的，直接的根据往往是经济地位与社会身份。不过经济地位和社会身份既与智力也有相联的关系，则才地相当总是一个最后的结果。⑤

智力的选择往往是间接而非直接的，最近有一种专题研究可以证明。⑥自绝育的方法实行以后，地位好一些的人家的儿女，如果智能低下，也有由家庭自动的申请绝育的，绝育以后，依然可以成婚而有室家之好，不过生育则完全无望罢了。这样的女子结婚以后，她的智力和丈夫的智力之间似乎没有很大的相肖的程度，而双方的门地，双方的经济地位与社会身份则又很有几分相像。换言之，这种男子在择婚的时候，似乎大部分只拿了门地做根据，以为门地大致不劣，则子女的智力大概也不至于太坏，即不怕得不到类聚婚姻的结果，他不知道他实在是上了间接选择的当，他不知道他所选择到的女子是一个例外，并不能代表她的家世。

我们根据平时的印象，觉得男子求偶，喜欢选择智力上比较不如他的女子，至少在表面上比他稍逊一筹的女子。这种印象大概是对的。最近有一两种小小的研究似乎能证明这一点。有一个以美国加利福尼亚州的一百对夫妇做对象，发现妻子的平均智商是一〇〇·二，而丈夫的是一〇八·〇。另一个研究以二五七对夫妇做材料，发现总对数中三分之二的例子里，丈夫的智商要在妻子之上。这种情形的解释当然不止一端。男子自觉的选择，固然是一个，而近代有一种风气，教智力卓越的女子，自觉的或不自觉的避免婚姻的途径，而别寻作业，也未始不是原因之一。⑦

三、择尤的姻选（preferential mating）指的是男女在选择的时候，彼此立意的要觅取在某一个品性或某几个品性上高人一等的对象。假定没有高人一等的对象，他或她就根本不预备结婚。这一种的选择就是达尔文所称的性的选择，而自达氏以来，成为动物演化论里很著名的一部分学说，达氏于阐明自然选择的学说以后，觉得但凭一个自然选择所产生的轩轾的死亡率（differential death-rate），似乎还不足以尽演化的底蕴。因此又创为性的选择之说。⑧他说一个动物的个体，在求偶的时候，自有一种自然的倾向，在许多相竞的异性的对象之中，挑取在某一种品性方面最较优胜的一个。这种挑取或许是自觉的，例如由于审美的能力的活动，或许是不自觉的，而是因为对方的某一品性特别的优越，在求偶的时候，不由自主的激发了最强度的兴奋所致。无论挑选是自觉的或不自觉的，结果总是一样，凡属挑选成功的分子大抵有希望把选到的优越的品性，在大致相似的程度之下，遗传到后代。达氏认为动物界种种富有装饰性的特点就是这样子造成的，例如，孔雀之尾，狮子之鬣，以至于许多昆虫和蝴蝶的种种色泽。在达尔文的学说盛行的时代，性择的一部分议论流播得很广，好事者更多方面的加以渲染，过火的地方往往而有。后来的实地观察与实地试验大都没有能加以证实。即使性的选择，无论自觉的或不自觉的，是动物界的一个事实，它对于演化的重要怕也不如前人所传之甚，因为在人类以下的动物里，真正找不到配偶而不留传子孙的个体真是凤毛麟角，为数极少。

不过在人类里，特别是在今日的文明社会里，终身找不到配偶的分子却不在少数。就全部的人口而论，统计学家认为终身不娶的人要占到百分之十，而在有的国家，这种百分数要高得多，即决不止百分之十。然则如果这些终身不婚的分子，在品性上和结婚的分子有些显著的区别的话，这其间势不能不发生择尤的姻选现象，是显而易见的。

这一点也是很容易证明的。监狱、医院、养济院、疯人院一类的机关里，充满着在年龄上可以结婚而事实上终未结婚的分子。其中已婚而被离弃的也占很大的数目。这一类的机关都有记录，是很容易复按的。

西洋男女平时选择配偶，对于红头发或坏脾气的人，特别怀着戒心。而这种被遗的分子彼此之间也似乎不容易发生类聚的婚姻，夫妇都是红发或都有暴烈的性情的婚姻事实上确也难得遇见。女子而有美貌，却是一大便宜。丑陋的女子，在婚姻的场合里，是很吃亏的，除非同时有可以补偿的优点，例如家产多，妆奁大。从优生的立场看，这是大体上有利的，因为美貌和一般的健康是相关的；眉目端正，牙齿整齐，肤理细致，血色红润，体态轻盈，一类美的表示，也就是健康的表示，我们以健美二字联用，可见是很有根据的。

不过在智力方面，特别是教育心理学家所了解的智力，择尤的姻选现象似乎很不显著。美国动物学家和优生学家荷尔姆斯（S. J. Holmes）研究过加州大学男女毕业生的姻选的经验，他把这种经验和未毕业以前的课业成绩两相比较，发见各科成绩都在甲等的分子，比都在丙等与丁等的分子，并不更容易结婚，或结婚得早几年。实际上，成绩特别好的女学生结婚特别困难，好像成绩好反而成为一种婚姻的障碍，或和其它的障碍物有密切的联系似的。

体貌活泼而口齿伶俐的女子是很动人怜爱的。这在相当限度以内也自有其优生的效用，因为这种品性是畏缩、呆滞，以及过于内转⑨的反面，因此在婚姻的场合里，可以沙汰一部分情绪上不大正常以至于前途会演进为精神病态的分子，特别是早熟癫或普通叫做"桃花痴"（dementia praecox）一类的病态。但若活泼过分或伶俐过分，以至于失去稳称的常度，那就又成为神经系统不很健全的另一种表示，或甲状腺发育不正常的一种症象，所以表面虽若可爱，实际上却不是一种宜室家宜子孙的品性。这在求偶的男子是应当辨别的。⑩

性的正常也是一个选择的因素，特别是在女子方面，一个性发育正常的女子容易走上早婚的路。⑪这个因素和健康、智力、生育力等品性也彼此相关，所以显然的有优生的价值。反之，生殖系统发育不正常的女子，或不结婚，或迟结婚，结婚既迟，则生育的时期自短，而所生的子女自少。如果这种发育的不正常是先天的，精质的，则此种生育的减少亦自于种族有利。但如果这种发育的不正常是由于教育的错误，而接受这种教育的女子又是品质上比较优秀的人，那当务之急就得改变我们的教育理想与教育制度。⑫

上文大部分的议论和女子的关系多，而和男子的关系少。就人类这一部分的经验而论，男女两性所接受到的选择的影响似乎是不平均的，女的多而男的少，女的严而男的宽。这是不幸的，男子的变异性比女子为大，男子的缺陷，因此也比女子为多，如果在这一部分的经验里，男子能接受更严厉的选择，像其余的部分一样，种族的福利岂不将更大？

在大多数的文明国家里，人口出生的性比例是至少一〇五个男对一〇〇个女。男子的死亡率，几乎在每一个年龄里，既比女子为高，又益以战争和其它虽可以预防而未必预防的特殊的死亡原因，成年的人口的性比例总是女多于男，并且往往多出许多。美国因为有移民入境的关系，这种情形不容易看出来，移民之中，总是男多于女，所以不但填补了土生人口中男子缺乏的空，并且还有多余。据一九三〇年的人口普查，满十五岁以上的人口中，男子有四三，八八一，〇二一人，而女子有四二，八三七，一四九人。有到这样一个性比例，似乎每一个可以结婚的女子都应该结婚了，而剩余的向隅的男子，理论上也应该都是一些身心品性有特别阙陷的分子。一大部分的情形确乎是如此，但就理论上应有的情形说，则还不够。普查的结果又发见二，〇二五，〇六三个鳏夫，和四，七三四，二〇七个寡妇。寡妇比鳏夫多出二百七十多万；这表示许多鳏夫是续娶的，而所娶的后妻大部分是比较年青而未曾嫁过的女子。这更表示人口中另有一小部分的男子得不到结婚的机会。

不过从另一方面看，过三十岁而尚未结婚的女子为数也不在少。读者就常识判断，也知道，这许多女子之中，年龄虽在三十以后，能够做贤妻良母的一定还不少。不过要在同样年龄的未婚男子之中，想象到几个可以做贤夫良父的人，怕就不很多了。这当然由于两性之中，还是男子结婚的多，而女子结婚的少。男子过三十岁而尚未结婚的，就大多数而论，大概都是一些因种种缺陷而在婚姻场合里被摈斥的人。不过尽管有缺陷，尽管受过摈斥，讲起前途结婚的可能性来，他们比同年龄的女子还是大些。美国统计学家德勃林（Louis I. Dublin）曾经算过，一个满三十岁以上的未婚男子要多活五年而在此五年内设法完姻，他所有的机会是二之一，而同样的一个女子的机会只有四之一。

当代的女子时常发出这样一个问题，"我们并不是不想结婚，但合式的男子又在那里？"这问题是很容易答复的。在任何时代里，合式的男子本就不多，而在她们发问的时候，最合式的一部分大概都已经结婚了。因此，一个女子，或因主张关系，或因漠不关心的缘故，或为情势所迫，以致过了二十五岁，才开始考虑到这个问题，她的选择的范围势必已经是非常之狭窄，她的教育造诣越高，心目中的标准越严，这狭窄的程度就越发增加。

就大体说，特别是就今日的情形说，智力与社会身份的类聚婚姻的一般趋势和择尤婚姻的趋势多少有些抵牾，而前者的地位往往不免为后者所侵夺。因此，智力与地位低的女子反而占了便宜，而高的反而吃了亏。当代许多女子的结婚是高出了她们的自然的门地。举一个极寻常的假想的例子吧。在都市里，一个汽车司机或电车司机的女儿，在高中毕业以后，学会了打字，在大工厂或大公司里找到了工作，因为工作环境关系，她不能不打扮得很整齐，也不能不学会一套浮面的应酬功夫；她所来往的男子，一部分是和她门地大致相等的，但另一部分，也许更大的一部分，在自然门地上，即智力和社会身份之和的门地上，一定要比她高；往来既久，她就很自然的想"高攀"而和这种男子结婚。以常理论，她是应当就她的哥哥的朋友中间去找她的配偶的，但这些她已经瞧不起。于是一面也许用一些笼络的手腕，一面又有日常见面的机会，所谓近便的因素是，她终于成功了，她终于"攀上"一个经济与社会地位比她高的男子。

女的打字员如此，其它的情形就可以类推。如果社会上的男女可以分成甲、乙、丙、丁……的等级，如果甲级的男子都和甲级的女子相配，乙级的都和乙级的……则结果是很完整的类聚婚姻。⑤但若像那女的打字员的例子，丁、丙、乙级的女子分别配了丙、乙、甲级的男子，则甲级的女子势必落一个虚空，而找不到门地相当的配偶，在西洋工商业化与都市化的社会里，目前似乎确有这种严重的现象，其它学步邯郸的国家怕迟早也不免有同样的现象发生。要补救这种不平衡与"错配"的现象，我们以为一面应当教育男子，使他们于择偶的时候，更要小心仔细，要审察实际的身心品性，而勿惑于浮光掠影，而一面对于智力卓越的女子的环境要力求整顿。在教育的环境方面，要使教育的结果更能准备她们走上婚姻与家庭的路；在社会的环境方面，要使她们更能和智力卓越的男子发生接触，发生交际的关系。这些，我们在下文第十四章*里还须详细讨论。

就婚姻选择的现状而论，上文所提的近便的因素（factor of propinquity）所占的地位实在是太大了，可见求偶的人，但求近便，而并没有真正考虑到那些更基本的因素。⑬有人就美国宾雪文尼亚州的费拉德尔菲亚城所发出的五千个婚姻许可证做过一个调查，发现这许多件婚姻之中，夫妇二人，结婚以前的寓所的距离，在两英里以内的，要在半数以上。住在六条横街以内的，占到三分之一；而住在同一地址，用同一个通信处的，占到八分之一。可见近代交通虽便，实际的地域上的近便还是一个很有效因素。

总结上文，我们知道（一）类聚的姻选和择尤的姻选是同时活动的两种趋势，就个人论，则后者的关系比较大，就团体论，则前者的影响究属更较普遍；⑭（二）男子择妻比女子择夫比较的苛细，这从优生学的立场说，是比较的不相宜的。

婚姻选择对于人类演化的关系固然重要，但生育选择的关系重大，则

---

* 指晋本拿与约翰孙者《应用优生学》1933 年修订本第 14 章，本书未译，详见《自序》。——编者注

又远在婚姻选择之上。

一个社群，究属需要多少后一辈的子女，才可以维持它的人口数量于不败，是一个通常人不大了解的问题。一个很普通的见解是，只要每一对夫妇生育两个子女，而培植他们至于成年，以两个抵两个，就足够维持了。不知这是不确的。他们没有想到，同他们一辈的人中间，便有不结婚的，或结婚而不留子女的；也没有想到，下一辈中间，说不定也有不婚与婚而不生育的分子。要教一个人口，在先后世代之间，不增不减成为一个稳定的人口，是要根据了出生率，死亡率，婚姻率的数字，才计算得出来，并不是一件容易的事。

我们姑且用两个假想的社群做一个比较。甲社群里所有的家庭每一个只生两个子女，而乙社群里每家都生四个子女。先说甲社群。甲社群里有一千家，有一千个母亲，共有子女二千人。这二千之中，根据普通的出生时节的性比例，说九五〇个是女的。这九五〇个，大约百分之十是等不到成熟就要死的，剩下八五五个，而此数之中，又大约百分之七十有希望可以成婚，就是六一八·五个。（就目前受过学校教育的女子而论，这百分之七十的数目已经算是高的了。）这六一八·五个结婚的女子中，又大约百分之八十，即四九四·四个，有希望可以生育子女。这样，上一辈以一〇〇〇个母亲始的，到第二辈即以四九四·四个母亲终，还不到半数，显而易见谈不上"维持"两个字了。这样一个例子，虽属假想，却与目前受过教育的一部分人口的实际情形相去不远。这一部分的人口，说不定是全人口中最较优秀的一部分，照此推算，每过一代，就不免减少一半以上。

现在说乙社群。一样一千个母亲，照同样的性比例估算，就会产生一九〇〇个女儿。除去百分之十夭殇的，便有一七一〇个可以活到成年。同样的，如十之三不结婚，则结婚的实得一一九七人；再如此数之中，十之二不生子女，则做母亲的实得九五七人。所以即以子女四人，而四人中二人为女而论，上一辈以一〇〇〇个母亲始的，下一辈还不免以九五七个母亲终，相差虽不多，还不足以言出入相抵，不足以言严格的维持。这两个假想的例子里所举的婚姻率与生育率的百分数大体上是以美国人口中受过教育的分子的实际情形做根据的，由此可见如果这种百分的比率不同时改进的话，即使每家生育四个子女，这一部分的人口还是不免逐渐减少下去，又何况他们的子女不是四人，而是二人呢？

任何人是一些基因的凑合，好凑合成为优秀的分子，坏凑合成为稗劣的分子。就目前的美国而论，一切凡足以产生能力、才干、领导的凑合，每一代就不免淘汰掉一半，而这种淘汰是万劫不复的，在演化的前程里，多一分浪藉，即永远消失一分。任何近代的战争，也无论这战争拖延到若干年，无论所造成的损失多大，也绝对的比不上它。其它近代的国家或在近代化途上的国家，不用说，多少也有同样的情形。英国的生物统计学家费歇尔（R. A. Fisher）有一次说："差可和它比拟的也许是一个大规模的智识阶级的屠杀，例如二十多年来苏俄所主张与曾经屡屡实行的！如果苏俄的智识阶级的出生率仅够维持他们的数量，则即使每五年男妇壮幼遭受屠杀一次，每次损失十分之一的数量，其减削的速率虽复可观，但比起目前英国的或任何文明国家的智识阶级的衰亡来，还要算是慢的。"

　　上一辈人口对于下一辈人口的数量上的贡献，当然视阶级、职业、家庭而大有不齐，而其所以不齐的因素也至为错综复杂。我们为讨论方便起见，可以分做下列的几端。

　　一、最较重要的一个因素要算婚姻的年龄。我们再做一个假想而有充分的事实做依据的比较。有一个人口于此，这人口可以分成两组，甲组结婚早，并且每一代都早，所以一百年之间，可以传四代，即每二十五年一代；乙组结婚迟，并且一贯的迟，所以一百年之间只传三代，平均每三十三又三分之一年一代。假定两组之中，两性的比例相等，所有的男女无不结婚，而每件婚姻都生育四个子女，则百年终了的时候，两组在人口中的成分决不是当初的一与一的比例，而是三分之二与三分之一的比例，迟婚的一组要吃亏一半。如果甲乙两组，除了婚姻年龄以外，其它的特点无不相等，则失之于彼的，得之于此，也就无关紧要。不幸事实又不如此。婚姻的迟早和智力，教育造诣，社会身份有密切的相关，而智力高、造诣深、身份好恰好就是迟婚的一部分人，这其间的影响就甚大了。这种趋势而旷日持久，一国的领袖人才势必一代比一代感觉到不敷分配，而引起极严重的后果。这还是假定了两组中每件婚姻所生的子女相等而说的话，如果不相等，而事实上迟婚的一组也就是少生子女的一组，那问题就不更棘手么？

　　二、如果两组人口婚姻的年龄相同，而子女生育的疏密不同，则少数世代以后也可以引起很大的数量上的差别，而疏的很容易被密的超过。在一个健全而不用生育节制的方法的人口里,一个普通的母亲大抵每两年生育一次。如果利用节制的方法,而改为三年、四年、或五年生育一次,则到生育期终了的时候,这种人家的子女数势必比不用的人家要小。固然,我们也承认妇女生育期的长短各有不齐,而婴儿死亡率的高低也各不相等,大抵上等阶级的要低些,但在同一环境以内与民族血统大致划一的社群里,这种分别是不关大体的。

三、子女的多寡与智力的高低之间似乎也有一种关系,而此种关系可以用两种方法加以比量。第一种方法是比量两组智力不同的人,而此种不同事先我们已经约略知道的,例如,一组是低能儿,另一组是大学毕业生。这种比量的结果是富有优生学的意义的,但一组何以低,而一组何以高,要解释起来,却也相当复杂,因为其间的因素,或变数,太多,而高下之分说不定由于智力者小,而由于其它因素者多。第二种方法是把一组中父母的智力和子女数比量一下。

用第一种方法的研究近年来已经很多,并且许多人已经知道,用不着我们多事征引。大抵言之,智力低的一组总是来自子女多的家庭,而智力高的则来自子女少的家庭。有人在美国浮蒙忒州(Vermont)做过一些家系的调查,各家系的总人口差不多有六千人,他发现各家系之中,凡属父母之一是低能的,或疯狂的,或父母二人都是低能的或疯狂的,其平均子女数是三个半。这平均数是很高的,因为"它并没有把婴期死亡、哑产、以及性别不详的子女算进去。如果照算,则平均数是四•三个"。⑮另一个研究用美国冷泉港优生学纪录馆所搜藏的资料,而加以分析,发见凡母亲的低能程度确属无疑的家庭,平均的子女数,包括夭殇与哑产在内,可以多至六•四三个,这是仅就生育功能已经完毕的母亲而言,其尚在生育期以内的当然不计。⑯这其间有一部分的资料是比较老的,那时候的风气是多生子女,不是少生子女,否则这平均数不会如是之高。不过低能家庭的子女比较多总是一个事实,许多的研究全都能证实这一点;在一般人看来,低能女子的善于生育,也几乎成为寻常印象的一种,这种印象有时候是过分的,但大体说来,低能人口的足以维持而绰有余裕,是毫无疑问的,而反之,大学毕业生阶级的子女太少,不足以维持,也毫无疑问。

用第二种方法来做的研究比较少⑰。这种方法,上文已经提过,是把每一对父母的智商和他们所生子女的数目关联的比量一下。有一种研究,用了一百个家庭做资料，假定这一百家大体上可以代表美国人口的全部，发见在母亲的智商和子女多寡之间，并没有重大的相关；这一个研究虽也用到这第二个方法，但研究的目的则另有所属，这一部的相关是偶尔旁及的。另一个研究则以农村人口做对象，材料的性质比较划一，家庭的数目也比一百家略微多些，但所得的结果却是一样，即，父母的智力与子女的数量之间，关联虽多少有一些，却并不显著到一个有意义的程度。

再有一个研究则以一小部分低能的人口做资料，所得的结果便与上面所说的不同。母亲的智力和子女的多寡之间确有相当密切的关联，其系数是〇·四一，成一种反相关的情形，即，母亲的智力越低，则所生的子女越众。

不过大多数在这方面的研究没有用到这两个方法，而另用了一个比较便捷而间接的第三个方法，就是，一方把学校里的每一个学生或低能院一类社会机关里的每一个低能儿的智力测验一下，一面再分别问他们各有几个同出的兄妹。这方法比较便捷，因为研究的人用不着进入每人的家庭，但也比较的不满意，因为只问兄妹，不问父母，总嫌隔了一层；不过也还有一部分的价值，因为我们在第三章里已经讨论到过，亲子之间在智力上的相关是〇·五〇，既有此现成的相关的表示，则父母的智力，虽未经直接的测到，也不难间接的推论得之。

许多用这第三个方法的研究⑰发见儿童智力和兄妹多寡之间的相关系数是〇·二〇上下。不但一般的人口如此，就是成分比较划一的人口中间，也未尝不如此，例如矿工。一个〇·二〇上下的反相关，就许多单独的例子说，固然无甚意义，但就一个团体说，已经是够大，而足以发生极重要的选择的影响；因为，据演化论者的计算，甲乙两个品性之间，如果在相关的场合里甲是〇分，而乙是〇·〇五分，乙就有在下代人口里逐渐散布开来的机会，所谓失之毫厘，差以千里，往往指这一类的现象。

例如上文引过的有一位美国作家曾经就麻省公立学校里一〇四五五个智力落后的儿童做过一个研究⑱。就生育已经完毕的家庭说，他发见落后的儿童的兄弟姊妹比不落后的儿童平均要多出一倍。至少产生一个落后儿童的家庭所有的子女数总在六个以上，土生父母的平均子女数是六个半，新自欧洲移来的父母的子女数是七个半。

此外，我们知道一家的生育量不但和智力的一般水准相关，即不但和智商的高下相关，并且和智力的临时变化有几分联系。所以酗酒的父母所生的子女比一般的父母要多。在西洋，节育的运用比较普遍，他们也许本来准备节育的，但在酒精的影响之下，往往没有能利用节育的方法，说不定这就是子女所以加多的缘故了。酗酒的人的智力不见得低于一般人，但其情绪的稳健大抵在一般人之下，所以这种家庭不免蕃衍情绪上容易趋于流放一途的血系，这当然也是有反选择的影响的。

四、在许多国家，社会地位因为和经济地位都与智力有密切的关系，不容易分别讨论，特别是在美国一类工商业发达的国家。[19]在美国，社会与经济地位高的人往往子女不多，有一位社会学家说过一句很有趣而概括的话：大房子里住小家庭，小房子里住大家庭；意思是越是高门大户，子女越少，越是蓬门筚户，子女越多。不过在欧洲，情形却有些不同。近年来有过不少的研究证明皇家的子女大都还是相当的多，一则因为皇家因为继统的关系，一向看重后嗣，再则子女多还有别的利益，例如与外国和亲之类。欧洲上层的贵族阶级也复如此，他们所生的子女，大体说来，比法、英、美、普鲁士等国家的中等阶级要多。一般人以为到了近代，贵族有归于消灭的必然的趋势，可见是很不尽然的。[20]

五、教育的程度对于出生率也有很大的影响，一则教育足以提高一个人的生活标准，再则近代的教育足以延缓结婚的年龄，三则一个人对于婚姻生育的态度，往往因近代教育的造诣而不能无所变动。就现状而论，大学教育的结果，往往使青年男女，一旦成婚以后，仅仅养育少数的子女，他们以为这种数量是适宜的，不过所谓适宜并没有把种族绵延所必需的数量考虑在内；目前在美国的大学生中，这种看法似乎是最较普遍。[21]不过美国青年的这种看法并不是新近才有的。有人研究过二百年来美国东部各大学毕业生的家庭状况，发见不生育子女或虽生育而为数很少的例子，比起一般的人口来，要普通得多。[22]

大学毕业生的子女太少，原因固不止一端，但有人以为和近代的教育无关，而是大学生所从出的阶级的一般的现象，这种阶级有它的理想，有它的风尚，子女的不取其多就是这种理想与风尚的自然流露。不过这是错了的。方才所引的一个研究，也早就发见，在已往八九十年以内，大学毕业生的子女虽少，而他们不进大学的兄弟姊妹、从兄弟姊妹以及表兄弟姊妹的子女便要比他们多，并且这种多寡的比较是一贯的，即八九十年以来始终如一。可见近代的教育制度是不得辞其咎的了；教育制度的所以有此不良的影响，除了提高生活标准改变对于子女的态度两端而外，最重要的一端还是在把婚姻的年龄延缓了好多年，而同时不进大学或半途辍学的兄弟姊妹却有比较早婚的机会㉓；这种婚姻迟早与子女多寡的关系，我们在上文第一点里已经加以叙明。

　　在中国，情形便与此相反。教育的机会不但不减少子女，并且足以增加子女，至少可以增加存活的子女。㉔在美国基督教的茅门宗派（Mormonism）㉕里，教育也似乎没有发生多大不良的影响㉖。不过除了信仰这宗派的人以外，美国所有的大学毕业生阶级生育的数量大都太少，世代嬗递以后，决不能抵补他们原有的数量。而据荷尔姆斯教授所搜集的资料说，近年以来，这种趋势已经从大学毕业生阶级传达到高中毕业生阶级；所以人口中子女多寡的阶级分野，目前已不在大学生与非大学生之间，而在中学程度的上下之间，已经可以划清出来。㉗

　　有人辩难说，受过高等教育的人生育的子女虽不多，养与教的功夫却要比较的周到，因此，存活的子女就比较多，所以从远处看，民族还是不吃亏的。这样一个所谓"生姜汤自暖肚"的看法，是尚待充分的证明的。我们知道至少有一种研究可以加以有力的反证。威斯康新大学（The University of Wisconsin）是美国很有名的一个大学，学生所从出的家庭或学生的父母的教育程度当然高下都有，这个研究所探讨的是此种教育程度和一家之中婴儿死亡率的关系。它发见婴儿死亡率最低的家庭是父母仅仅受过初等教育的家庭。受过中等教育的父母在养育子女的能力上就比较的差些，因此，婴儿死亡率就比较高些，受过大学教育的父母就更不行，而最不行的，即婴儿死亡率最高的，是父母之一曾经获取哲学博士的荣誉的许多家庭！他们所损失的婴儿比起父母只读过初等第八级的家庭来，要多到一倍。㉘

　　就美国现状而论，不但大学毕业生不能延续自己的精质的生命，不能保世，就是他们所从出的社会级层，即送子女入大学的一切血系，也同样的不能维持它们的数量。在加利福尼亚大学方面，有人做过一种研究，发见凡有子女而信仰耶稣教的家庭的平均子女数是二•四七，信奉天主教的家庭是二•八九，土生父母的家庭是二•三八，而移民父母的家庭是三•一四。这都是就已生子女的家庭说，其未生子女或家中虽已有成年的分子而没有结婚的家庭都没有计算在内，否则平均起来，所得到的数字要比这些还小。㉙有人又做过另一方面的比较，他比较的对象是两种家庭，一是有一个子或女在州立低能院里的，一是有一个子或女在州立大学里读书的，而第一种的家庭的子女数，比起第二种来，至少要大到半倍。㉚

六、职业和出生率也有很显著的联系。社会学家曾经根据了假定的社会名望的高下，所需要的智能的大小，经济酬报的多寡，所需的教育程度的深浅，及其它类似的标准，把各种职业列成许多不同的有层次的分类。大体言之，所谓白领子的各种职业地位最高，各种精工或匠工次之，各种粗工或非匠工最下。㉚有趣的是，这三大级层的生育量也排列成一个级层的形式，矿工与农工的子女最多，而所谓自由职业的人的子女最少，各家研究在这方面所得的结论几乎是完全一致。㉛就大体而论，近代人口的增加，其主要的来源是工、农、矿各业的工人阶级，而自由职业人士，工商业的员司、官吏、公私服务机关的工作者，交通事业的人员，及其它相类的职业大都不能维持他们的数量。㉜除了少数最近的例外而外，凡属文明的国家都有这种情形，㉝固不独美国为然。

就从优境的立场看，这种所谓轩轾出生率的趋势是很不利的，因为我们多少得承认，智能高而收入多的家庭对于子女的养护大概比智能低而收入少的家庭要周到些。而从优生的立场看，则关系尤为重大。不过此种关系究属重大到何种程度，则要看职业和智力究有多少联系了。许多作家的研究发现这两个变数的相关系数是在〇·三〇与〇·四〇之间，不能不说是相当的高的。如今智力最低的各种职业恰好就是子女最多的各种职业，而所谓智力的高下初不由任意观察而得，而由切实的测验而知，例如美国参加第一次欧洲大战时的陆军征募测验。此种职业间的轩轾出生率的因素固然也不止一端，而其中比较重要的一个也未始不是婚姻年龄的迟早有差。

七、经济的地位也很值得单独的讨论一下。它也是和出生率很相关的一个变数。富人与穷人所生子女的多寡固然也大有不齐，但似乎并不成什么比较整齐的比例，像上文所说的教育程度一般。穷人多生子女是一个比较显明的事实，但富人是不是特别少生子女，却也不一定。有一个研究观察到百万家财以上的富翁所生的子女，平均起来，要比一个大学教授高出一倍。㉞如果职业和财富相比，子女多寡的关键还在职业，而不在财富，因为，凡属同一职业的人，尽管收入的多少很有不同，而彼此的出生率还是大致相等。㉟因此，我们可以知道，子女的多少，决不止是一个家庭预算的问题，而和一家所属阶级，或所属职业的生活标准有更密切的关系。

经济地位和一般智力，体格的健全，情绪的稳称等品性一定有好几分的关联。从小康以上的家庭里出来的子女显然要占不少的便宜，这在幼稚园以至于寄婴院里就可以看出来。有人就这种机关里研究过三百个小孩子，发见父亲的经济地位与小孩的智力的相关系数是〇·五〇，这些小孩几乎全部属于盎格鲁-撒克逊的血统，是不是这种相关和种族也有关系，我们就不知道了，不过如果财富和儿童智力真有如许高度的相关，则小康以上人家的比较少生子女，而穷困人家的多生子女，即财富与子女数成反比例的现象，是反优生的。这方面的直接的研究，也有不少的人做过，例如，在美国马利兰州的哈格斯顿市，有一个调查就发见穷苦与很穷苦的家庭中，凡在生育期内的女子每年的所谓"有效的出生率"（effective birthrate）是千人中一六一，而小康与小康以上的只有千人中八四，差不多恰好是二与一之比。㊱至于乞丐，栖流所中的家庭，以及始终靠慈善机关的赒济以苟延生命的分子，往往有大量的子女，其为民族的一种隐忧，更是不言而喻。

经济地位与优生价值究有几分关系，是近年来争论最激烈的一个问题，而在争论的时候，又极容易受感情与成见的支配，因此，也就不容易有客观的结论。除了妄人而外，谁也不会说这两个变数的相关是十分完密的，不过谁也不便否认这其间总有几分相关的存在。因为时人的争论太多，我们要在此多费一些功夫，加以分析。㊲

一个人有现成的财产和一个人有很大的薪水收入，显然的不能相提并论，两者固然和一个人的先天的品质都有几分相关，但前者的相关总要比后者为少。薪水的收入或由服务，或由企业，多少要用几分心力，而利息、租金、红利等等则可以不劳而获，做股东的人坐在家里，也一样的可以收取。这第二类不属于薪金的收入，如果是从第一类的收入而来，则间接的也可以有几分优生的价值；一个人辛勤了半生，薪水所入，日用而外，尚有储蓄，因而后半世得以局部的靠利息为生，当然不能不算是一种薄有能力的表示。但若一个人的财产是由祖宗遗留而来，其所享受完全是荫下之福，则其人的经济地位虽高，其优生的价值却未必大，即两者之间的相关程度必不高，必不比白手成家的人为高。至如因投机交易，或买中彩票，或发掘藏镪，而成为暴富，这种经济地位的提高显然的与优生价值更不相干。

说到经济地位，由薪水收入所造成的经济地位当然是最关重要，一则因为从此多少可以窥见一个人的才力，上文已经说到，再则也因为人口之中，薪水或工资阶级所占的成分最大，比起不劳而获专靠利息为生的人口要大得多。除了这一部分少数的人，再除去儿童、老人、以及疲癃残疾的分子而外，其余凡属从事生产的人全都是领取俸给、薪水、或工资的人。大量的支持门户的妇女事实上也属于这个阶级，她们服务能力与生产能力之大，是很显明的，不过是不容易从金钱方面加以计算罢了。

富有竞争性的经济世界，对于才力的选择，有多方面的影响，是不容怀疑的，我们在下文将作进一步的探讨。我们探讨所得的结论虽不足为定论，至少总有几分参考的价值。我们准备提出的因素虽不止一端，但并不以为它们是普遍的，它们的活动的力量是到处一律的，或活动的结果一定是公允的。我们只指出这些因素的存在，而和才力的选择多少总有几分关系，特别是在工商业发达的社会里。

（甲）工商业的机关用人，多少总有几分选择，有用竞试的方法的；有由有经验的主管人员用面谈与口试的方法加以抉择的；有要求缴验种种文件例如履历、文凭、奖状、以及服务证明书之类的；也有同时运用这种种方法的。

（乙）进入工商业机关以后，一个人的升迁也是有选择的。无论升迁或晋级的原因为的是维系一个人，使他不见异思迁，或为的是维持与提高合作的效率，或为的是奖励员司，提高生产的质量，或为的是破格酬谢一个人的劳绩——总是一种承认与选拔人才的表示。固然，一切升迁未必全都公允，钻营请托以至于贿赂等行为未必能完全避免。这些固然不正当，但多少也表示才性上的一些差异，或家世的地位较好，或进取的能力较强，或结交的本领较大，也未必全都是不健全的品性。那些得不到升迁的人总不免怨天尤人，认为别人的升迁十九由于援引，其实也不尽然。

（丙）一个人能久于其事，能效力于一个机关，一桩事业，数十年如一日，也多少是才性过人的一种表示。经济的繁荣不能常保，工商业的组织可以发生危机，有时候必须改组，必须紧缩，但改组紧缩之际所保留的员工大抵是一些才性较好的分子。也正因为才性比别人优越,所以这种人的生活,也比较顺利,不容易发生种种牵掣,因此,工作上也就不至于多发生间断。例如身体较好,日常生活又自知裁节,则疾病便少,长期淹滞的疾病更少。又如,情绪比较稳健,则作奸犯法的行为也就可以避免,而被拘留监禁的机会也就减少。先天的心理状态比较健全,既不酗酒,又不吸食各种毒物,也未始不是生活顺利,而得以长期服职的一个原因。

（丁）一个人的职业的选择是不容易的,要选择得当尤其需要对于一己才性的判断的能力,而这种判断的能力就是一个人才性中未可小看的一部分。

（戊）投资要投得得当,不但本人不吃亏,并且要对公共福利确有一些贡献,在许多投资的机会中知所趋避,也需要相当的眼光的才力。在这个商化主义的时代,能拒绝广告术的魔力,巧言令色足恭的掮客的诱惑,也是不容易的,非意志相当坚定,行动相当稳健,眼光相当周密的人不办。因为有这一类的情形,所以凡属在经济生活上,能自立自给与自作主张的人总要比懒惰、享用现成、仰人鼻息,以至于专食嗟来之食的人,在优生价值上要高出许多。

八、宗教信仰的不同和出生率也有显著的关系。就美国的情形大体言之,在社会地位大抵可以相比的团体以内,天主教徒的出生率最高,新教徒次之,而犹太人比较最低,但犹太人又分数派,正统的犹太教徒,改正派的犹太教徒,与不信奉犹太教的犹太人,其间出生率的高低很不一致。宗教信仰的不同虽也与才性的不同有些关系,然因其牵涉的方面太多,要从优生的立场作一个高下优劣的判断是很不容易的（参读下文第十三章*）。

九、地域上的不同也是轩轾出生率的一个很重要的方面。再就情形比较清楚的美国言之,美国南部诸州的出生率大体上要比北部与西部诸州为高。乡村人口的出生率到处要比都市人口为高。而都鄙间出生率的差别,各部分之间也有大小,大抵西部诸州大于东部诸州。不过这种差别都是相对的,因为近几十年来,美国全部人口的出生率都有减低的趋势。例外固然也有,但都是一些范围很小的区域,而其所以成为例外的因素也是很暂

---

* 指普本拿与约翰孙著《应用优生学》1933年修订本第13章,相当于本书第8章,详见《自序》。——编者注

时的，例如新到了一批移民，而这种移民中的女子特别的多。㊳总起来说，三四十年来，子女众多的家庭是到处一天少似一天，而子女稀少的家庭一天多似一天，大抵都市家庭不是无子女，便是只有一两个子女，乡村家庭只有两三个子女。

十、轩轾出生率的因素里，种族也是很明显的一个，不过这也许是表面的，即并不是真正由于种族品性上的差异。所以与其说是种族的不同所致，无宁说是经济与文化程度的不同所致，较为切近事实。关于这一层，我们在下文十六章*里当续加讨论。

总之，轩轾出生率或差别出生率是一个很重要的现象，而差别又远不止一种，是很显然的。这些差别的性质如何，是很复杂而不容易逐一加以分析。至于何以会发生这种种差别，更是一个亟切不可究诘的问题。我们在上文已经指出不少的原因来，但未经指出的还有，以后差不多在每一章里对于这些原因我们还有机会提到。在目前，我们只能说，原因是非常之多，并且彼此都有错综的关系。

研究轩轾出生率的人也有对于这些原因不逐一分别推敲，而改用一个简单的公式来加以概括的解释的，英国的生物统计学家费歇尔就是这样的一位。生育的能力或生育力原是遗传品性之一，而此种品性也是有差等的；费氏认为生育力的差等便是轩轾出生率的主要而最基本的因素。从前戈尔登早就有过一个观察，认为一个继承财产的富贵人家的独生女儿往往不能生育，其生育力的薄弱，比起一个寻常的妇女来，差不多要大到四倍。在英国，因为贵族制度的关系，这种独生女儿是极有地位的。生这种女儿的人家当然要竭力维持她，因为她有承袭爵位之权，虽没有儿子，有了她，一个贵族的名位就不至于斩绝。而在经济地位上已趋于衰败的其它贵族人家，或虽未衰败而喜欢锦上添花的此种人家又极愿意和这种独生女子联姻，好因为妆奁的关系从而进一步的提高自己的经济地位和社会地位。不过这种贵族人家，在经济与社会地位上虽占了便宜，戈尔登以为在生物地位上却上了当，因为这种独生女儿或几代单传的人家在生育力一方面不免是单薄的，而这种单薄是遗传的，那独生女儿的盛大的妆奁里说不定就包括这种先天单薄的生育力在内，因此，娶到这种女子的人家迟早也

---

* 指普本拿与约翰孙著《应用优生学》1933 年修订本第 16 章，本书未译，详见《自序》。——编者注

不免把这种单薄的遗传品性演为事实。贵族人家子女往往不多,许多贵族门第的终于由衰败而至于消灭,这说不定是最大的一个原因了。后来别人的研究似乎证明他这种假定是很有依据,而不是凭空虚构的。㊴

费氏的理论,就建筑在戈氏的这个观察之上。他把两种女子做一个比较,这两种女子在其它良好的品性上是不分上下的,所不同的,一是有地位,有产业,而是从丁口单零的人家出来的,一是富贵的程度不及而是从丁口旺盛的人家出来的;在婚姻的场合里,前者当然要比后者多占好几分便宜。费氏从这样一个比较出发,而推论到整个的所谓社会微管性(social capillarity)或人才在社会阶梯上上升的问题。他认为才能既有此种上升的趋势,有如微管内的液体一般,不生育的倾向或生育力的缺乏也就有同样的趋势,事实上两种趋势是并行而分不开的。其它的事物尽管相等,子女少的人比多的人总要多占一些便宜,他行动比较自由,在功名利禄的世界里更可以有成就;产业的累积也比较容易,子女分到的产业也自比较的多,因此下一辈的联姻也比较方便,更容易找到才品较高的门地。这样一来生育力的缺乏就渐渐的传遍了比较能供给人才的一部分的人口,而日子一久,经过了数百年以后,人口中比较有能力的血系呈一种自然绝育的状态,余下来的人口,生育力虽大,创造与维持文化的能力却小,于是一个民族的文明终于无法继续,而以至于沦亡㊵。

费氏这一番理论,初看似乎不尽然,因为至少有一部分的事实是和它冲突的,例如,欧洲一部分的皇族,一部分的贵族,以至于美国耶鲁大学与哈佛大学的有几个毕业班里,最有才能的分子也就是子女最多的分子,而才能最差的就是子女最少的,甚或没有子女的。㊶不过费氏对于这一类的事实也有一番解释,他说,这些成功的人不过表示他们的才能特别的出类拔萃罢了,而并不能反证他的理论,子女虽多而无害于他们自身的发展,当然非才力特别优异不办,不过如果没有这许多子女,说不定他们的成就更要未可限量。这当然也言之成理。不过实际的结论是,他也认为社会应当改变它的观念,对于小家庭不再过于重视,而对于大家庭或子女众多的人家应设法减轻它的责任,使不致因子女太多而贬损它的生活标准,至少要使同一职业以内的家庭,无论子女多寡,能维持一个同样的标准。

费氏认为生育能力的缺乏可以遗传,不过此种遗传品性的根据如何,性质如何,他并没有加以申论,他只说这品性在体质与心理两方面都有关系。一方面我们固然有一些谱系的资料足以证明在有的血系里，局部的不生育性，或生育能力的缺乏，是存在的，不过就目前已有的资料与少数作家的分析㊷而言，这种遗传的相关系数不过在〇•一〇以上。这系数已经并不算小，它在数百年之内已经足以在人口中引起很大的变迁，不过要拿它来解释目前变化极快的轩轾出生率，而其变化又不出最近的一二世代，似乎是很不够。㊸

无后与不育的家庭，在最近的几个世代里，也颇有增加，特别是在受过比较高等教育的一部分人口中间。不育的原因也不一，很大的一部分是属于无可奈何的，即并不是自愿的，但也有不少的家庭是存心以不生育为目的的。有人研究过一千个受过高等教育而不生育的妻子，根据她们自己的坦白的书面陈述，发见至少一大半的不育的例子是并非由于自愿的。㊹最近另有几种研究发见在大多数的不育的例子里，夫妇双方都要负一部分原因的责任，不过，大体言之，这些原因大抵和大都市的不健全的生活有关，而此种不健全的生活并不是根本无法避免的；至于这些原因和遗传的本质有无关系，则这一类的研究并没有发见。无论如何，无后与不育的现象既和文明进展，教育发达有一种并行的趋势，驯至在美国的若干地域里，已婚的大学毕业生中不育的例子竟几乎占到总数百分之二十，这总是一个极严重的问题，而在关心民族健康的优生学者不得不力图挽救的。费歇尔的研究一方面既教我们注意到这个问题，一方面又从优生与社会公道双方面着想，要社会设法减轻大家庭的负担，是极有价值的。不过我们以为目前一般出生率的所以低降，以及轩轾出生率所以发生，社会的原因比遗传的原因为大。

在上章和本章里，我们看到就在文明的社会里，自然选择依然在发生作用。全部现象的范围很广，而内容的节目也很繁琐而不易于清理，不过经过这一番讨论以后，我们以为大体上应该有了一些头绪。人类的演化正在很快的进行之中，在死亡选择的路上，它走得已经很快，而在生殖选择的路上它走得尤其是快。进行的速率之大，我们可以说是空前的，即在任何人类以外的正常的物种里几乎从没有经见过。而在当代文明状况之下，这种速率更有长江大河一泻千里之势，比起在自然状态下的人类演化，说不定增加了一百倍还不止。

在当代的许多国家，人口学者发见，上一代的人口对于下一代人口的贡献是很不均匀的，大抵上一代的四分之一产出下一代的二分之一，上一代其它的四分之二或二分之一则于下一代维持他们原有的数量，而上一代最后的四分之一则毫无贡献。那维持原状的四分之二不论外，第一个四分之一与第二个四分之一的分别未免太大；无论这两个四分之一究属在先天品质上有何分别，这种分别显然的对于下一代的人口要发生极显著的影响，在一方面是加了倍，而另一方面是完全淘汰了。因为有这种不均匀的出生率的情形，上下两世代的人口在成分上与品质上可以发生极大的变化。究竟往好处变呢？还是往坏处变呢？这是我们目前最迫切而应当加以明辨的一个问题。

最后，在结束这两章的时候，我们还可以作几点很概括的结论：

一、在体格方面，人类对于种种疾病的抵抗力是增加了，因此，对于人烟稠密肩摩踵接的都市生活已经能取得更进一步的位育。不过对于种种所谓退化的疾病，即不因缘于微生物的疾病，此种抵抗力也许是减少了。因此，从今以后，儿童对于生命的期望比以前可以增加，而中年人对于生命的期望，或对于寿命延长的指望，则不免减少。

二、在智力方面，逐渐退化的趋势是显然而无可怀疑的。并且此种趋势已经相当稳定，亟切不容易打破。

三、在情绪方面，趋势不止一端，并且互有利弊。一方面，战争、罪恶、酒精、毒物、花柳病以及许多类似的力量正不断的把神经系统不健全的分子分别沙汰；而另一方面，因为精神病态的照常生育，这种分子又未尝不在比较大量的增加。

总之，我们就用最乐观的眼光来看，把好的坏的种种情形与趋势合起来打量一番以后，我们认为民族健康的全局还是祸多于福，是黑暗多于光明。目前的民族与全部的人类已有退化的倾向，而及时加以防止，端赖不断的采用选择的一条路径。已往的文明，大体言之，不但没有走这条路，并且把它搁过一边，任其荒废，甚至于反其道而行对于许多品性造成了一种反选择的局面，特别是对于智力一端。健全的人口是一种平衡的系统，如今这平衡是颠覆了，要恢复它，维持它，而在恢复与维持之际，要不伤人和，不用摧杀败坏的方法，唯一有效的手段是采取一个宽大的健全的与有计画的优生政策。

注释：

① 中国也有类似的民间信仰。婚姻天定，所以有缘则千里相会，无缘则觌面不逢。唐人小说中《定婚店》（李复言，《续玄怪录》）一类的故事以及这一类故事所产生的"月下老人""红丝系足"的信仰都是富有代表性的。这种信仰表面上好像和"抽彩"的看法恰好相反，实际上却是一样的，就是都是选择的反面。大抵以前的婚姻选择得当的虽多，不得当的亦不在少数，得意的例子虽多，失意的例子亦所在而有，特别是在一般智识不足的民间，于是一种反激的心理就演成了这一类的故事与信仰。

② 盲目抽取的婚姻是绝无仅有的。最近情的是中国灾荒区域里妇女贩卖的局面下所构成的婚姻。据说此种妇女有装在麻布袋里的，麻袋中的妇女，无论妍媸老少，都是一个价格，购买的人一手交钱，一手提取麻袋，可以说绝对没有选择的余地。把这种买来的妇女做妻妾，可以说是近乎盲目抽取的了。不过事实上也不是完全盲目，一则购买之际，如果可以听取袋中发出的声音，可以估量内容的轻重，甚至于可以从袋外略加摸索，则其间依然有一些选择；再则取归以后，如果发现袋中人年岁太老或过于丑陋，买主当然有不拿她做妻妾的自由，而另作别用。

③ 物以类聚，原是生物界个体相与之间的一个一般的现象，配偶的关系不过是个体相与的一种罢了。《易·乾》卦说："同声相应，同气相求"。《系辞》说："方以类聚，物以群分"。荀子《劝学》篇说："草木畴生，禽兽群焉，物各从其类也"。《左传》襄公三年称美祁奚说："夫惟善，故能举其类"。又汉代以前，即盛行一种谚语说："不知其人视其友"《史记·张释之冯唐列传》）；又说："不知其君，视其所使；不知其子，视其所友"《史记》，田叔列传后）。又如田叔列传后又引赵禹的话说："吾闻之，将门之下，必有将类"。可见下自草木，上至人类的流品，凡属有生之物，没有不表示类聚的倾向的，配偶的关系，下自草履虫的自动的选择，上至人类的"品貌相当""门地相对"的讲求，不过是此种倾向的一部分罢了。原书于类聚配偶的原因，未加深究，只说"决不止一端"一语，特为补充其说如上。

④ 见琼斯（H. E. Jones）所著文《理智能力的同类相婚》，《美国社会学杂志》，第二十五卷，第二期，一九二九年九月。

⑤ 自觉的与直接的根据智力的婚姻选择，因为婚姻不由自主而由父母之命的缘故，在中国上流阶级里是特别的多。一个聪明的男青年，以至于男孩子，做了一首好诗，对了一个佳对，撰了一篇好文章，受老辈赏识，因而娶得妻子的，在稗官野史以及正式的史籍里可以找到很多的例子。在科举时代，这种例子更是不一而足，一篇上好的八股文往往成为婚姻的媒介，"入学做亲"的风俗，"洞房花烛夜，金榜挂名时"一类的佳话，有很大的一部分可以推溯到这样一篇八股文章。

中国考试制度与门第婚姻有极密切的关系，编译者别有专题研究，在进行中，兹不多论。不过有一个故事不能不在此加以征引，一则因为它可以表示这种关系的影响，所被极广，至于轶出了中国本国以外，再则如果这故事是真的，则其所表示的婚姻与智力的相关系数，即不到整数的 1，至少也相去不远，而成人类婚姻史里绝无仅有的一个例子。"清初，有郑天锡者，为安南港口国王。邑中男女，皆以通汉文韵学为风尚。男女结婚，亦以诗为定。每岁由国王牌示：凡男女年龄在十五岁以上，二十岁以下，如有愿成婚者，提前向国王报名。自传谕之日起，至限满之日止，核计男女人数，例如男子得二千名有奇，而女子只得二千名，则将男子之余数割去，留俟来年；必使男子之数与女子之数相符为度。……人数配定后，由国王遴派贵族大臣，如中国礼闱中之正副总裁然；命题考试；诸卷尽行弥封。考试者将卷评定甲乙后，进呈于国王，王再详加披阅；最后大集廷臣，公同拆弥封，填姓名于榜上，以示大公；填毕，男女两榜，同时张挂。女子第一名嫁男子第一名为妻，男子第二名娶女子第二名为妇，依次递推而下，无所争亦无所怨。至容貌是否相称，则在所不计。前列者多由国王资助奁妆，颁赐筵宴，最下者亦有馈遗云"。（黄兢初编著：《华侨名人故事录》，页二六—二七，民国二十九年，商务印书馆出版）。

⑥ 见原书作者之一，普本拿氏所著《加利福尼亚州优生绝育论文辑录》，人类改良基金会出版。加州巴萨第那（Pasadena），一九三〇年。

⑦ 中国人讲婚姻选择，至迟从宋代以后，也有相类的见地与习惯。宋儒安定先生胡瑗说，嫁女应嫁胜于我家者，娶妇应娶不如我家者，后来《朱子家礼》以及清人曹庭栋的《婚礼通考》等书上都似乎引到这句话，认为是最合理的。所谓胜，所谓不如，直接指的当然是门地，是经济地位与社会地位，不过间接也牵涉到智力，因为这些都是相关的。关于原因的讨论，似乎还有一层原书中未加讨论，就是男女变异性的不同。男子的变异性是不是比女子为大，至今还是一个争论不决的问题，不过据大多数学者的见地，认为女子平庸的相对的多，而男子则两极端的相对的多；如此说来，则比较上等的男子择偶，势不得不找到比较平庸的女子。

⑧ 详见达氏所著《人类的由来》（The Descent of Man），一八七一年初版。

⑨ "内转"是分析派心理学的名词，和"外转"是对待的。外转近乎进取的狂，内转近乎有所不为的狷，过分的狂或狷都是一种不健全的心理状态。

⑩ 中国人讲婚娶，特别注重这一点。我们总说宜家之妇以稳重为第一。所谓妇有四德，德、容、言、工，其实都归结到这一点。至于体态活泼而至于轻佻的程度，口齿伶俐至于便佞的程度，则可以做旁妻或妾，而不宜乎做正妻。不过我们虽讲求这种辨别，而其选择的影响则不大，因为旁妻一样的生育子女。

⑪ 参看阿尔瓦瑞兹（Walter C. Alvarez）所著文《性器官对于女子血压所发生的影响》，《内科医学藏档》，第三十七卷，页五九七—六二六，一九二六年五月十五日。

⑫ 参看潘光旦，《中国之家庭问题》*，又，《民族特性与民族卫生》，页三五二—三五四**。

⑬ 男女结合，我们通称姻缘或因缘。其实就大多数的例子而论，因的成分少而缘的成分多。所谓近便的因素，就是一种缘了，其它更基本的因素才是真正的因，要讲求婚姻选择的进步，我们应当多多的就因一方面努力，例如家世清白之类。近人喜欢提倡男女交际，谓之社交，认为适当的社交足以促进婚姻的选择，这是不错的，不过如果只注意社交的机会，而忽略从事于社交的人的人品家世，则依然犯了重缘轻因的通病。

⑭ 在中国当然也有同样的情形，一方面总有品质地位不如人而想"高攀"的个人或门户；一方面也以有以类聚婚姻最为近理而力持"齐大非偶"之戒的。关于世道的人，又特别在这一点立下训条，供后人参考，例如宋袁采《袁氏世范》说："有男虽欲择妇，有女虽欲择婿，又须自量我家子女。我子愚痴庸下，若娶美妇，岂特不和，或有它事；我女丑拙狠妒，若嫁美婿，万一不和，卒为其弃。凡嫁娶因非偶而不和者，父母不审之罪也。"

⑮ 见贝尔金斯（H. F. Perkins）等所著文《低能者与癫狂者的子女》，《浮蒙忒州的优生调查》，第三年度报告，一九二九年。

⑯ 见格林（C. V. Green）所著文《低能者的出生率与死亡率》，《童年研究》（*Juvenile Research*）杂志，第十二卷，第三第四期，页二四四—二四九，一九二八年九月与十二月。

⑰ 见普本拿所著文《低能者的生育量》，德国《种族生物学与社会生物学藏档》，第二十四卷，一九三〇年。

⑱ 见戴顿（Neil A. Dayton）所著文《智力与子女的多寡》，美国《遗传杂志》，第二十卷，第八期，页三五六—三七四，一九二九年八月。

⑲ 此在近代以前、即近代式的商业发达以前的中国，则很不然。一个人如只有钱财，而没有出身，在社会上的地位依然可以很低。反之，一个秀才先生，尽管家徒四壁，室如悬磬，饔飧不继，依然不失他的身份。

⑳ 见乌资所著文《故家旧族的绵延》，美国《遗传杂志》，第十九卷，第九期，页三八七—三九八，一九二八年九月。这在中国也有同样的情形，并且比乌氏所征引的例子还要见得显著，参看编译者所著《明清两代嘉兴望族之研究》***，稿藏中山文化教育馆。

㉑ 见瑞埃斯（Stuart A. Rice）与威雷（M. W. Willey）合著文《大学毕业生与出

---

* 见《潘光旦文集》第 1 卷。——编者注
** 见《潘光旦文集》第 3 卷第 228—229 页。——编者注
*** 见《潘光旦文集》第 3 卷。——编者注

生率》，美国《遗传杂志》，第十七卷，第一期，页一一一一二，一九二六年一月。

㉒ 见洛林士（Weld A. Rollins）所著文《大学毕业生的生育力》，美国《遗传杂志》，第二十卷，第九期，页四二五一四二七，一九二九年九月。

㉓ 见勃朗（J. W. Brown）、格林乌德（M. Greenwood）与乌德（F. Wood）合著文《英国中等阶级的生育力》，英国《优生学评论》（*Eugenics Review*），第十二卷，页一五八一二一二，一九二〇年。

㉔ 见格瑞芬（J. B. Griffing）所著文《中国人中教育与子女多寡之关系》，美国《遗传杂志》，第十七卷，第九期，页三三一一三三六，一九二六年九月。

㉕ 此是美国独有的一个基督教的宗派，创立者名斯密士（Joseph Smith），加以发展的人名杨恩（Brigham Young），最初因实行一夫多妻制，不见容于舆论，因率全部教徒西迁至犹他州（Utah）；犹他州的开辟与发展，这一派信徒的贡献为多。茅门宗信徒主张多妻，也主张多子，后来多妻的制度虽经废弃，但多子的主张则仍旧。

㉖ 见勃特（N. I. Butt）与纳尔生（Lowry Nelson）合著文《教育与子女多寡》，美国《遗传杂志》，第十九卷，第七期，页三二七一三三〇，一九二八年七月。

㉗ 亦见半克（Howard J. Banker）《教育与生育量》，美国《遗传杂志》，第十六卷，第二期，页五七一五八，一九二五年二月。

㉘ 巴柏（Ray E. Baber）与著名社会学家洛斯（E. A. Ross）合作的专题研究，《一世代中美国家庭中子女多寡之变迁》。威斯康新大学社会科学与历史丛刊，第十种，一九二四年威斯康新州麦迪生市。从民族生命与健康的立场看，近代女子高等教育是一大失败，即此一种作品，已足够证明了。

㉙ 荷尔姆斯教授《供给大学生的血统的生育力》，美国《遗传杂志》，第十七卷，第七期，页二三五一二三八，一九二六年七月。

㉚ 参看美国著名社会学家奥格朋（William F. Ogburn）与梯别茨（Clark Tibbitts）合著文《出生率与社会阶级》，《社会势力》，第八卷，第一期，页一一一〇，一九二九年九月。

㉛ 美国著名生物统计学家泊尔（Raymond Pearl）《轩轾生育力》，《生物学评论季刊》（*Quarterly Review of Biology*），第二卷，第一期，页一〇二一一一八，一九二七年。

㉜ 塞腾斯脱瑞格（Edgar Sydenstricker）《根据经济地位的轩轾生育力》，美国《公共卫生报告》，第四十四卷，第三十五期，页二一〇一一二一〇七，一九二九年八月三十日。

㉝ 见德国包尔、费歇尔、伦兹合著书《人类遗传学与种族卫生学》，上下二册，慕尼黑一九二七年第一版及一九三一年第三版。

㉞ 美国俄籍的著名社会学教授苏洛金（P. A. Sorokin）《美国百万与百万以上的富翁：一个比较的统计研究》，《社会势力》，第三卷，第四期，页六二七一六四〇，一九

二五年五月。

㉟ 诺忒斯坦（Frank W. Notestein）与萨鲁姆（Xafira Sallume）合著文《都市人口中各职业阶级的生育力》，《密尔板克纪念基金会季刊》（*Milbank Memorial Fund Quarterly Bulletin*），第十卷，第二期，页一二〇——三〇，一九三二年四月。

㊱ 塞腾斯脱瑞格与诺忒斯坦合著文《根据社会阶级的轩轾生育力》，《美国统计学会杂志》，第二十五卷，第一六九号，页九—三二，一九三〇年三月。

㊲ 见原书另一著者约翰孙所著文《优生学者眼光中的财富分配》，《社会卫生》，第七卷，页二五一——二六四，一九二一年七月。

㊳ 参看美国著名统计学家威尔考克斯（Walter F. Willcox）所著文《一＊〇〇年以来美国土生白人的生育力的变迁》，《密尔板克纪念基金会季刊》，第十卷，第三期，页一九一——二〇二，一九三二年七月。

㊴ 例如斯坦恩（Charles F. Stein, Jr.）著《独子或独女的比较生育力》，美国《遗传杂志》，第十七卷，第五期，一九二六年五月。

㊵ 见费氏所著书《自然选择由于遗传论》，一九三〇年牛津大学书局版。又参看华克纳孟司劳（Willy Wagner-Manslau）所著文《人类的生育力：它的遗传基础的证明》，英国《优生评论》，第二十四卷，第三期，页一九五——二一〇，一九三二年十月。

㊶ 见乌资另一论文《成功者多子女》，美国《遗传杂志》，第十九卷，第六期，页二七一——二八〇，一九二八年六月。

㊷ 例如休士的斯（R. R. Huestis）与麦克斯威尔（Aline Maxwell）合著文《家庭大小也是家传的么？》美国《遗传杂志》第二十三卷，第二期，页七七——七九，一九三二年二月。

㊸ 编译者在此觉得原书著者的话没有十分说清楚。他们一方面似乎并不根本反对生育力的大小的遗传，不过虽不反对，却又觉得不便太轻易的接受；另一方面则对于费歇尔氏的学说又觉得不妥，因为这两部分理论，据他们看来，和优生的原则根本有刺谬的地方。编译者以为这两部分的理论是截然二事，前者可以坦白的接受，而后者则可以率直的否认。换言之，生育力的大小是遗传的，但这是个别血系的事，而不是整个的阶级的事，或人口某一个特殊部分的事；再换言之，智力高下与生育力大小之间，就遗传的基础而言，并没有密切的相关，而如果二者都是健康的表示而多少有些相关的话，这相关是正面的，而不是反面的。生育力的大小是遗传的，而费氏的错误是在把生育力的不足认做智力阶级的遗传中所比较独有的事。中国人的经验里一向承认"多子"是遗传的，择婚的人往往特别看重多子的人家，而避忌几代单传的人家（参看《晋书·后妃传·惠贾皇后传》）。同时，中国智识阶级的生育力与量，即使把娶妾

＊ 原书此处空缺一字。——编者注

的影响除外,也并不小于任何其它阶级;这一部分的事实也足以反证费氏的学说。

㊹ 详见奥士朋(Frederick Osborn)编《社会优生学》,上下二册,一九三三年,纽约版。

第七章　人文选择一——战争之例

　　人文选择的概念显然的是从自然选择的概念推论得来①。我们既然看到自然环境里有种种势力可以引起选择或淘汰的影响，我们就不难进一步的发见意识环境或文化传统里，也有种种势力可以引起同样的影响，特别是对于若干文明比较悠久的民族。达尔文和戈尔登的议论，早就暗示到这一点，不过二人不是社会学家，没有能加以发挥。英国政论家白介特（Walter Bagehot）倒是在这方面有过发挥的一个人，并且有一部分的议论比达、戈两氏的还要早几年。②不过在这方面推究得最早而最比较详细是法国的一位作家，叫拉普池（Vacher de Lapouge），他在十九世纪的末年（一八九六）就发表了一本著作，题目就是《社会选择论》（Les selections sociales），所谓社会选择，就等于人文选择。拉氏是一位有偏见的作家，特别是种族的偏见，所以通常我们总把他归在所谓种族武断论一派，不过他的作品又和一般的种族武断论者不同，他有许多不蹈前人窠臼的真知灼见，而对于一知一见，大都能旁征博引，加以证实；他的社会选择论就是很好的一例。如今我们把拉氏的理论简单的介绍一下，作为本章的楔子，其中一部分种族偏见的话，我们撇开不引。③

　　拉氏接受达尔文的演化论，认为物种的演化的主要原因是自然选择，是由于物竞天择，适者生存。不过一到人类，他认为自然选择渐由社会选择取而代之，而自然环境的重要地位也逐渐的转让给社会环境。自然选择的影响，从人类所不能避免的价值观念的立场来看，是有好坏的，好的是进化，坏的是退化，如今社会选择的影响也复如此，而就历史的事实与目前的趋势而论，社会选择的结果是弊多于利，退化多于进化。拉氏的分析认为重要的社会选择的势力有八个。

　　一是军事的或战争的。拉氏认为在有机演化史里，战争的趋势与频数有增无减，即，人类爱好斗争，在其它动物之上，而近代人类尤在古代人类之上。除了原始时代的战争而外，一切的战争所消耗的总是人口中比较最健康，最强壮，最勇敢的部分。希腊罗马以及其它古代民族之亡，可以说一大部分是亡于这种分子的消耗。

二是政治的。日常政治场合里的钩心斗角以及特殊的大规模的政争，革命，和朝代的兴替都有严重的反选择的影响。古代的希腊罗马，近代的法国革命，消灭了不少的优良的分子。而到了近代，因为民主政治与政党政治的末流之弊，政治生涯特别容易维持品质低劣的人，而淘汰品质卓越的人。智能浅薄、奴隶性成、与善于玩弄手段的政客与野心家比较容易得志，而特立独行与夫在思想上能别辟蹊径的分子反而遭受压迫，屈而不伸。拉氏这一番话是在四十多年前说的，如果在四十多年后的今日，见到了集体主义与极权主义下的政治以后再说，更不知将如何之感慨系之。

三是宗教的选择。宗教选择的影响有直接的，也有间接的，有几种的宗教主张独身，尊崇童贞，因而发生的影响，是直接的；而独身的实行又往往只限于一部分的信徒的领袖，例如僧侣或神父，而此种领袖在身、心、德行等方面又往往高人一等，所以影响所及，势必利少弊多，而造成一种反选择与退化的局面。从这个立场看，回教要比基教徒，特别是天主教，占便宜，因为它不但不主张独身，并且容许多妻。宗教又因为坚持信仰要统于一尊的关系，不免压迫所谓教外的异教，教内的异端，因而引起禁锢、放逐、杀戮、以至宗派战争等行为，这些便是间接的影响了。至于因为对于两性关系的歧视，而引起苦行主义或禁欲主义，又因教条的限制过严，不容信徒与教外的人结婚，等等，则其影响可以说是直接与间接的参半（详见下章）。

第四种选择影响是道德的或礼教的。这在西方是和宗教的选择有密切的联系的。礼教对于性的行为与性的表现往往多方的约束，例如对于裸体的禁忌，使我们对于体格健全与不健全的人根本无法辨别。道德又责成我们举办各种的慈善事业，教我们体天地好生之德，不但把身心品质十分低劣的分子维持到尽其天年，并且更培养了他们的血统，使他们不断的长养子孙。这种影响显然的又是反选择的。

第五是法律的。在刑法方面，一部分接受惩处的人固然是罪有应得，即使因死刑而受淘汰，也不足惜。但所谓政治犯一类的分子，往往有很大的聪明才智，徒因政见的不同，而遭受禁锢、放逐、以至于杀戮，从一朝一党的立场看，固然是成功，从整个而永久的民族立场看，却是一大失败。在民法方面,血亲结婚的限制,多妻与重婚的禁止,使良好的血统不能集中,不能比较多量的蕃殖,而同时却又容忍娼妓制度的存在,也多少发生过一些反选择的影响。

六是经济的势力。这也是反选择的,因为善于谋利的人往往不是人口中真正优良的分子,而真正优良的分子大都不重视钱财。这还是就一般的经济生产活动而言,如果专就一部分蝇蝇苟苟、唯利是图的活动说,或因侥幸,或用欺诈,或由贪婪,或不惜利用种种卑鄙龌龊的手段,来获取财利,因而提高个人的生活,维持一家的血统,而洁身自好、廉让为怀的分子反而不得不在个人生活与蕃殖方面,竭力的搏节限制,甚至于根本不能结婚,不能成家立业,这不是显而易见的违反了选择的原则么?以财富做姻选标准的婚姻也有同样的危险,一个贫困而优秀的分子和一个富裕而卑劣的分子配合,结果总是一个品质的降落。近代的重商主义与金钱政治可以说是整个的反选择的。一个以财富为基础的国家或时代是种族演进的最大的敌人。

第七是职业的选择。职业是有高下的,其需要的才智是不齐的。人口统计的数字发见高等职业的分子往往结婚迟而生育少,而低等的则反是。这又是一种反选择的局面。

第八种的反选择的局面是由于人口有都鄙之分与夫人口在都鄙间的移动。近代工商业的发展是以都市为中心的,它必须靠大量的精力过人的分子来维持,于是原来居住在乡间的这一类的分子就不断的向都市里迁徙,而一经迁徙以后,或因恶习与疾病等种种关系,不得不迟婚节育,或因名利观念太深,享乐的欲望太大,而自动的迟婚节育,终于把良好的血统斩绝了;斩绝得愈快,则乡间移来的分子不得不愈多,而这些后来的分子也必终于踏上同样的覆辙。

拉氏的理论大要是如此。其实社会选择或人文选择的势力远不止这八种。大抵一个观念、一个标准、一种风俗、一种制度,无论属于社会生活或文化生活的那一个方面,只要历史比较长久,所影响的人口部分比较广大,多少总要发生一些选择或反选择的效果。例如近代的医学卫生,因为过分的偏重环境的影响,又如近代的高等教育,因为过分的偏重个人的功利,都已经成为一些有力的反选择的势力。就中国历史说,最强大的两股选择势力殆无过于家族制度和科举制度。④

严格的说，自然选择和人文选择是不容易划分的。一则文化选择要发生效用，势必经过生殖与死亡的两大关口，而这两个关口都是生物学的，都属于自然的范围。再则一部分的人文选择的势力一半也是自然的，例如战争，人类以外的动物也有战争的现象，而许多的心理学家承认斗争是人类的天性中的一种行为倾向，甚至于认为它是一种本能，不过自从文明日进以后，因为种种文化势力的推波助澜，更见得变本加厉罢了。我们在上文关于自然选择的两章里，事实上也不得不随时关照到种种社会与文化的势力，不但关照，并且还按了次序加以开列，特别是在关于生殖的一章里。

人文选择的势力既不一而足，我们势不能逐一加以分析，姑就战争与宗教两大势力，分别在本章与下一章里作比较详细的讨论，随后又有三章，或论种族，或论社会改革与经济改革，多少也就人文选择的立场说话。

战争的行为总不免改变一个民族人口的成分。从优生的立场看，这种改变是利害得失参半，而总结账也许是盈，也许是亏，那就要看情形说话了[5]。这种改变的发生不出三个时期：

一、准备的时期。

二、作战的时期。

三、战后调整的时期。

一、第一个时期里很关紧要的一点是近代国家都有一个很大的常备军。常备军的设置不免把大量的正在生殖时期里的壮丁从一般人口里隔离出来，以至于不能及时结婚生育；如果兵役的时期特别长，而加入的分子是由比较严格的选择而来，即真正是一些壮健有为的分子，则其影响显然是有害的。如果兵役的时期不长，即经过短期的严格训练以后可以暂时退伍，非国家有事不再入伍，则影响自然较好，并且有人说，恐怕比四年的大学教育还要好些，至少没有四年大学教育的那般坏，因为，兵役可以增进健康，养成能克苦、爱勤劳、有纪律的生活，因而于退伍以后，比较容易找到配偶，也比较容易成家立业，而做一个良善的父亲。[6]在有的少数的军队里，这些也许是事实，但就别的与一般的军队而言，士兵的健康与习惯往往是所得不偿所失。

在军官的阶级里，此种反优生的影响当然更见得显著，一则因为从军对他们大都是终身的职业，再则他们都是军官大学出身的人，在智能上大都要高人一等。在欧美各国，又往往因为习惯和不得不维持相当高的社会标准的关系，他们不是不结婚，就是结婚得很迟，而对于子女的数量，也是限制得很厉害。目前主持军政的人似乎还见不及此，对于他们的婚姻生育不但不能加以鼓励，并且还变本加厉的予以限制，例如，一九三二年六月，美国当时的海军部长亚当斯（Charles Francis Adams）下过一个令，教海军大学的学生，至少要于毕业满两年以后，才许结婚。⑦

常备军的维持和花柳病的传播也有很大的关系；据我们所知，这已经是维持常备军的国家的一个通病，其间很难找到几个例外。军人于服役期内，虽不能结婚，势不能不有不规则的性生活，这就是花柳病的来源了，而此种疾病的发生势不能限于军队本身而止，终必散布到一般的人口之中，而引起不育与高度的婴儿死亡率一类的很严重的影响。我们固然承认，常备军的所在地未必就是花柳病传播的中心，而就美国军队而论，自第一次世界大战的初期以后，花柳病的流行已经减少了很多，但即在今日，问题还是相当的严重。

在第一次世界大战以前，英美一类国家的常备军是不大的，并且大都由于应募的志愿兵所组织而成，其中总有一部分是流浪性比较发达、情绪比较不稳称、而不适宜于寻常生计的人，换言之，即优生的价值也许在水平以下的人。在这种情形之下，一个常备军说不定可以有几分正面的选择的效力，就是把这一类不适宜于文明生活的分子整批的加以淘汰。⑧所以在当时的主要的优生损失是限于军官阶级的一方面，而不在一般的士兵一方面。

不过在强迫兵役制之下，情形就不同了。自第一次世界大战开始到现在，在这种兵制下得来的军队不再代表着人口中一部分直线的血系，而代表着种种血系的一个横断面，并且是一个在均数以上的横断面，因为凡属身心品性有所残缺而不适宜于军队生活的分子全都在被摈之列。因此，我们可以说这种兵役制度本身就是一个反优生的制度，而亟应设法加以限制或纠正的。

兵可以千年不用，而不可一日不备，而常备军的设置，特别是在强迫兵役制度之下，又有这种种有乖民族健康的影响。欲求一个两全之道是不容易的。我们姑且提出下列的四五点来，以供关心国防的国家当局参考。

（甲）如果一个常备军是由征募而来的士兵组织而成，而一经入伍，又须长期服役，那最好是不要收录年岁太青的分子。太老当然也不行。那就得加以折中；我们要的是壮丁，但我们所要的壮的程度应当有一个限制，即以不妨碍军事的效率为度。如果一个满三十六岁的壮丁还没有结婚，前途大概就不会结婚，而他的优生的价值，大概也不会太高。不过就体格与一般能力而论，他还不失为一个壮丁，教这样一个人加入兵役，民族纵有几分损失，那损失也不至于太大。但如果应募的是一个十八岁到二十五岁的青年，情形就不可同日语了。

（乙）除非士兵都是才质椎劣的分子，军队之中无论如何不应当鼓励独身政策。要避免这一点，最好的是要缩短在伍的期限。如能更进一步，鼓励士兵结婚，与以成家立业的种种方便，自然更好，即使在士兵方面做不到这一层，至少要下级军官要做到这一层。

（丙）就军官方面说，除了这些方便之外，应更规定一种子女津贴的办法，多生一个子女，应多领一份保养子女的补助金。这种力量虽未必太大，至少可以说军官阶级的出生率不再降低，甚至可以稍稍提高；就目前美国的海陆军界而论，这种出生率是很低的，其它文明国家的情形怕也是大致相仿。

（丁）如果国家必须建置一个很大的军队，那与其征募，倒还不如普遍的实行强迫兵役的制度，因为如果真正普遍实行，而标准又不过于严格，则后者的反选择的影响毕竟比较的小。在大学的青年应当就在大学过程里接受军事训练，而不应另有训练的时期，例如在第一次世界大战时，美国就这样实行过。大学生的应否接受军事训练，也要看国家实行的是不是普遍的强迫兵役制，设或不是，大学校里自没有设置这一科的必要。⑨

（戊）国家在危急存亡之秋，当然每一个公民有应召出力的义务，不过我们应当注意，各人的才具是不同的，所出的力应当是每一个人所能出而出得最有效率的一种力量。因此，如果把有过专门训练的科学与技术人才往战线上送，是判断上的一个严重的错误。在第一次世界大战的时候，英国就铸成过这样一个大错，⑩而其它国家多少也有同样的情形。近代战争与古代的不同，后方的重要并不亚于前方，所以这种专门的人才应当用在后方，而不应当开赴前方，作为冲锋陷阵之用。

二、第二是作战的时期。上文说过，战争不止是一种人文选择的势力，也是一种自然选择的势力，所以我们必须从死亡、婚姻、与生育三方面来加以分析，换言之，必须从轩轾的死亡率、婚姻率、与出生率三方面加以观察；同时，战争也是一种群内以及群际的竞争[①]，而群际与群内的竞争也自有其选择的影响，所以这些方面也应当充分的顾到，否则战争的选择的意义还是不容易完全明了。

（甲）关于群际或群与群之间的死亡选择，我们必须先就两个民族的相对的品质加以比量，我们要问两者之中，究属那一个对于人类的演进已经有过而前途可以有更大的贡献，其有更大的贡献的一个自然是更有保全与维持的价值。

种族是有差等的，而由各种不同的种族成分所造成的民族也是有差等的。这种差等的现象可以从好几个方面观察出来。（一）彼此在比较隔离的状态之下，即同样的不受外来影响的状态之下，两个种族或民族的文化造诣是不齐的。（二）在同一个社会里，在同一个竞争场合之内，双方的造诣也有不齐，因而在地位上不免分一个高下。（三）一个种族或民族对于人类的文化多少总有一些自出心裁的贡献，但有的多，有的少，其间也很不一致，贡献多的总比少的要高出一等。（四）人类的品性虽大致相同，但种族与民族之间，总有后天环境所不能解释的许多程度上的差别，而此种差别大都可以用统计方法研究出来，事实上这种统计的结果目前已经不少。在一个富有感伤主义而主张极端的环境论与平等论的人看来，这一类的观察是绝对要不得的。不过事实终究是事实，种族之间或民族之间，在各种品性上，尽管只有程度上的不齐，即彼此变异性的范围多少总有好几分的掩叠，而彼此均数的不同，却终究是很实在的。如果我们不接受演化的理论则已，否则这也是一个无可避免的结论，因为人类的来源尽管是一个，而一经移徙分化，一经不同的环境加以选择与淘汰以后，即一经成为许多不同的种族，以至再从种族混合而为民族，其间程度上的差异与均数上的分别是必然的一种结果。

两个敌对的军队，在品质上孰高孰下，有时候是不容易比较而加以判断的。当初埃及人和尼罗河上流的部落作战，这种高下自然是很容易划分。不过到了近代的普法之战，日俄之战，南非洲英荷之战，美国的南北战争，两军品质的优劣，特别是在精质上的优劣，我们所知有限，就很难下一个断语了。

　　从整个人类的立场看，战争的优生影响究有多大，一则要看双方品质究属高低不同到什么程度，再则要看双方对比以及对双方原有人口的比例上的损失究有多大。根据这一类的看法，可知历史上的战争大抵不出以下的三四类。第一类是，一方面的军队是组织完整、纪律严明、武器锐利，而一方面只是一个好勇狠斗的部落所派遣的队伍，结果是后者被前者完全消灭了。一八九八年英国军队，在吉青纳将军（General Kitchener）指挥之下把非洲中部苏丹（Sudan）区的黑人悉数扫灭，便是最近的一个例子。在这一类的例子里，大抵战胜的军队，在精质上要比战败的军队为强，但也有相等的，甚至于战败的军队实际上比较胜的还要优秀一些。

　　第二类战争的结果是，战败的一方不是靡有孑遗，而只是作战的丁男见杀。剩下的妇孺大抵被战胜者劫掠而去，成为战胜者的民族的一部分，并且终于在血系上发生混合。结果是在战胜民族或部落的精质上引起一番变化，增加不少的变异性，这种变化有时候是好的，也有时候是坏的。

　　第三类战争的结果是，征服者与被征服者在社会与生物学上并不混合，而前者只把后者用作一种经济侵略的工具或对象，如果被征服者，在被压迫的状态之下，能维持充分高的出生率，甚至于逐渐高出征服者的出生率，则若干世代以后，不难复兴起来。否则，到若干世代以后，也可以到一个靡有孑遗的地步，和战败后当场被战胜者完全歼灭实际上没有分别。

　　不过地位大致相等的国家发生战争时，胜负的决定大抵由于单个民族的品质者少，而由于合纵连衡的关系者多。交战的一国，如果与国或同盟国多而且强，则操胜算的机会就比较的大。这一类同盟的缔结和民族品质的良好往往没有什么特殊的关系，一则弱小的民族自然有一种联合的倾向来应付一个强大的民族；再则主要作战国的一方如果有胜利的希望，或此种希望越来越大，一部分本来中立的次要的国家就会中途和它发生联系；三则军事同盟或政治同盟的缔结，事齐事楚，往往也是一件碰巧的事，就是，要看当时在朝与掌权的是许多批领袖中的那一批。在近代国家，这种领袖的代谢往往是很快的，例如，在美国，一个喜欢战争的罗斯福（Theodore Roosevelt）和一个尊尚理想的威尔逊（Woodrow Wilson）先后掌权，中间只差得四年。在俄国，罗曼诺夫皇朝和列宁的苏维埃政府只差得八个月，法国内阁的朝夕更迭，更可以不必说了。在这种情形之下，如果有同盟关系的发生，几年以至于几个月之间可以有很大的分别。

近代欧洲各国的战争，特别是一九一四到一九一八年的一次，所参与的国家或民族在品质上都不能不说是很高的。而战衅一开以后，谁也不肯示弱，谁都主张战斗到底，所以双方的死亡率都是很高，从优生的立场看，其为人类亘古以来未有的大损失，自是不言而喻。第一次世界大战的结果，据最低而最仔细的统计，凡经动员而死亡的官兵大约有一千一百万人（其中八百万人死于创伤，三百万人死于疾病）[12]，而其它也比较切实的估计则认为至少还要加上二百万人，即一千三百万人。[13]

至于每一个作战国的内部发生了些什么选择的影响，我们必须把参战的将士与不参战的民众，就年龄与性别，先作一番比较。换言之，我们要看作战的军队是怎样产生的。

如果军队是一种职业性的军队，并且和其它的职业一样，所有的士兵也领取工饷，则也许除了体格一端而外，其品质大概不会比一般人口的水平为高，并且在许多重要的方面说不定比一般的水平要低劣许多。[14]这在上文已经讨论到过。

如果是由普遍的兵役组成，则军队的品质，在体格方面显然的要比人口的均数为高，而在其它方面，或许也要略微高些，因为在征集的时候，体格上有缺陷的分子是绝对的不合格的，而心理上有缺陷的分子，大抵也摈而不录，不过严格的程度要次于体格的检查罢了。

如果一个军队是由志愿兵组成，这样一个军队的品质高下大部分要看他们所参加的战争究竟有什么目的，究竟是一个寻常侵略性的战争，还是一个有道德意义的战争。如果是后一种，则自动参加的人中间一定有不少富有理想与富有道义感的分子，而这种分子的牺牲当然是特别的可惜。[15]不过春秋无"义战"，后世真正的"义战"恐怕也不多，为国的人往往会运用外交的手腕、宣传的技术、以及其它激动群众情绪的方法，使一个侵略的战争，一个好大喜功的战争，表现为一个十字军东征似的道义的战争；其实十字军本身又何尝不别有作用呢。许多历史家认为一八九八年美国向西班牙所宣告的战争也就是这样的一个。越是一个有政治作用的战争，便越有人要把它说得天花乱坠，也就越有人要上当，而民族的损失就越大；君子可欺以真方，难罔以非其道，而上当的人中间总有一部分是这种君子。

但志愿军中间也有大部分是一些侥幸的分子，流浪的分子，在乡土社会里既无个人的地位，更无家族的系恋，从军以后，如果一时不死，反而可以图一个温饱，立一些功名，以至于发一些横财，作一些威福。这种分子的品质大抵不会很高，大抵要在民族的一般水平之下，所以即使在疆场上遭受牺牲，民族决不会吃亏，甚至于还要占些便宜，因为此种分子一少，国内日常的合作生产的太平生活可以更进一步的容易维持。十九世纪末年南非洲战争中英国所派遣的远征军大概就属于这一类。

近代欧洲诸国的国际战争对于各民族的元气的斫丧，无疑的是再大没有的，因为这种战争所用的军队全都由年富力强的壮丁组织而成。留在后方的大都是根本上不适宜于上阵的人，而至于让他们生男育女，传宗接代，一般人倒又未必认为不适宜，这显然是一个矛盾了。

在一国军队的内部，选择的力量也始终不断的活动。作战期间的死亡对于各色品质的士兵并不是平匀分配的，甚至于不是玉石不分的，而是玉碎多于瓦全。大抵越勇敢越容易遭遇死亡；冒失的与迟钝的也有同样的情形。后面两种分子的死亡对于民族的损失不能算大，但第一种总是十分可惜的。近代战争中，自从大炮、地雷、炸弹、毒气一类的武器越用越多以后，我们也承认，就军队内部而言，玉石不分的趋势，已越来越大，即选择的影响已越来越小。

在近代的战争里，大抵官长阵亡的数目相对的要比士兵为大，所谓相对，其相对的当然一方面是官长的总数，一方面是士兵的总数。这种较大的官长的损失当然是最可惜的，因为这些分子都有好几分领袖的才具，一个民族在战后要重新建设，就要感觉到这种人才的不敷分配，其为不合于优生的原理，自不言而喻。官兵相对的损失究有多大，每次战争与每次战争中各国军队的经验当然很不一样，真正周密的数字恐怕也不容易得到，姑举普法战争中普鲁士一国的损失为例：

各级官兵	千人中死亡数
将官	46
参谋官员	105
阵地官员	88
下级兵官及士兵	45

不过在第一次世界大战的时候，因为战争方式及其它情形的变动，在

一部分的军队里,官长的死亡率已较前略有减少。德国四一〇〇〇〇个各级官员中,阵亡的占百分一三・八,而一三〇〇〇〇〇个下级军官和士兵中,阵亡的占百分之一三・〇,⑯其间相对的差别已稍稍末减。亨特(Harrison Hunt)研究美国官兵的伤亡,也发见类似的情形。这大概是由于战争技术上的一些变动,使官员阶级,在作战的时候,以沉着应付为原则,而不再以勇于争先、慷慨赴死见长。英国在作战的最初几个月里,官员中这种分子特别多,所以牺牲特别大,但后来也进步了。大抵一个战争进入持久的境界以后,各交战国的军队知道一时的勇气不足以取胜,便渐渐的转进到镇定与沉着的地步,于是这一类英勇而事实上无裨大局的牺牲便会相对的减少。不过,据亨氏的研究,在这次战争里,美国哈佛大学的毕业生死亡得特别多,其比率要在同年龄的一般男性人口之上;大学毕业生是一些出类拔萃的分子,特别是哈佛大学的,其为损失,已经是够严重的了。

近代战争是玉石不分的,即使稍有分别的话,其所分的程度亦极有限,上文的讨论已经可以说一个明白。但这是只就一个军队的内部而言。如果就一国的军队与同国的一般的人口而言,那玉石之分的程度就相当的清楚,换言之,在军队中的石块比起一般男性人口来,还是一些比较良好的石块,他们的损失还是可伤的;而真正的顽石则留在后方,照样的吃、喝、享受、生殖,往往与平时没有分别。例如,第一次世界大战时,美国所强迫募集的士兵中,二八七〇〇〇个是身心有些缺陷的,其中因缺陷的程度较深而终于被摈的占到百分之八三,而保留的只百分之一七,而这百分之一七的士兵又并没有都上前线,他们的缺陷反而保障了他们在阵线后面做一些比较不关紧要的军事工作。就各种缺陷的类别言之,当时摈落与勉强入伍的比例如下:

疯狂	每摈落 141 人,入伍 1 人
羊痫	每摈落 118 人,入伍 1 人
聋	每摈落 103 人,入伍 1 人
低能	每摈落 56 人,入伍 1 人
结核	每摈落 55 人,入伍 1 人
癌与瘤	每摈落 2 人,入伍 1 人

这是很显然的一个选择的局面。被摈的人当然是留在后方,而入伍的

要上前线，在后方的，生存与生殖的机会较多，而在前线的，则死亡与不传种的机会较大；这不就等于教美国的人口，在下一世代以至于许多后来的世代里，在疯狂、羊痫、结核等等的缺陷上，更变本加厉的增加它们的相对的分量么？反过来，第一次世界大战的结果，美国官兵共死亡一一八二七九人，这些人的死亡又等于教美国人口，在未来的世代里，在种种健全的身心品性上，更变本加厉的减少它们的相对的分量。⑰这一笔有出无入的亏本的账单是再清楚没有的。

上文的一番理论也适用于因战时疫疠的流行而发生的死亡。战时的疫病死亡率特别高。在以往的大多数的战争里，死于疾病的人总要比死于战场炮火之下的为多。在军队内部，或不作战的民众内部，此种选择当然有它的正面的选择的效用，即抵抗力弱一些的分子，与卫生知识比较缺乏的分子，总比较的容易遭受淘汰，不过有组织的共同生活与公共卫生日趋发达以后，此种正面选择的力量也不免日趋减少罢了。至于军队与一般民众之间的比较，则因为作战时生活的不规则，卫生的无法讲求，以及士兵麇集在一处，传染病特别容易流播等等关系，所引起的更高的死亡率显然是反选择的。军队的品质如果在一般民众之上，而高度的炮火死亡率既为反选择的，则高度的疾病死亡率当然也是反选择的。

作战的国家所选出的军队究属占全国人口的多大的一部分，而这一部分的品质平均，不是高于其它的人口，便是低于其它的人口，则影响所及，当然也富有优生的意义。如果所派遣的军队在品质上恰好可以代表一般的人口，即与其余的人口不相上下，则无论派遣的数量的大小，这种意义就不存在，因为在战场所毁灭的一部分，迟早可因生殖而补足，而此种数量上的补足也就等于品质上的补足。但这种不相上下的局面大概是不可能的，在事实上军队的品质比起其它的人口来，不是高些，便是低些，而如果两国军队的品质是同样的壮健则派遣的数量就有很大的关系了；一个把所有壮健的分子都选上战场的国家，比较只选出二分之一以至于十分之一的敌国来，无论最后的胜负谁属，所吃的生物学上的亏，或所受的元气上的斫丧，要大得多。

至于后方，战时的情形与平时当然也大不相同。生活的一天比一天艰苦，医药卫生材料的一天比一天缺乏，显然的是和死亡选择最有关系的两大端。第一次世界大战时塞尔维亚国境内所发生的瘟热症（typhus，由于虱子的媒介而发生的一种伤寒，一称斑疹伤寒）的大疫是最好的一个例子。稍后，流行性感冒的广泛传染，成为一个世界性的大疫，一般人也公认为和战争有渊源的关系。

不过近代的战争也是比较的能兼顾到后方生活的整饬的，特别是在妇孺的保健一方面；所以一面虽不免于这一类疫疠的发生，一面对流浪儿童的收养、产妇的扶助、以及一般的妇婴的福利，往往能加意的努力，所以摧杀败坏的虽多，保全存活的也复不少。在以前，情形就大不相同，德国在三十年战争以后，全国的人口，泰半因疫疠的关系，较战前减少二分之一以至于三分之二。这种惨痛的光景以后是大概不会再有的了，除非人心不能悔祸，前途再造成一次比第一次世界大战更大的浩劫，把近代文明所有的基础全给毁灭了。⑱

（乙）至于作战时期内交战国的性的选择，在近代的战争里我们并不能发见很大的变动，换言之，和平时并没有很大的不同。结婚的人要比较少，当然是不免的，但那大部分是一个数量的问题。不过在古代，战争所引起的变动就比较的大，因为被侵略的国家的女子往往被侵略者所占有或遭受一时的蹂躏，例如犹太的经典上就屡次提到过，敌人的男子都被屠杀了，而女子则成为战胜者的战利品。

至于一国的内部，当战争初起的时候，总有一部分草草缔结的婚姻。在有的地方，在训练军队的地区，或久经军队驻扎的所在，不免发生许多不正规的结合，因而提高法律上所称非婚生的出生率。无论正规的与否，这一类的结合大都失诸潦草，其选择的周密程度总要比平时为差，这当然也是一种弊病。至于比较长期的战争使大部分的壮年男女，不能不勉力维持一种怨旷的生活，一直到战事终了，才能议婚，其为一种更大的损失是不待烦言的。

（丙）至于生育一方面的选择，最显然的是出生率的突然降落，其所以降落的原因当然是由于于役在外的人，都是十八岁以上四十五岁以下，正当生殖年龄的男子。而近代战争中，一部分密迩前方的工作，例如医事与看护之类，又大率由多量的青年独身女子负责，当然也发生不少的影响。于役的男子，或殁于疆场，或比较老大始克归来，其对于生殖的损失是一种永久的损失，无法弥补的，而因其为人口中水平以上的分子，其为损失又不仅仅限于数量一方面而已。

我们讨论到战争对于人口所发生的影响的时候，我们于实际与有形的损失以外，势不能不估量到这一类潜在而无形的损失。所以第一次世界大战的结果，直接因炮火疾病而死亡的人数，以及间接因不能结婚、不能生育而损失的人数，如果合并了看，便不止一千三百万，而是三千万。而这三千万之中，最大的一部分也是最壮健的、最有才力的，在太平的时候，最能够把精力用在事业的创建一方面的人。所以有人说，人类自有史以来，在品质方面的损失虽所在而有，要以一九一四至一九一八短短的四年之间的一次最为浩大，最为万劫不复。

三、到战争结束以后，还有一大部分的亏累的账须待清算，有的过了几十百年还清算不了。

（甲）战争直接所引起的死亡率是减低了，但因疾病、穷困一类的原因而发生的高度的死亡率，至少总要维持好几年。在一个战败的国家，国土受了削减，或更须缴付大量的赔款，不能不用搜刮与朘削的方法而取偿于人民，则穷困的程度势必变本加厉，而疾病死亡的比率更不免继长增高。同时，退回来的军队往往把种种传染病挟带回来，也未始不是死亡率加高的一个更直接的原因，在以往的经验里，花柳病的传播，以至于成为疫疠，便是数见不鲜的很大的一项。

（乙）性的选择或婚姻选择，到此似比较的不成问题。一般的结婚率是突然的加高了；但这种结婚率的选择的意义还是很值得研究的一个题目。战后男子是减少了许多，并且其中很大的一部分是优良壮健的男子，结果是总有一部分年龄相仿，特别是品质相等的女子找不到对手，因而不得不放弃婚姻与室家的生活。婚姻对于女子的选择，在平时便已比对于男子为严厉，已见上文，到此，因为供求的关系，自不免更见得苟细。换言之，在婚姻的市场上，男子是供不应求，价格高涨，无论品质如何低劣，也不怕没有买主，而女子则供过于求，不免遭受折算。从理论上说，因为女多于男的关系，男子择妻比平时更有比较与精选的余地，而此种精选的结果可以抵补男子品质因战争的淘汰而发生的衰落。[19]但事实是否如此，尚有待于细密的研究，目前尚无法作肯定的答复。

据史家的记载，在三十年战争以后，欧洲就曾一度深刻感觉到男子的缺乏。第一次世界大战以后，各交战国也经验到同样的情形，而此种痛苦的经验到了最近才慢慢的过去，因为当初应结婚而未能结婚的女子到此已归于衰老，而不再发生配偶的问题。[20]不过近代最显著的一例还不在此，而在南美巴拉圭一国和巴西、乌拉圭、与阿根廷三国的五年血战（一八六四——一八六九）。巴拉圭是一个很小的国家，在战争开始的时候，全国的人口是一三三七四三七。五年战争的过程里，很早就把成年的壮丁消耗完了，到了后来，竟有整个的队伍是用十六岁以至于十六岁以下的儿童编成的。到战事结束，全国人口只剩得二二一〇七九人（其中男子二八七四六，女子一〇六二五四，儿童八六〇七九）。到十年前为止，巴拉圭的全部人口怕还没有恢复到五年血战前的一半。有一位作家说：" 在这样一个小小的国土以内，在短短的五年之中，所发生的民族的浩劫，自从欧洲的三十年战争以还，是没有可以伦比的例子的"。不过中欧的马其顿也许是差可比拟的一例。据乔登（David Starr Jordan）一九一三年的观察，当时在许多整个的村落里连一个丁男都看不见，留存的只是一些妇孺。[21]美国在南北战争以后，在一部分的南方也有相类的情形，特别是在佛吉尼亚和北加罗莱那两州，据当时的估计，成年而终于死于战争，未能生殖的男子要占到百分之四十。其在北方，浮蒙忒州，康奈的克州，麻塞区塞州，所受的损失，在比例上怕也所差无几。这种壮丁的壮健的程度既不在其它民族的壮丁之下，则其自身的死亡，以及因不能生殖而引起的后来世代的损失，决不是少些数字所能代表，其对于未来美国民族所发生的可能的影响，一般历史学家与政治学家的想象力虽大，也还似乎不能穷其底蕴。

（丙）其次又说到生育的选择。这又和战后的经济生活有密切关系。战后经济生活上主要影响之一是很大一部分人口的谋生能力的降低，特别是受过伤而退伍的人，在医学落后的国家，这影响自不免更见得深刻。同时，战争的赋税也势必加重，在币价跌落的国家，人民的纳税的义务尤不免加重到一个担当不起的程度，例如一九一九年以后欧洲的许多国家。美国政府参加第一次世界大战的总出账，据财政部一九二八年度报告中的估计，是三五，一一九，六二二，一四四金元。这还是一些有账可稽的损失，其无账可稽的，例如大量公民，因参战的关系，在收入上所受的损失，以及因残废的关系，根本不能再谋生计而所受的损失，那数目之大，便更不容易估计了。这些，再加上战后伤兵的赡恤费，以及一般退伍士兵的奖励金或酬养金，不多要由战后的平民负担么？后一种的奖励金或酬养金本来是不合理的,因为这些退伍的士兵在战争中并未受伤,在战后依然可以自谋生计,但他们偏要团结起来,利用着政治的力量,假借着爱国的名义,自居着参战的成功,来榨取国库,为的是使他们自己的一辈子,以及他们子女的一辈子,可以不劳而获或比较优游自在的生活。但他们既有政治的力量,可以左右立法,因而有此类陋规的制定,我们也只好听之了。㉒不过,生育之事是和经济生活有密切的关系的,人民所纳的赋税愈重,则其于生育的任务,愈不免视为畏途,裹足不进;而纳税比较多的分子往往是能力比较高的分子。所以一次大规模的战争所引起的经济的困难,就其穷年累月的种族影响而论,也许并不在战场上的人命的伤亡之下;一样是亏累一笔血本,后者的亏累是干脆的,多则十年八年,少则三年五年,可以了事,而前者则拖泥带水,可以延长到三五十年以上。美国的南北战争已经过去了八十年,但美国政府至今(一九三三)还在支付伤兵的养老金,甚至于墨美战争以至于一世纪以前的其它战事的血本至今还有没有完全付清的咧。

总结上文,我们知道自然选择是多方面的,而每一方面必须加以衡量,然后再综合起来,作一个全局的得失的观察。不过分别衡量既难,综合观察更非容易。即就战争一端而论,我们所知的还嫌不够,所待于搜讨研究者尚多,一般的战争现象究属是优生的或反优生的,或某一次战争是优生的或反优生的,我们目前都不能作十分肯定的断语。大抵言之,优生与反优生的结果是都有的,不过孰多孰少,则须看每一次战争的情形而定,若就近代的战争而论,反优生的影响要远较优生的为大,大概是一个定论,不容再加怀疑的。

一八七一年,达尔文在《人类的由来》一书所作关于战争的结论,在七十年后的今日,依然有效。他说:"在每一个有大量的常备军的国家,强迫入伍或征募入伍的大都是人口中最壮健的青年。他们的归宿不外在战场上伤亡,传染到不治的恶疾,以及把丁年蹉跎过去,不能成婚。而反过来,矮小瘦弱先天不足的分子则留在后方,因而有更大的机会,可以结婚传种"。

在以往的若干世纪以内,文明人类的战争似乎不但没有减少,并且有继长增高的趋势,就战争的次数论,也许不如此,而就战争的规模与人数论,则确乎是如此,而人数的扩大特别的富有优生的意义。㉓即就第一次世界大战，即号称"以战止战"的一战以后而言，战争的频数也并没有减少，平均一年中多至两次。

只就理论方面说，要改革战争，使其影响所及大体上成为优生的，并不是不可能。例如，将官都让五十以后的人来做，士兵都让低能的人去当。但在事实上，这种奇迹是不会出现的。不得已而思其次，则一种比较近乎优生理想的战争古代倒曾经有过。古代的战争里，大抵由两员大将出马，大队的士兵在后面列阵以待，在金鼓声威之下，两将开始交锋，到几十回合以后，也许一方把另一方杀了，于是便鸣金收军，至少战役的一部分便告终结。可惜这种战术早已成为过去，除了供小说家做资料外，别无用处。

我们在上文的讨论里对于战争的美德只字没有提到，例如爱国的情操的鼓励，国民责任的提高，牺牲精神的培植，合作与组织能力的养成等等。这些美德多少总有一些地位，我们并不否认，不过，在热情的鼓动之下，宣传的挟持之下，不察的民众不免随风而靡，许多在平时未必是美德的东西到此也往往可以当做美德，这也是不能不提防的。至于战争结束以后，甚至于尚在战争的过程中间，官吏的贪污、商人的投机、以及其它营私舞弊混水里摸鱼的丑行便会将次暴露出来，在当轴的人尽管多方掩饰，结果总是欲盖弥彰。我们即退一步的承认战争确乎可以提高国民的情绪，但我们也得承认，根据张弛的原则，有一度兴奋于先，终必有一度消沉于后，并且先后升降的程度相等，战胜国如此，战败国可以不消说了。而这种消沉的意绪，再加上战后经济的衰落，又往往足以增加贪黩的行为与犯罪的案件。

这些，以及战争中的惨酷的屠杀，我们也许都可以容忍，如果战争的目的是真正合理的话。但是除了为自卫而不能不在本国土地以内抗战的少数例子而外，又有那一次的大规模的近代战争是有合理的目的的呢？佛兰克林说过，"古往今来，天下从不曾有过一次好的战争与坏的和平"。二百年来，有识之士已经不能不渐渐的公认这是含有至理的一句名言。㉔

虽说战争是人类行为中先天倾向的一种，或人类的本能之一，但越是文明卓越的国家，战争的频数便越多，规模越大，组织越严密，武器越精锐，而引起战争的理由越充分，越能够自圆其说，可见人类的战争，特别是近代的战争，泰半是一个文化的现象而不是一个生物的现象。也可见我们把战争列入人文选择的范围，是很有理由的了。我们诚能改变我们对于文明的看法，使自然科学的发展在在以全人类的和平幸福为前提，而社会科学与人文科学又能在推进和平、增加幸福两方面努力研求一些实现的方案，则这一部分几乎是有百弊而无一利的选择势力容有可以幸免的一日。㉕㉖

注释：

① 普、约两氏原书对于自然选择与文化选择两个概念未作充分的划分，窥其意，似乎只承认自然选择的存在，不过此种选择的发生，或直接由于自然势力，或间接由于文化或社会势力而已。全书未尝一用"文化选择"或"社会选择"的名词，对于拉普池的姓名与学说，也未尝一度征引。编译者曾加以测度，以为原作者决非不知此人与此种学说之存在；原书所征引到的荷尔姆斯教授于一九二一年所作《种族的趋向》一书即曾对拉氏与其学说有所介绍；不过拉氏是种族武断派中一个有力的人物，其论人种优劣，十九归宿于长头与圆头的分别，失诸主观偏狭，固不待论；也许正因为他在这方面的科学立场不足，所以普、约两氏不得不把他比较很有价值的社会选择论也概从舍弃，亦未可知。编译者不敏，始终认为社会选择或文化选择确乎有分别提出的价值。优生学是一个综合的科学，其基础尽管是生物学的，其堂构终究是社会学的，选择的发生尽管必须经过生死婚姻的自然途径，而足以左右生死婚姻的社会势力与文化势力则所在而是，并且错综复杂到一个程度非分别提出，从长讨论，不足以尽其底蕴。编译者十余年来在这方面所有的论列，也始终用分论的方法，见《自然淘汰与中华民族性》（今入《人文生物学论丛》第三辑《民族特性与民族卫生》*，作为《第三篇》），《人文选择与中华民族》（同上书，第二辑，《人文史观》**），《家族制度与选择作用》***（燕京大学，《社会学界》），《宗教与优生》（青年协会书局单行本）等稿。《宗教与优生》一稿，今辑入本书为第八章。

根据上文的见解，编译者又进一步的把原书的目次酌为调动。原书于自然选择诸章后，即以五章（第七至第十一章）的地位分别讨论消极优生学的需要、隔离、绝育、节育、婚姻立法等各题，全都属于所谓消极优生学的范围。至第十二、十三、十七、十八等章始讨论到战争，宗教，以及种种足以发生优生影响的社会与经济的势力。兹酌定将这几章移前，并且都认作人文选择的一部分，并且在章目上著明"人文选择"字样，以示和自然选择略有分别而值得后先并论。

② 见白氏所著《物理与政治》（*Physics and Politics*）。

③ 这段简短的介绍大部分根据 P. A. Sorokin 所著 *Contemporary Sociological*

---

* 见《潘光旦文集》第3卷。——编者注
** 见《潘光旦文集》第2卷。——编者注
*** 见《潘光旦文集》第9卷。——编者注

Theories（此书国内有译本，即黄文山译：《当代社会学说》，商务印书馆版）。

④ 这两句显而易见是编译者的笔墨，不在原书之内。家族与选举两股势力的影响，尚有待于详细的研究，编译者以前所作《人文选择与中华民族》和《家族制度与选择作用》两稿算是开了一个头。

⑤ 目前中国正在抗战的过程中，本章讨论到的各点，在在和抗战以及抗战以后的生活有密切关系，读者于此应参阅编译者所作下列各稿*：

一、《抗战的民族意义》（《今日评论》，第一卷，第二期）。

二、《移民与抗战》（《云南日报》，民国二十八年二月二十六日）。

三、《抗战与选择》（《今日评论》，第二卷，第三期）。

四、《又一度测验》（昆明，《中央日报》，民国三十一年六月一日）。

⑥ 说详意国学者奇尼（Corrado Gini）所著文《战争的优生学观》,《种族与邦国中的优生》（即第二届国际优生会议论文集刊第二册），一九二三年。此文编译者曾于抗战前作一介绍与评论**，见《自由评论》，第一卷。

⑦ 中国在抗战期内，最高军事当局对于从军的员兵也颁布过性质相似的禁令。此种禁令的结果当然是一种损失，但在抗战正在进行之中，这也是无法避免的。

⑧ 民国二十六年冬，我们在长沙临时大学（后移昆明，为西南联合大学）的时候，前方的形势正亟，一部分有志的大学青年都想投笔从戎，当时有一位高级的军事长官到校演讲，劝告同学们仍旧安心向学，大意说，国家士兵的来源不虞缺乏，平时社会上游手好闲，不务正业的分子极多，这时候国家有事，正应把他们先送出去效力，无论如何还轮不到大学的青年。编译者当时也在座听讲，一面中心首肯，一面又嫌他说过于露骨了些！

⑨ 编译者对于这一层完全同意，认为很值得军事当局与教育当局的参考。不过大学青年应受比目前更加严格的军事管理，使青年习于一种整齐严肃的纪律生活，则编译者也是赞同的。

⑩ 最近（民国三十一年五月）印度教育部长英人沙金特（John Sargent）来华考察，在西南联合大学演讲，也曾感慨系之的提到这一点。参看上文注⑧。

⑪ 所谓群际的竞争与选择，特别是群际的选择，英文所称 group selection，英国继戈尔登氏衣钵的皮耳逊（Karl Pearson）持之最力，认为非由战争的途径，则此种选择的力量无由表显，一个民族的潜在力量，无以测验。参阅编译者所作《抗战的民族意义》与《又一度测验》，见前注⑤。

⑫ 详见美国统计学家威尔考克斯（Walter F. Willcox）所著文，《世界大战的军事损失》，美国统计学会杂志，第二十三卷，（第一六三号），页三○四—三○五，一九二八

---

* 均见本书下文《优生与抗战》中。——编者注

** 《一个意国学者的战争之优生观》，见《潘光旦文集》第9卷。——编者注

年九月。

⑬ 详见杜马士与维达彼得生（S. Dumas 与 K. O. Vedal-Peterson）合著书《战争所造成的生命的损失》，一九二三年，牛津版。

⑭ 中国历来的军队就是如此。在"好男不当兵，好铁不打钉"的一类见地之下，也不得不如此。抗战开始以还，以及将来抗战以后，情形自不免大有变动。

⑮ 此次我国对日抗战中美国派遣来华的中国空军美志愿队（American Volunteer Group，简称 A. V. G.）就是有目共睹的一个例子。

⑯ 详见德人萨勒尔(K. Saller)所著书《人类遗传学与优生学导论》（*Einfuehrung in die menschliche Erblichkeitslehre und Eugenik*），一九三二年柏林版。

⑰ 详见亨氏所著书《战争的若干生物学的方面》，一九三〇年纽约版。

⑱ 这句话真是不幸而言中的，在原书问世后不到六七年，第二次的世界大战居然来到，大量的屠杀目前正在进行之中，前途一旦结束，各国分别的军民死亡的血账，以及全世界的总血账，比起第一次世界大战来，正不知又将大上多少倍。甚至于文明基础的局部的毁灭，说不定也要成为总账的一部分。

⑲ 此论即发自意国的奇尼教授，已见上文注⑥。

⑳ 参阅编译者所著《中国之家庭问题》*。

㉑ 此当是一九一一年意土战争后的一部分的结果。见乔氏所著书《战争与血种》（*War and the Breed*）。乔氏是美国一位著名的动物学家，对于鱼类有特别的研究，曾任斯丹福大学校长多年。晚年专从生物学方面讨论战争的罪恶，上引的就是一种，此外至少还有一种，叫《人的收成》（*The Human Harvest*），编译者箧中旧有其书，如今也在沦陷之列了。

㉒ 这是原书作者以美国公民资格对于美国退伍军人所发的一些不平的议论。美国的民主并不太清明，于此也可以窥见一斑。但这也要怪美国的财富太大，若在中国，恐经济上根本无此力量，前途当不会有同样的问题发生。

㉓ 说详乌资与鲍尔茨莱（Alexander Baltzly）合著书《战争是在减少么？》，一九一六年纽约版。又波达特（Bodart）所著。

㉔ 这也未始不是中国民族思想里最基本以至于最古老的看法。除了不可避免的自卫战争以外，我们认定"佳兵不祥"，认定"兵，凶器，战，危事"，主张"非攻"，主张"弭兵"。"春秋无义战"，后此大概也不容易发生义战。为自卫与自己策励起见，我们也主张戒备之论，主张"兵不可一日不备"，但也承认最好是"千年不用"。

㉕ 编译者对原文本章末尾若干段颇有删省。

㉖ 关于本章，参看潘光旦：《优生与抗战》**，《第二篇》中各文。

---

* 见《潘光旦文集》第 1 卷。——编者注

** 见本书下文。——编者注

第八章 人文选择二——宗教之例

宗教信仰和民族健康的关系所引起的问题，其实就是一个人口的问题。人口问题有两大方面，一是数量的，一是品质的，所以宗教信仰所引起的问题也就有这两个方面。有的宗教否认两性关系的价值，有的并且根本否认一切婚姻生殖等自然的行为。这一类宗教发达的地方，生产率当然不免有降低的趋势，日子一多，也许竟会不能和死亡率相抵，因而引起人口过少与民族势力日就瘦削的危险。反之，另外有些宗教或则崇拜生殖的功能，因而直接鼓励多量的生育，或则把祖先的崇拜与多子的理想认为教义的重要部分，因而间接的提高生育率。采取这种宗教信仰的民族，它们所迟早会发生的人口问题，当然就和刚才所说的相反。

就品质一方面说，宗教对于人口发生的影响，又可以有两个不同的路径，一是婚姻的隔离，二是人品的选择。有的宗教或宗教的派别，根本不许信徒和异教徒或其它教外的人婚配，触犯这种教条的人要受严厉的制裁，例如驱逐出教之类；这种教条发生效力以后，就造成一种生物分布论者所说的隔离的局面，世代一多，教徒中间的人品就会越来越少变化，越来越清一色。就宗教自己的立场来说，这也许是很有利益的，因为它可以增加团结的力量；但从民族健康的更大的立场看，这却是很不幸的，因为品性的变化，和民族位育以及文化发展都有正面的因果关系。品性的变化多，位育的能力便强，环境方面即使有剧烈的变动，也不怕不能应付，否则便会有手足不知所措的危险。至于品性变化和文化的关系，也是很显明的，文化生活的方面之多以及各方面发展的速率，都不能不拿它做凭借。

第二条路径和第一条有些不同。同一会引起品性上的变动，这一条路径却更来得直接，并且所引起的变动不免牵涉到价值的问题。教内婚姻所产生的变动，只不过是一种变动而已，我们大率不能辨明所变动的品性究属是一些好的，还是一些坏的。但这第二条路径所引起的变动便很容易教我们下一个优劣的判断。

假若一种宗教信仰，对于一个民族中各色人等所具的吸引力是不分轩轾的话，那末，它对于这个民族的影响，只不过是数量的而止，就是，不是教各色人等均平的减少，就是教它们均平的加多。换言之，它的影响是公摊的、是扯平的。但事实上决不如此。一种宗教的吸引力一定是因人而异，所以做信徒而真能奉行信条的人，一定是全人口或全民族中一个比较特殊的部分，其余不是不信，便是信而不笃。这样一来，品质的变动便成为一件不可避免的事。假若这种宗教是直接或间接鼓励婚姻与生育的，而同时它所吸引的又是一些健全优秀的分子，那末，前途品质上的变动当然是一种善良的变动，于民族前途的福利，也当然是有增无减。又若这种宗教认婚姻为肮脏，以生育为烦恼，而它所流播的教义，所供给的方便，和一班游手好闲、穷无聊赖的人的胃口，最相吻合，那末，结果是殊途而同归。"汰弱"虽并不等于"留强"，但是二者对于民族健康都属有利，却是一样的。但若一种宗教一面鼓励婚姻生育，而一面它的大部分的教义只能满足一班愚夫愚妇的要求；或反过来，一面大不以婚姻生育为然，而一面却有很高深美妙的哲理，足以教智力特高的人沉溺其中，而不知自返，那末，结果就会造成一种汰强留弱、舍优取劣的局面，恰恰和上文所说的相反；那就大非民族的福利了。

上文种种并不只是理论，我们在在可以举好些宗教的实例。这些实例，我们姑且留在下文细说。

没有民族没有宗教信仰，也就是没有民族在健康上没有占过宗教的便宜，或吃过宗教的亏，不过多少很有不同罢了。就西洋古代的三大民族而论，希腊吃的亏要比占的便宜大得多；罗马占便宜于前，而吃亏于后；希伯来是其中比较最占便宜的一个，并且这种便宜在今日也还看得见。

先说希腊。就数量而论，希腊是一个极小的民族，但是就品质而论，它却是一个极大的。至今谈民族品质的人，讲起希腊，往往有前无古人后无来者的感叹。至于何以这样一个有声有色的民族会像昙花般的一现，似乎宗教也不能不负一部分的责任。希腊民族的宗教原有两个部分，一是宇宙的自然神教，二是和父系家庭有密切关系的祖先崇拜。这两个部分的充分发展，似乎是有些先后。假定我们把希腊的文化史分做一个酝酿时期和一个发扬时期，那末，就大体而论，祖先崇拜是盛于第一时期，而自然神的崇拜盛于第二。在第一个时期里，我们可以看见希腊人的家庭生活比较谨严，女子的人格比较完整，婚姻生产一类的行为也比较受人尊重；性的两种作用，欲和育，那时候也并没有全然分开。我们相信希腊民族中人才之多，与他们的创造力之强，和此种受宗教拘束的习惯不能全无关系。到了第二个时期里，情形便不怎样；自然神教占了信仰生活的中心，家庭的维系力日就缩小，个人主义日益扩大，女子的人格被劈做三块，一是足不出户、管祭祀、擅生育的贤母良妻，二是受教育、多才艺的私门妓女，三是专门出卖他们所谓"身体之花"的低级妓女。同时同性恋爱及各种变态的性习惯也很发达。

希腊的自然神又是十足的以人做典型的，所以同样的有他们的七情六欲，上自他们的玉皇大帝，下至日月星辰山林川泽的神祇，几乎谁都喜欢讲些浪漫的恋爱。最初这种神道的爱欲是和天地生生不已的大德联在一起的，但是后来也竟截然分为二事。关于这一点，我们但须看天神齐乌司（Zeus）和爱神阿弗罗提蒂（Aphrodite）两个神道的职司的演变，就可以明白。天地之大德曰生，天神最初所代表的，无非是覆载之间那股生生不已的气息，但到了后来，《古希腊的性生活》一书的作者立希忒（Licht）说得好，"这种好生之德便逐渐被人遗忘，而最后剩下来的不过是一个恋爱的核罢了"①。阿弗罗提蒂的演变也是如此。最初，他代表着的是天地阴阳交感的力量。到第二步，代表的是两性生殖的原则。到了第三步，生殖的意义便受人遗忘，只剩下了两性的恋爱。到了柏拉图那时候，这恋爱的神格又分而为二，也就等于把爱神分成两个，一个司纯洁的夫妇的爱，一个司出钱买来的娼妓的爱。在这种自然神教势力之下，文学和艺术固然是发扬了，个人的自由与享受也是无疑的发展到了极度，但整个儿的希腊民族终于成为一个历史上的陈迹！

近代优生学者很有几位凭吊这种陈迹的。有一位说："希腊民族的文化是高极了，但是用生物学的眼光看去，它的宗教与伦理却是很有缺陷的。因此，它的文化的寿命也就异常短促。历史家时常告诉我们说，贝理克（Pericles，公元前495—429）时代的雅典文化是空前绝后的。但是我们对于民族演进的生物因素更加了解以后，才知道当时的黄金时代也不过是一副空场面罢了。不过雅典文化是有过一个比较健全的时代的，在那时候它很有一些可以维持久远的希望。那就是辟西斯忒拉脱斯（Pisistratus，公元前 605—527）执政的时代。到贝理克执政，情形已大不相同了，婚姻的地位是卑微的，生男育女的事是大家瞧不起的，男风流行得很广，娼妓的身份实际上比明媒正娶的主妇还要来得高。民族既处在这种不健全的生活状态之下，又何怪在很短的时间以内，全部结构便像摧枯拉朽似的倒坍了呢。"

上一段话也把雅典的历史分做两截，这种分法和我们上文的分法差不多；同一注重性的关系，而因为宗教信仰的变迁，在第一时期里的重心是子女，到了第二时期，却变为个人的享受。希腊民族之亡，原因虽不止一端，要不能不以这一端为最最基本。江河日下的局势既成，虽有斯巴达的优生的实地经验，以及柏拉图的优生学说，也就无法挽回了。

其次说罗马。罗马文化，最初是以家族为中心的，所以它的宗教和家族组织也有密切的关系。罗马家庭的宗教生活，和希腊人的有些相像，也可以分做两部分，一是祖先崇拜，一是自然神崇拜。这两部分的功能是相须相成的，一则帮同维持父权家制，使更加巩固，一则使这种家制下的各氏族可以团结起来，形成一个有统一的信仰或国教的国家。据研究家庭演化的人说，罗马的父权家制，在一切父权家制之中是最严密、最完全的。其所以然的缘故，一大部分，就因为宗教的帮衬。罗马的国家组织与政治力量，在西洋古代史里，最称雄厚，而其所以雄厚的理由，一大部分也就是宗教。西塞罗（Cicero，公元前 106—43）说："我们的所以能征服世界，实在是因为宗教的力量"。

这种家与国兼筹并顾的宗教力量存在一日，罗马的伟大也就似乎能保持一日。但这种力量并没有能够维持久远。在罗马史里，罗马和迦太基的两次穷年累月的战争实在是一大关键。这两次战争以后，从政治的立场看，罗马固然是一个胜利者，它的发展正方兴未艾；但是从民族健康的立场看，它的衰亡已经在这时候种下了根苗。

侵略战的胜利当然会引起许多变迁。这许多变迁之中，比较很显著的一个便是宗教生活的颓废；而所以颓废的因缘，又不外两个：一是直接的，就是，原有的祖先崇拜与自然神教所合成的国教被东方来的许多淫祀所排挤攘夺，以至于逐渐解体，到了屋大维称帝的时候，已经是不绝如缕，政府虽竭力设法恢复，也无济于事，第二是间接的，侵略战争的收获是多量的财富。财富充斥以后，生活日趋淫靡，个人自由与享受的欲望日益扩大，以前局部靠宗教来维持的家庭理想到此便无法维持。我们一面固然看见父权衰落、夫权废弃、妇女解放、一类好的现象，但同时，婚姻的淫滥、独身者的充斥、无后主义的流行，也正在通力合作，直接把家庭摧毁，间接使民族的生命根本动摇。

我们不说别的，但说无后主义的流行那一点，因为它是和祖先崇拜下的家庭精神截然相反的一种现象。在罗马帝国的时代，有两种最可以引人注意的事实。一是螟蛉子的多与抱养风气的盛行。富贵人家大率有钱财而无子女，贫贱人家有子女而无钱财，两相调剂，自然会造成一种抱养的风气，原不足怪。可怪的是，一部分穷无聊赖的人，便专门借了这种风气，阳借承继之名，阴行劫夺之实；而在一般社会，也竟会把它当做一种很正当的事业，不加贬斥。有一位罗马史家写着说："有不少的人，以为凡是在京都以外生长的东西，全没有好的，除非是未婚的男子和无子的父亲。在那时候，独身与无子的人的受人欢迎，受人谄媚，那种卑鄙龌龊的情形，真是谁也描写不出来"。这寥寥数语，也足以证明那时候的光景了。第二种事实是国家奖励早婚和多男之家与责罚不婚和无子之家的法令。在帝国时代，这种法令曾经颁行过好几次，修正过好几次，也曾经取消过不止一次。最初颁行的年份是公元前一三一，最后取消的年份是公元后三二〇。但这种法令始终只是具文，并没有收什么实效。其所以成具文的一个理由是：无子的人只要抱养一个别人的儿子，便可以逍遥法外。总之，一个民族的运命到此境地，便好比丸之走板，再也拉不回来。

有人以为罗马末叶的愈趋愈下，新兴的基督教也要负一部分的责任。英国史家吉朋做《罗马帝国的衰亡》一书（Gibbon, *The Decline and Fall of The Roman Empire*），以为衰亡的理由有二，一是军政的混乱，二是基督教的兴起。军政的混乱一点，后来的史家似乎谁都承认。从我们目前的立场看，也极容易了解。原来军政之所以混乱，一大部分是因为将才与兵丁缺乏，不能不向北方的日耳曼人中间征募。而所以缺乏之故，我们在上文早就加以推敲过了。至于基督教的一点，后代史家的意见，并不一致，偏袒基督教的人当然不承认，或承认而以为这样一个放辟邪侈的民族，应当灭亡，并不可惜。但也有拿第三者的资格而替它辩护的，例如英国哲学家席勒（F. C. S. Schiller, *Eugenics and Politics*）。我们也这样想，要是罗马民族在这时代已经成为一个枯朽的躯壳，那末，基督教所负的责任至多也不过是一个摧枯拉朽的责任罢了，那枯朽的由来，究与基督教毫不相涉。帝国鼓励婚姻与生育的法令原规定对于不婚与无后的人，要严重处罚，基督教流行以后，认为因信仰关系而不婚无子，是美德，不是恶行，所以竭力主张把这种规定取消，后来在康士坦丁帝的时代，也竟照办了。大率责备基督教的人所持的理由，总不外这一类的事实。不过上文我们不说过这种法令原是一纸具文么？既然是具文，取消不取消，便无关宏旨。我们这几句话并不是曲为基督教辩护，对于罗马以后的西洋民族健康，基督教所负的责任，便有辩护不来之处，下文另有讨论。不过对于罗马的衰亡，它最多不过是一个缘，不是一个因。

再次，我们说些希伯来民族的经验。希伯来的经验和希腊、罗马的便很有些不同。在古代近东民族里，讲起宗教与优生经验的关系来，它实在是唯一的好例子。古代许多近东民族里，到今日硕果仅存的也只有它一个。除非是民族经验前后全不呼应，否则这两宗事实之间，怕不会丝毫没有因果的关系。

希伯来民族是一个最富有宗教天才的民族，它的文化是一种宗教的文化；就我们今日读《旧约》经典的感想说，宗教对于希伯来人，简直就等于整个的文化。在这个宗教文化中间，家庭的地位占得极大，婚姻生育一类的举措，都带上不少神圣的意味。把性根本当做龌龊、把性行为根本当作罪孽的观念，在犹太教里是没有的。希伯来的家制也是一种父权的家制，它最初的宗教也有一部分是祖先崇拜，这些是和希腊、罗马没有多大的分别。不过后来的发展就很不一样。在希腊、罗马，自然神教的发展对于祖先的崇拜有排挤的影响，在希伯来，二者却是打成了一片。在名义与形式上，犹太教终于成为一个纯粹的一神教，但在精神上，却早就把祖先崇拜囊括了进去。耶和华是部落之神，事实上也就等于民族的总族长。民族遇有喜庆的事、或危难的事，于呼吁或称颂耶和华的时候，那一次不要提到他们列祖列宗的名字——亚伯拉罕、以撒、雅各？犹太被罗马灭亡以后，散在欧洲各地的民族分子，遇到了被人压迫与残杀的时候，那一次不在祖宗坟墓之前，作一番背城借一的最后抵抗？希伯来民族既然有这种浓厚的家族情操，而此种情操又在在受宗教力量的维持培植，又何怪它在生存竞争之中，要占上不少的便宜？

家族情操的作用是双料的，一面是缅怀既往，一面是希望将来，也可以说因为缅怀既往，所以不得不希望将来，就是中国人所称"继往开来"、或"承先启后"的道理。所以在希伯来民族中间，一人死后没有人承接他的姓名，是一个最大的不幸。要挽救这种不幸，在中国用立继的办法，在犹太便形成叔接嫂一类的规矩。具备了上文所说的种种条件，我们可以料想得到，至少在数量上，犹太民族是不怕不能维持的。事实上也确乎如此。六七百万人口的纽约城中间，不是四分之一是犹太人么？

但是在品质方面，希伯来民族也未尝不注意。在婚姻与生产的行为上，他们有许多良好的习惯，一小部分载现在的《旧约》经典，一大部分却包含在他们的法典里面。这部法典叫做《泰尔默特》（Talmud），是希伯来民族经验的一大总汇，它所包括的时代比《旧约》还要长久，它的宗教的意味也不在《旧约》之下。基督教兴起以后，《旧约》经典已经变为希伯来人与非希伯来人所共有的东西，但是这部法典还是他们所独有的。许多习惯中间有一项是最值得注意的，就是，对于婚姻选择的郑重。希伯来既然是一个富有宗教天才的民族，所以他们中间的典型人物是牧师，叫做"拉拜"（Rabbi）；他是一个宗教而兼学术的领袖；上文所说的法典，也就是许多"拉拜"的思想、言论、与辩难的一个集子。民族中有了此种典型人物，于是婚姻选择便取得一个最高的标准。论者以为犹太民族的智力特高，高才的人特多，一部分未始不食此种习惯之赐。

关于古代民族的经验，这两三个例子也许是很够了。希腊与罗马的二例是善始而不善终的。希伯来人却是能善始而又能维持到今日的。此其中的分别，至少有一部分不能不归到宗教的信仰上去。若宗教信仰能和婚姻生产的经验互相携手，则民族必能保世滋大，如于携手之中更能加意选择，则于保世滋大以外，必更能发为有光辉有彩色的文化，而历久不替；否则，不要说品质上不能有所表见，数量上亦且有不能维持的危险。这样一个质与量都不足数的民族，我们当然不会注意到，注意到了也不觉得可惜，但是像希腊与罗马两个民族，既有极伟大的表见于先，而终于不能维持于后，我们今日过雅典、罗马、邦贝一类的旧都，又怎能不欷歔凭吊呢？

在现存的宗教里，最有势力的一个自然是基督教。它和西洋民族发生关系，至今已将近二千年；全部的欧洲皈依它，到今也有一千年光景。最近三四百年间，它的传播更广，几有囊括全世界的趋势。"基督教到处，便是文化到处"（Christianization is civilization）的一句老话又取得了不少的新的意义。这样一个有力量的宗教，我们应当比较仔细的端详一下。

所谓基督教当然不是一派很单纯划一的信仰。事实上，也是为我们讨论的方便起见，我们可以辨别三种不很相同的基督教：一是罗马教或天主教，二是新教或耶稣教，三是近百年来美洲大陆上新成立的一些宗派。在这些宗派里，我们在最后也要挑一两个说说。

我们在上文说过，我们目前所讨论的，无非是一个人口的问题。宗教可以影响到人口的数量，也可以影响到人口的品质。凭什么呢？前者凭生产率，后者凭隔离的婚姻与品类的选择。

天主教与耶稣教在人口数量方面的影响，究属谁大谁小，到最近我们才有一些数字的比较。就大体而论，天主教不但鼓励它的信徒早婚多育，并且积极的禁止生育节制一类减少生育的方法，所以凡是教义流行之处，也就是生产率较高之处。耶稣教虽也赞成信徒们有适当的家庭与婚姻生活，但始终认为这些是个人的私事，并不加以教规的制裁，所以信徒中间的生产率是和一般的趋势相同，就是，要比较的低。这种比较，在西洋是到处可以看见的。第一，信奉天主教的国家，生产率总要比信奉耶稣教的国家为高，例如爱尔兰之于苏格兰与英伦。第二，同一国家之内，凡属信奉天主教的部分总要比信奉耶稣教的部分为高，例如德国、法国、美国、及加拿大的各部分。

最显然的是加拿大的几个省区：

省 区	信 仰	生产率
桂贝克	天主教	37.2
新苏格兰	天主教居多	25.0
盎泰瑞欧	新教成分较大	22.6
麦尼拓拔	新教居大半	15.9
哥伦比亚	新教居大半	14.9

关于美国，加州大学的荷尔姆斯教授（S. J. Holmes）在他的《种族的趋势》（The Trend of The Race）一书里说："我们人口里新教分子增殖的速率，显而易见比不上旧教分子那般快，不但比不上，并且恐怕对于全人口的增加，实际上并没有多大贡献。假若此种趋势要继续下去，再若天主教

对于信徒的维系力,能始终维持于不败,我深信不久我们人口的一大半会趋附到罗马教会的旗帜之下。"法国的人口,以信奉天主教者为多,它的一般的生产率却比任何国家为低,所以初看好像是一个例外。但一般的低的形势之中,也还分得出些高下,例如费尼士德(Finisterre)与巴特格雷(Pas de Calais)两区,旧教徒的成分特大,生产率也就特高,一是千分之二七·一,一是千分之二六·六。

关于数量方面的影响,这一些话也许够了。荷尔姆斯教授的几句话,虽然是就美国情形说的,但似乎在别处也可以适用。新教费了许多的金钱与精力,到处劝人皈依,而信徒未见加多;旧教并没有费如许力量,而信徒未见减少,大约这就是一个很简单的解释了。旧教徒对于教皇是五体投地的;一张禁用生育节制方法的谕旨,便足够替教会添上几百万几千万的信徒。

但比较更有趣、更能发人深省的还是天主教在人口品质或健康方面的影响。这种影响可以说十之八九是不利的。可以分三部分来说:一是慈善事业的影响,二是排斥与压迫异己的影响,三是独身主义的影响。

慈善事业,就我们目前的立场而论,可以分做两种,一是优生的,一是反优生的。接受慈善事业的恩惠的人也可以分做两种,一是遗传品质在中等或中等以上、因为特殊的遭遇以致暂时不能不靠人赒恤的人;一是遗传品质恶劣而始终不能不寄生的人。一种慈善的行为,对于第一种人能与以切实的扶持,使能恢复他的自立的地位,便是优生的。对于第二种人,能与以衣、食、住、以至于低级教育的帮助,至尽其天年为止,而不让他有生殖的机会,那也是优生的。否则,既养了他一世,也让他生了一大堆品性相同的子女,徒然让下一代办慈善事业的人添上四五倍、六七倍的功作,那便是反优生的了。质言之,能减少慈善事业前途的需要的慈善事业,便是优生的慈善事业,也就是真正的慈善事业,因为它所减少的不止是几个人的痛苦,而是全般社会的负担;否则便是反优生的慈善事业,是假的慈善事业,因为它所减少的痛苦只一二分,而所增加的可以多至七八分而不止。

天主教之慈善事业,一向便没有这样的分别过皂白。不论一个被救济的人的遗传品质如何,它总是一视同仁的救济;不但救济了他本人,并且还推爱到他的血统,就是让他有机缘繁殖,和普通人一样。在优生学术的进步史里，有一段故事是不能不讲的，因为它最能够替此种一视同仁主义和它的结果做见证。在意大利的北部，阿尔卑斯山的阳，有一个小城，叫爱奥斯达（Aosta）。这城里街道上的乞丐特别多，到了春天，尤其是见得充斥。那光景很像观音诞节普陀山道上的挂单和尚。不过衣衫的褴褛，形态的丑陋龌龊，行动的愚蠢，要远在那些挂单和尚之上。原来他们是一种特殊的低能者，其低能的原因是颈项间甲状腺的萎缩，是遗传的。以前美国斯丹福大学的校长乔登（D. S. Jordan），曾经再三到过那边去；他在一八九七年写着说：

"爱奥斯达城里的低能者，在已往数百年以内，始终是慈善事业的对象。他们既不愁食，又不愁穿。而同一地方一般工农分子虽竭力挣扎，也未必能图温饱。这不是遗传品质坏的人，在生存竞争中反而占胜利了么？低能者不但可以饱食暖衣，并且还可以有室家之好，而对于此种室家的完成，我们的慈善机关和基督教会便是在场主持的人物。爱奥斯达的低能者快要造成一种新的人种了。每当春秋佳日，他们便成群结队的出来行乞；他们总算是人，但讲聪明，也许不及一只鹅，讲干净，也许不及一头猪，他们所聚居的一个院落，也许比地狱还要可怕"。乔登校长当时又引了一位别人的话说：

"下一代的低能者，总有一大部分是这些低能者所产生的。可怪的是，爱奥斯达的地方人士何以不替自己打算打算，在他们的生活上，加上一些限制，至少不要让他们有男女结合的机会。更可怪的是天主教会居然认此种人的结婚为合法，而与以宗教的准可。一对白痴竟然可以'天作之合'的成其夫妇，真可以说是不伦不类到一个骇人听闻的程度。这种低能是遗传的，有其父母必有其子女，明知其可以遗传，而还要替他们结合，让他们传种，真是一件不名誉的丑事"。

但爱奥斯达的低能者，后来终于消灭了。大约地方人士终究接受了优生学者的劝告，把他们隔离起来，不让男女有接近的机会，所以不出二三十年，便扩清了。乔登校长于一九一〇年第四次到那边的时候，真正的低能者只剩得一个老太婆。不过爱奥斯达的低能者，因幸运而归于消灭，罗马教会此种不分皂白的慈善事业的原则却至今并没有修改。他在四年前的今日（实际为三月二十一日）不还颁行过一个严禁优生学说的法令么？最有趣的是，对于此种不合情理的婚姻准可，教会中人还有出来竭力辩护的，例如有一位教会的领袖，在一个政府委派的生产率研究委员会席上，代表教会说：对于身体上有缺陷的人的婚姻，甚至于对于低能的人的婚姻，国家实无法禁止，否则便不免越出法律的范围。如果两个人结合以后，难免不生低能的子女，以教会的地位言之，固不妨于事前加以劝诫，使不结合，但若他们不接受劝诫，一意孤行的做去，那末，无论教会以内、或教会以外，谁也没有可以禁止他们不结婚的正当的权力；明知他们事实上是不会接受劝诫，而非结合不可的，所以也只好听之罢了。②一向以善用权力著称的一种宗教，到此对于个人的自由，忽然特别的体恤起来，这是我们所急切不能索解的。

新教在这方面的影响，似乎是好些。在以前，慈善事业的不分皂白，固然也是一样，但近年以来，教会中的一部分领袖已经很能够接受优生学的种种结论，进而对于教会事业的各方面，作一种积极的批评与修正。英国圣保罗堂的堂长应奇（Dean Inge），便是一个著例。一样是做慈善事业，在这种情形之下，总比旧教的要开明一些。有一位美国的社会学家说："我们如今也逐渐明白，所谓穷人实在有两种，于'上帝的穷人'以外，更有'魔鬼的穷人'，所以我们的慈善事业，也一天比一天的分些皂白了"。这几句话不妨拿来代表新教对于慈善事业的态度。所谓"魔鬼的穷人"，就好比上文爱奥斯达所谓的低能者，他们的穷困并不由于恶劣的境遇，乃是由于恶劣的遗传。

上文所谈的慈善事业的影响，只不过是消极的反优生的，在下文要谈的两种，却是积极的反优生的。一是对于异己者的排斥与压迫，甚至于到一个放逐与杀害的地步。二是领袖人物必须独身的教规。

关于异己者的排斥一层，旧教与新教的罪过似乎是半斤八两。以前引过的荷尔姆斯教授曾经说过："天主教和耶稣教，在排斥与压迫异己者的功夫上，都有过教人艳羡不来的纪录，并且此种纪录，在别的宗教的历史里，也难得找一个对手"③。基督教是一向很讲究正统的，公元第四世纪以后，一面既与当时的政治携了手，一面教会的组织又一天比一天的完整严密，不久便演成了一种"普天之下，莫非教土，率土之滨，莫非教徒"的局面。在这种统于一尊的局面之下，即使没有特殊的压力，思想比较自由、行为比较不受羁束的人就已经不容易得到安全的生活与正常的发展，何况再加上特殊的压力呢。

但这种特殊的压力,在事实的逻辑上是绝对不可避免的。未统于一尊而求统于一尊的人,和已统于一尊而求保全此种统一的局面的人,是始终在一种患得患失的心理状态之下的。既在这种心理状态之下,他一定要设法来消灭异己的人,并且可以设法到一个无所不用其极的地步。基督教初进欧洲的时代,是受人家压迫的,但一旦得势,它自己也就成为一种压迫人家的势力,到宗教革命以后,旧教势力大的地方压迫新教徒,新教势力大的地方压迫旧教徒,新教不止一派的地方则彼此倾轧,也造成一种强陵弱、众暴寡的局面。我们不妨拉杂举一些例子。劳杭（Llorent）在他那部《宗教法庭史》里说,被宗教法庭判处死刑而被焚的人,即就西班牙一国而论,便有三万一千人,受它种比较减轻的惩罚的,凡二十九万人。勒基（Lecky）在他的《欧洲理性主义发达史》里也说："就荷兰一地而论,当查理第五当政时代④,因宗教见解而被杀的,大约有五万人;到他的儿子的时候,遭遇同样的运命的,至少也有些数的一半"。第十七世纪的那一百年以内,法国新教徒的被杀害的,当在三四十万之间,同时被压迫以至于不能不到外国去别寻乐土的人,也有这么多。这些法国的新教徒,西文叫做"迁古诺"（Huguenot）,他们的死徙流亡,论者以为对于法国民族的健康有很大的不利。

　　优生学的创说者英人戈尔登氏,对于这一点也曾经加以讨论。他在他的《遗传的才智》一书里⑤说,宗教的压迫对于欧洲各种族究有几许影响,不难从一些普通的统计材料,推测而知。例如,就殉身与禁锢的事实而论,西班牙一国,从公元一四七一年起,到一七八一年止,三百多年间,"自由思想者"（即不受教义约束者）的损失,平均每年总在一千人上下;其中被杀害的约有一百人,而被禁锢的约有九百人。实际的数目是：被焚而死的凡三万二千人,图像被焚的凡一万七千人（戈氏以为此中大多数不瘐毙狱中,即流亡出境）,而判处徒刑及他种刑罚的,多至二十九万一千人（按此项数字与上文所引劳杭氏所记者大同小异）。戈氏以为在这种政策之下,一个民族,在血统的健康上,想侥幸着不受一番很大的惩罚,是不可能的。今日西班牙民族的愚昧与迷信的发达,是不为无因的了。意大利和法国也有些相类的情形。意大利也受过一番极严厉的宗教压迫,不过比西班牙为早。单就柯摩（Como,在北部朗巴底省境内）一个教区而论,宗教法庭审问的人每年往往在一千以上,而公元一四一六那年,被焚而死的便多至三百人。意大利全国共有多大，朗巴蒂一省更有多大，柯摩一教区更是小得不必说，但是被审问与被判死刑的人居然上千上百，也可见当日宗教法庭的威力了。法国的情形稍亚于西班牙与意大利，但也大有可观，它的死徙流亡的数目，我们在上面已经提过。但戈氏曾经更进一步的考查那些流亡者的去路。这去路之一原来就是英国。他们到了英国以后，对于后来的工业革命，有极伟大的贡献。他们原是一些专长工业技艺的人，也是思想比较能超脱环境的人；他们在英国比较自由的空气之下，终于成就了不少的事业。这在英国，固然是一大进益，但若为法国的民族健康打算，就未免太不值得了。

凡是受宗教压迫以至于被牺牲的人，又何以见得是比较中上的优秀分子呢？这似乎还应当略加解释。有一派通行已久的思想、习惯、与行为系统在此，要我们依样的去想、去做，总比要我们另辟蹊径、别开生面容易得多。所谓容易，一面指自己不费力，一面也指容易得一般人的同情与赞许。反过来说，你要另辟蹊径，别开生面，不甘人云亦云的话，你不但要有些特殊的聪明，更得有些过人的胆量。一个懦弱无能的人决不会出头做一件不时髦、甚至于要受人奚落、被人打倒的事情。在统于一尊、完全不容许"异端"的局面之下，最占便宜的便是这些人，而最难保全的是一些思想言行不落前人窠臼与不肯随波逐流的分子。法国的社会选择论家拉普池(V. de Lapouge)说："被压迫的人要比压迫的人高出一等"，如今高出一等的人恰好就是因压迫而被淘汰的人，那末，人之云亡，邦国殄瘁，一个民族又安得而不吃亏呢？

所幸的是，此种宗教压迫的局面到如今已经十九成为历史的陈迹。新教方面固早就不承认统于一尊的政策，故宗派之间暗中的排挤虽时或不免，而公开的压迫却并不多见；旧教经宗教革命的一番惩创以后，再加上近代理性主义的一般浸润，比以前也开明得多了。所以这一方面的反优生的影响，在前途当不再会成一个严重的问题。

不过关于独身的教规的影响，我们还不能这样说。在这一点上，旧教和新教有一个显然的分别，不能相提并论。旧教一面鼓励教徒们早婚多育，一面却绝对的禁止教士结婚。所谓教士是指一切以宣教或修道为职业的人。《新约》书中所传的基督教教义，对于性、婚姻、生育一类现象，本来就不很健全。童女生子的神话，根本就蔑视了正常的婚姻与生育的经验。到了保罗，更变本加厉的声言婚姻的状态赶不上童贞的状态圣洁。中古时代的教父们就秉承了这种不健全的教训，最初不过造成一种教士不婚的风气，后来便形成一个教士不婚的戒条，从十六世纪中叶到现在，不但没有改变，并且更加来得严密。这种戒条，自然是男女都适用。童贞的女尼，究属在民族分子中，品质上属那一等，也许一时不易断言，但是做神父以及做修道士的男子，品质要在一般人口之上，在西洋是一件公认的事实。

关于这一点，我们有两种证明。一是直接的。修道士往往是兼做一种学问而很有造诣的人。发明孟德尔遗传法则的孟德尔(J. G. Mendel)便是最著名的一例。即如在徐家汇天文台的天主教的领袖们，对于天文、气象、地质等学问，便有很好的造诣。这些人的聪明智慧都是及身而斩，不传下去；那位发明遗传法则的孟德尔的绝顶聪明就没有遗传下来！这种损失是万劫不复的。第二种证据是间接的。犹太教的牧师（拉拜）是照常结婚的，新教各派牧师亦然；近代西洋的人才研究发现人才之中，总有一大部分是牧师的儿子，法国人刚道尔（De Candolle），在他的《科学与人才史》里，查出法国科学名誉学会的一〇一个外国会员中间，有十四个是牧师的儿子。我们普通以为宗教的智慧与科学的智慧是冲突的，然而牧师家庭所供给的科学人才便可以多到百分之十几，它种人才的容易在牧师家庭出现，更可想而知了。事实上在许多自由职业之中，牧师产生人才的能力似乎比谁都要大，例如在英国历史里，有人发现以牧师为父的人才多至一二七〇，以律师为父的，五一〇，以医生为父的，三五〇，其它职业更自郐而下。在美国也有同样的情形。这种情形今后虽未必能维持（因为牧师的职业已不及以前的尊严），但已经能够替我们作证。原来新教社会因牧师不独身而取得的东西，恰好就是旧教社会因教士独身而损失的东西——就是人才，就是民族中比较优秀的分子。

新教在这方面的情形和旧教不同，上文已先提过。性观念的不健全，新旧两教，因为来源是一个，是大同小异的。但是在正常的婚姻与生育的经验上，新教可以说无大罪过。新教中的各宗派都是公然的反对独身的，至少并不责成牧师非独身不可。不过消极的罪过虽少，在今日的形势之下，积极的贡献却也不多。近代个人主义畸形发展的种种症候，生育限制方法的不分皂白的流行，还是在新教徒中间最见得活跃；一种信仰的力量乃至不能约束信徒，使不免于随时代潮流为进退，也就不能说很大了。近代的新教各派虽大都提倡正常的室家生活，但效果并不大，从优生的立场看，更觉得无多贡献，原因所在，还是要求诸传统教义在这方面的不甚健全。

结束上文一部分的话，我们不妨下一个断语说，旧教对于西洋民族健康的影响，负的多而正的少；新教要好得多，但因为没有什么正面的主张，所以也没有多大特殊的贡献。这其间最大的原因，还是在保罗以及初期教父对于性现象的贱视。同时《旧约》经典中所传犹太教一部分比较健全的见解与习惯，既没有遗传下来，而《新约》中有一部分可以引为正面主张的教训，即在今日，也还没有人发挥运用。例如，几个福音书中再三的说过："荆棘上不能摘葡萄，蒺藜上不能摘无花果"；又说："凭着他们的果子，就可以认出他们来"（《马太》第七章）。耶稣"交银与仆"的一段比喻，便暗示人品是很不齐的，做宗教功德的能力也是参差的，唯其参差，所以必得挑选；耶稣在那一番奖励与责备的话里，就包含着"栽培倾覆"的意思《马太》第二十五章）。

这一段富有意义的教义，教徒中便没有多少人运用。功德能力不齐的见地，似乎谁都不很理会；而所谓"结果"，也只剩得一些狭窄的个人功罪的意义。所谓功，充其极，也不过是替当代的社会尽了一些义务，而此种肯尽义务的意志以及会尽义务的能力也许就没有传给下一代。所以千数百年以来，从旧教的寺院起以至新教的服务机关如男女青年会为止，不是绝对的鄙夷婚姻与生育而不为，便是把它们看作不关宏旨，任情取舍。在近代的女青年会以及教会办的女子学校一类的组织里面，这种情形最为显著，主持的领袖中间既多独身的人，于是于不知不觉之间，便养成一种空气，使已婚的人，或未婚而将婚的人望而却步，以为社会服务和家庭生活是两种不能两全的事。戈尔登氏有一次和人参观一个这样的女子大学，有人问毕业生的出路为何，一位引导的女职员说，大约可以分做三部分，一部分是很受益处的，一部分无所谓，一部分是不成材的。再问，这一部分不成材的又干些什么去了呢？她叹一口气说："她们结婚去了"。最有趣的矛盾是，在此种服务机关之中，也往往有关于促进家庭生活的工作或课程！这种服务的成绩，就服务的人员说，我以为最多不过是"一曝十寒"，就接受服务的人说，也几乎等于"问道于盲"。

这种光景，谁也知道不能归咎于若干个人，和基督教的教义也并没有多大直接的关系，有直接关系的当然是时代的风气。基督教服务机关中的独身主义和机关以外的独身主义同是时代风气的一种表现、一种症候，但是有宗教信仰的人也竟不免受风气的影响，而为所左右，和普通的人全无分别，足征不是其人信仰不力，便是教义中根本缺少此种信仰的成分，使信徒不能有立足之地；二说之中，看来还是后一说为近是。上文所云，新教对于西洋的民族健康，因为缺乏正面的主张，所以不能有多大特殊的贡献，便指这一类的趋势。

但新教中间，也有一二宗派比较能超脱窠臼而别开生面的。它们在基督教会中的地位如何，能不能加入宗派之列，也许还是问题，但是我们从优生的立场，却不能不加以讨论。

一是茅门宗，亦称后圣宗（Mormonism 或 Latter Day Saints）。在十九世纪的前半叶，新大陆上有许多新的宗派发生，茅门宗便是其中的一个。它是一八三〇年在纽约州成立的，在它成立的历史里，和所宣传的教义里，很有一些荒唐无稽的成分，不干我们的事。不过也有一部分和婚姻生育的制度有密切的关系，值得我们注意。茅门宗的上帝的一大任务是灵魂的制造与繁殖，地上生一个肉体的人，天上便发放一个灵魂下来和它会合，一个人的子息越多，容纳此种灵魂的机会也越多，而功德便越大。所以一个信徒要自求多福，便非婚姻生育不可，假若能多娶妻多生子女，则福佑自更不可限量。所以多妻制度，很早就成为教规的一条，而教中领袖娶妻，竟有多至一二十人的。这种多妻的制度本不足为训，经过了不少的环境的压迫之后，宗派中人也终于不得不把它放弃，但是信徒非结婚生育不可的基本信仰，在基督教历史里，不能不说是很新鲜的。从民族健康的立场看，它也富有闯祸或造福的可能性。

我们不妨再把茅门宗在这方面的信仰，比较仔细的看一下。教义中有所谓"永恒的进程"论，大意说，人的灵魂是上帝的真正的子息，在创造的初期里，它们只是一些游魂，有相当的个性和自由辨别善恶的能力。这种个性与能力进步到相当的程度时，便进入第二时期，即降生于世，和肉体混合成人。第一时期的灵魂，因为亟于要进入第二时期，往往对于所与混合的肉体，不辨优劣，不加选择；所以宗派中的领袖便再三向信徒告诫说："你们得净修你的圣殿（指肉体），使可以容纳它们（指游魂）；你们得小心将事，不要把它们赶进恶人之家"。既进入第二时期，这些灵魂因各人的努力，可以进步或退步，到死的时候，仍然变做游魂，准备着末日的审判，那时候便须凭进程的远近，而接受赏罚了；其进程特别快的几乎可以到达神的境界，其次亦可以和天使抗衡，惟只有结过婚生过子女的人才可以从天使的身份进入神的身份。

由此可知茅门宗的信仰，于信徒的数量以外，对于他们的品质，也有一些正面的贡献。在实际的生活上，茅门教会不但鼓励婚姻，并且鼓励良好的配偶选择，不但鼓励生育，并且鼓励多生良好的子女。所以在同一时代以内，一切新教宗派的生殖率都降低，而茅门宗降低得最少，而子弟的优秀程度也不在其它宗派之下。例如参加犹他州（茅门信徒最多之一省）州立大学一九二五年暑期学校的同学里，唯有茅门教的子弟的家庭最大，平均连自己在内，总有兄弟姊妹五人，最普通的是六人。其它宗派的子弟，平均只有兄弟姊妹三人，最普通的是二人。犹他州是一个天惠很薄的区域，但旅客过犹他州的盐湖城的时候，目击地方的整洁，百业的繁荣，也可以推想到几分茅门信徒开辟新环境的能力，决不在其它宗派之下。

二是至善宗（Perfectionism）。这较茅门宗的成立约迟三十年，地点则也在纽约州。一八三九年，宗派中领袖名诺也斯（J. H. Noyes）者，在奥乃达地方组织了一个宗教的共产会社，就叫做奥乃达新村（Oneida Community）。新村生活的最大原则是绝对的无我，所以于共产以外，更实行一种公妻制度，叫做"复婚"（complex marriage）。在此种制度之下，男女信徒，只要双方愿意，便可以自由与任何人临时配合，但设欲产生子女，其资格必先经过村中领袖的审查许可。这种生育制度，诺也斯替它起了一个名字，叫做"种艺术"（stirpiculture）。"复婚"的办法，三十年后，便因舆论的压迫，宣告废止，同时新村的组织也改为一种工业的有限公司，但是"种艺术"的原则至今犹为一般优生学者所称道。一九二一年第二次国际优生会议席上，还有人做了一篇论文，一面追溯这个新村的历史，一面把"种艺术"下所产生的人物品质，用赏鉴的眼光分析了一下。

至善宗的信徒，在诺氏领袖之下，实行四个戒条，一是信仰耶稣，二是节制欲望，三是复婚种艺，四是互相评论。四者之中，一和二是一切新教宗派所共有的，第四项比较新鲜，但是它的心理的效用和旧教的听领忏悔大致相同。但第三项是完全不落窠臼的。"复婚"的部分目的完全在无我，与常人的心理很相违反，最多只可于短时期以内于少数人之间行之，我们撇开不论。但种艺的部分却真有见地，新村中的信徒在这方面的信仰，可以分做好几点说：一是性的现象本身并不龌龊，性的行为本身并非罪孽；二是此种现象和行为应该受教育的训练；三是女子有管理自己身体、限制子女数量、选择子女的父亲的权利；四是要得到正当的人，最可靠的方法是出生得正当；五是至善宗至善二字的范围乃兼顾下代而言，并不专指个人的修养。他们在《新约》经典里，领悟得最深的一句话，便是上文引过的："你但须看他们所结的果实，便可以认识他们"。这果实两个字，不是抽象的譬喻，而是具体的下一代的子女；很有中国人所谓："瓜瓞呈祥，螽斯衍庆"的意味。这些都详见新村中人埃士特雷克（Allan Estlake）所著《奥乃达新村》一书，这书的副题是：《"基督教的无我"与"科学的种族改进"二大原则的实验的一个纪录》。最有趣的是，"种艺术"这个名词，后来戈尔登氏也拟议过，还在"优生学"的名词拟定以前，不过戈氏那时候并不知道诺氏比他已先着一鞭，并且恐怕始终没有知道。

我们引到这两个宗派，并不因为个人对它们有什么特殊的好感，也不因为它们有什么特殊的宗教价值；不过要借它们的例，一则表示从民族健康的立场听去，一大块基督教的沙漠里，还有这一些微弱的呼声；再则证明要把优生的意识，寄寓在一种通常的宗教之中，使发生善良的效果，是可能的事，是有过的事。

到此，我们便结束了"基督教与西洋民族健康"这一部分的讨论。

我们在上文已经说明西洋民族的健康和宗教信仰有过一段很密切的因缘。这种因缘有很好的，也有很坏的。回顾我们本国的情形又如何呢？

对于我们自己的情形，我们怕目前还不能下什么太肯定的断语。这其间有两个原因。第一、显而易见的，我们至今还没有人切实下手研究过这个题目，讲宗教的笔墨很多，近来关于民族生活的高谈阔论也复不少，但又有谁把这两种事实分别当做变数与函数而加以推敲的呢？第二、中国人对于宗教信仰，至少是对于牵涉到神道的宗教信仰，似乎并没有西洋人那般认真，唯其不大认真，所以生活上所受的制裁，也比较的不大普遍、不大深刻。教门之间或宗派之间的冲突与相互排挤，也比较的不大凶险，至少始终没有到过以武力从事的地步。因此，从我们的立场，要寻求一些选择或淘汰的影响，怕就不很容易了。

但不容易寻，并不是等于没有。不论何种社会制度，对于一个民族多少总会发生一些选择的淘汰的影响。宗教信仰决不是一个例外。中国的宗教，最通行的，普通总推儒、释、道三教。道教原先是一派哲学，创始七百年后，才成为一种多神的宗教。佛教原先便是一个宗教，但最初似乎是采取无神论的，但无论如何，大乘教入中国的时候，已经成为一种多神的宗教。儒教始终不是一个宗教，但因为两种缘故，我们不妨把它当宗教看：一是它和民族原始的宗教信仰有携手的地方，例如祖先崇拜和圣贤崇拜；二是它的人生哲学、它的伦理的系统，对于民族生活所发生的影响，较之以神道设教的伦理系统，有过之无不及。

这三派信仰在中国民族的健康上，究属发生了些什么影响，我们不妨把我们的印象分别提一提。道教始终是一个世间的宗教，并不否定人生，起初也不信死后另有什么境界。但它也并不太肯定人生，它的成仙成真的理想和求长生不死的努力，貌若肯定人生，想把它无穷的伸长下去，其实还是不满意于自然的人生，想另辟一种境界。既不否定，又不肯定，所以大体说来，它对于民族健康的影响是很模棱的，说不出它有什么大的好处，也说不出有什么大的坏处。在没有人做详细的研究以前，我们只好暂时把它撇过不提。

佛教是否定人生的，它认为一切生存是痛苦，所以要避免痛苦，不能不否定生存。所以真正的信徒要禁欲、要出家，凡是人世间一切肯定人生的行为，他都得避之若浼。这种极端的见地，似乎并不是释迦创教时的原物，因为释迦是主张中道的，不纵欲，也不禁欲，至少不禁到一个消灭自己的地步。不过此种折中的见地，很早就失掉了。东来初祖菩提达摩的《皮囊歌》根本把人身比做一只臭皮囊，便是一个很好的例子。《皮囊歌》说："屎屎渠，脓血就，算来有甚风流趣；九窍都为不净坑，六门尽是狼藉铺。落三涂，沉六趣，尽是皮囊教我做。如今识你是冤家，可以教人生厌恶！"这支歌究属是不是达摩的手笔，我们不得而知，但它很能够代表佛教否定人生与人性的态度，是可以无疑的。中国人对于两性现象与两性关系的看法，一向本来很自然的，到此也就起了不健全的变化；文昌帝君戒淫文字中"带肉骷髅""蒙衣漏厕"的妇女观、和《红楼梦》中贾瑞所见的幻象，就从此中脱胎而出。这种极端否定的态度，对于民族生活的一般的影响，自然是害多利少。

佛教否定人生，否定人性，于是也就否定一切足以促进人生、发展人性的社会制度，例如婚姻与家庭。所谓一切社会制度，事实上当然有个限制，例如家与国的两种制度里，它对于国，对于一时代的政治势力，它就不能不联络，否则它不但否定了人生，并且不免否定了佛教自身的存在。所以一面它祈求"佛日增辉，法轮常转"，一面更不能不盼望"皇图永固，帝道遐昌"！这在它当然是一个不得已的让步。但家庭的制度，它却很可以不要；因为张三虽做了和尚，不能替佛门多添弟子，不出家的李四，总会生了儿子来承继它的衣钵。所以讲起佛教和民族健康的关系来，这出家的一点，自然是最关重要了。

佛教徒的独身和民族健康的关系究属是好的多，还是坏的多，我们又似乎轻易不容易下断语，原因也在缺乏通盘的观察和仔细的研究。狭窄一些的儒家像韩愈喜欢在《原道》或《谏迎佛骨表》一类的文章里，把它批评一顿，甚至于加以痛骂，但它对于民族生活究有多少恶劣的影响，他们也始终没有能说个明白。

我们在以前的谈话里，很早就说过宗教信仰对于民族健康所引起的问题其实不过是一个人口问题。现在我们要问，佛教在中国流行以后，对于人口的量和质两方面大概引起了一些什么变化。佛教以汉明帝时正式输入中国，在最初的二百年以内，它进步得并不快，和一般国民的关系，也并不密切，至少它的出家的教条是很不受人欢迎的，所以当时寺院生活几乎全得靠外国沙门来维持。东晋以后，流行渐广，阻力渐少；至成帝咸康初年，朝廷便有容许人民削发出家的明令。从此以后，佛教在中国人口的质和量上，才开始发生影响。而影响最大的时期，自然要推六朝和唐代，一部分因为梁武帝和唐宪宗一类的君主都是佞佛的人。

在这全盛的时期里面，僧侣在一般人口中究属占多大的成分，我们如今也不大知道。在唐代，政府对于寺院与僧侣制度，先后至少干涉过三次；其所以干涉之故，似乎就因为这种制度的势力太大，对于当时的社会生活，已经成为一种窒碍之物。第一次是在太宗贞观年间；第二次在玄宗开元二年，当时朝廷接受姚崇的建议，曾"检责天下僧尼，以伪滥还俗者，二万余人"。第三次在武宗会昌五年；那年四月间，朝廷敕祠部先做过一次调查，到了八月，便实行禁止，计拆毁大些的寺院四千六百余所，小些的招提兰若四万余所，勒令还俗的僧尼二十六万零五百人。当时所以有此种压迫的行为，一半固然由于几个道士的撺掇，一半也未始不因为寺院与僧侣制度的风气太盛，渐成一种尾大不掉的形势，不得不加以制裁。武宗在制敕里说："九州山原，两京城阙，僧徒日广，佛寺日崇，劳人力于土木之功，夺人利于金宝之饰，遗君亲于师资之际，违配偶于戒律之间，坏法害人，无逾此道……"⑥，虽属官样文章，对于当时国民经济的实际情形，也未见得全不中肯。

玄宗年间的二万人和武宗年间的二十六万人，和同时的总人口比较起来，恐不过是沧海的一粟。二万之数原是指"伪滥"的余额，决非总数；二十六万也未必是总数。但即使把总数拿出来，这个总数在人口数量上所引起的问题，怕也是很有限的。而这有限的影响，究属利害如何，一时也说不上来。人口之中，有几十万人不劳作、不生产，全都"待农而食，待蚕而衣"，固然是社会经济的一个虚耗，但这数十万人，因为"违配偶于戒律之间"的缘故，对于下一代人口的增加，也是同样的全无贡献，这在生殖率很高，人口容易过剩的中国社会里，也不能说是丝毫无补。

比较成问题的，怕还是在人口品质方面的影响。出家的人，大率不出五种。第一种人是因为穷困。第二种人是因为从小多病，叫做"多剥蚀"，想借佛门做个消灾延寿的地方。第三种人是因为悲观厌世，或遭逢离乱的时代，想从佛法里得些慰藉。第四种人也许犯过罪，作过孽，要在佛门里躲避、忏悔。第五种人是因为爱好佛教的哲理。这五种人中间，大约第一种人最多，二、三、四、五四种都居少数。就他们的品质而论，第一种出家的人也许要在一般人口的水平线之下，因为比较有能力、有志气的人多少总想和恶劣的社会环境挣扎一下，决不愿意专吃别人打来的斋饭。第二第三种人都是比较消极的。他们支配环境的能力一定不大，这些人的血统的斩绝，对于民族的健康，也许并没有多大的损失，有时候也许还有不少的好处。至于第四种人，我们得看他们所犯所作的是什么罪孽，方能断定他们的品质；但大体说来，这种人的出家多少总是一个损失，"放下屠刀，立地成佛"，能够放下屠刀，其人总有几分佛性，有佛性的总比无佛性的好；孽海无边，回头是岸，能回头的总比不能回头的好。

大约最可惜的是第五种出家的人了。这些都是智力很高的社会分子，就是佛家所谓有"慧根"的人。这种"慧根"深的人，在信佛的人看来，自然是菩萨转世,所以自己虽然出家,仍然可以借轮回之力,把"慧根"转付给一个很不相干的人。我们却认定慧根就是智力,也许是迹近直觉的一种很特殊的智力,是由血缘遗传的;假若不给它遗传的机会,就不免永久消灭,万劫不复。所以说最可惜的是这种出家的人。

这种可惜的淘汰作用究有多大,我们也不敢说。自六朝到近代,叙录高僧的作品多至数十种,慧皎在《高僧传》的序里,很早就说:"自汉之梁,纪历弥远,世践六代,年将五百,此土桑门,含章秀发,群英间出,迭有其人"。自汉明帝永平年间到梁天监年间,慧皎所记,便有正传二百五十七人,附传二百五十九人。后来唐释道宣编《续高僧传》(今《二集》),截至贞观年间为止,又得正传三百三十一人,附传一百六十人。宋释赞宁编《宋高僧传》(今《三集》),截至端拱初年,又得正传五百三十三人,附传一百三十人。近人喻谦编《高僧传四集》,起端拱,迄今日,所得尤多,计正传八百八十三人,附传六百一十六人*。四集合计,共得正传二千零四人,附传一千一百六十五人,总共是三千一百六十九人。这许多高僧,又可以分做十类,各有各的优异之处。这种优异之点是些什么和究属优异到什么程度,还有待于前途的详细研究;目前所能断定的是,他们全都是一些艰苦卓绝的人。

三千一二百人并不能算很多,并且其中有一部分还是外国来的,至少和中国民族的健康不生关系,但要知我们谈话的注意点,原不在少数个人,而在这些个人所代表的血统,事实上真正的损失也确乎不是这少数个人,而是他们的可能的遗传。这样一看,三千之数,也就不为少了。

这三千多人中有一个很有趣的例外,不能不在此提一笔,就是晋代姚秦的鸠摩罗什。慧皎的《高僧传》里说:"姚主常谓什曰:大师聪明超悟,天下莫二,若一旦后世,何可使法种无嗣?遂以伎女十人,逼令受之。自尔已来,不住僧坊,别立廨舍"。《晋书·鸠摩罗什传》也有这样一段记载,但上下文颇有些出入。《晋书》在此段上文,有鸠摩曾与宫女生二子之说。《高僧传》则无此上文,并且在下文别有一段替他开脱的话说:鸠摩"每自讲说,常先自说譬,如臭泥中生莲花,但采莲花,勿取臭泥〔可〕也"。臭泥的譬喻,大可玩味。可知鸠摩虽不是一个寻常的和尚,但是和一般的

---

* 此处数字不合。查喻谦《高僧传四集》实际正传 787 人,附传 626 人。则下文四集合计应共得正传 1908 人,附传 1175 人,总共是 3083 人。——编者注

佛徒一样，始终把婚姻与生育的事实，当作十分肮脏。后来达摩的《臭皮囊歌》虽未必是达摩的手笔，但歌中语意很可以代表信佛的人的一般态度，观此也就可以无疑了。

总之，佛教对于中国人口的影响，通盘算来，并不很大。在量的方面，所有的一些影响也不一定是坏，它多少有一些消极的调剂的力量。在质的方面，大约是利害参半，但都不算很大，至少和基督教对于西洋民族的影响，性质虽同，程度却很难相比。这是我们目前不妨有的一些结论。

佛教之在中国，所以未能如火燎原，像基督教在西洋一般，很重大的一种阻力便是儒教的影响。这在上文已经暗示过，现在要比较仔细的说一说。儒家是一个土著，在佛教初来的时候，它早已打下很深的根柢；先入为主、以逸待劳的一种优势，是无须说得的。不过它的教训确乎有许多和佛教根本抵牾的地方。这种抵牾之处可以分做几层说：一是生存的肯定，尤其是人的生存；二是伦叙的原则；三是一脉相绳不容中断的观念。现在分别说一个大概。

儒教对于生活的肯定，对于宇宙的坦白的承受，是最显明的。它的基础里，自然主义的成分，很有可观。在客观方面的认识，至少在最初也大致很清切，《中庸》上，"天之生物，因材而笃，栽者培之，倾者覆之"的话，几乎有物竞天择、适者生存的意味。在主观的欣赏方面，也很亲切，《论语》上"吾与点也"一节，最能代表此种欣赏的能力；宋明儒家虽侈谈理性，也还常引"鸢飞鱼跃"一类的话来形容所谓"活泼泼地"的生命。后来此种形容的字眼，越用越偏到"心"上，而与"身"体无干，但当时儒家的身心，和死灰槁木终究还有好几分差别。

儒教不但肯定生命，并且特别肯定人的生命。它承认宇宙万有之中，只有人生的一部分是可以认识，可以控制；其它部分不但不能控制，并且往往不可思议。孔子对于性和天道一类题目，几乎完全不谈，至少不在弟子们前面谈。他并且曾经明白的说："未知生，焉知死？未能事人，焉能事鬼？"所谓知，就是认识，所谓事，就是控制。所以西洋的哲学家往往把孔子算做一个不可思议论者（agnostic）。但是在人事范围以内，尤其是在人与人的关系与此种关系的控制，儒家是用了全副精神来应付的。人家说起孔子，有"知其不可而为之"的话；知其不可，犹且为之，此种积极的精神，在西洋唯有尼采曾经提到过，他的"永恒肯定"说和"爱悦命运"

说，与"知其不可而为"的说法最近。但尼采只说不做，不但不做，后来并且走上了疯狂那一条在别人看是不了了之、在自己看是了而未了的路。儒家这种重视人生的教训也是很一贯的，宋明儒家一面空谈性理，一面还时常爱用"道不远人，只在寻常日用之间"一类的话来教授门徒。

儒家不但肯定人生，并且认识人生有纵横两个方面。在横的方面，他们发现了一个"彝伦攸叙"的原则。在纵的方面，他们产生了一个"一脉相绳"的观念。这两层，在民族的文化史里，所占的势力之大，很可以和一般宗教的信条相比，儒教对于民族健康发生的影响，它们也就成为最有力的两个支点。

"伦"的原则，原有动静两个不同的意义，静的指的是人的流品类别，动的指的是人的交往关系。这两个意思，原先似乎是并行的，后来却分了路，一部分儒家特别注重静的类别，我们不妨把荀子推做代表；一部分则特别注意动的关系，我们不妨把孟子推做代表；后来又因为孟子特别受人尊崇，被认为儒家正统所出，于是动的一路占了优势，而静的一路少人过问；宋元以后，讲起伦字，我们便立刻联想到五常之说，联想到人与人之间各种道德的关系。这种片面的发展，从民族健康的立场来说，是很不幸的，因为人既然是一种生物，自然有他的流品，要肯承认流品，要能辨别流品，才能加以挑剔，能挑剔，民族的健康才有真实永久的保障。如用生物学的名词来说，就是，人类是有变异的，唯其有变异，才有选择可言，而选择便是近代优生学所承认的唯一改进种族的方法。

不过，我们始终并没有把这流品的伦叙观念完全忘记，所以就全部的历史而论，一壁我们终于形成了一种尊贤有等的伦理学与政治哲学，一壁又演进为一个极有组织的选举制度。同时，近代西洋那种不分皂白的极端的平等主义，也始终没有能占重要的地位。这些，就大体而言，对于民族的健康，是很有补助的。有一位西洋学者，分析罗马民族之所以衰亡，以为罗马民族所以衰亡的理由，中国民族也都有，而中国民族没有亡，因为有一个独有的保障，就是选举制度。关于这一层，我以前已经有机会比较详细的讨论过，现在不敢重劳读者的清听。⑦⑧

至于"一脉相绳"的观念，其所以为一种民族的信条，似乎更要在"彝伦攸叙"之上。生命是一个绵续的东西，不能绵续的生命，等于没有生命。一个人假若不生子女，他就无异白活一辈子。这不是民族经验里极有力量——也许是最有力量——的一个信条么？对于这个信条的培植，佛家只有破坏，不必说（送子观音的崇拜，非佛教原有的部分，似乎局部得诸基督教，局部为适合中国背景的一种发展）；道家的大目的在修仙，在一身的万劫不朽，所以也是没有贡献；倾其全力来从事的还是儒家。儒家以孝为百行之先，而孝的最大的功能是在维持一家的血统，所以有"不孝有三，无后为大"的说法。儒家也最看重仁，而仁以亲亲为出发点，以泽逮后世为最后的效用。唐代张说之替某人做一篇碑版文章，开头与结尾都用两句话，叫做"积德垂裕之谓仁，追远扬名之谓孝"，几乎把仁孝两字并为一谈，至少是全都替一脉相绳的观念说话。不过孝的对象是上半截，仁的是下半截；换言之，就是孝以承先，仁以启后，孝以继往，仁以开来，孝以光前，仁以裕后。前后世代之间诚能永久的呼应照顾，那一脉相绳的信念不就成为事实了么？⑨

这种信念对于民族健康的影响是不言而喻的。在人口的数量方面，这种影响最为明显。婚姻生殖，在这种信念之下，不但是一种自然的行为，并且成为一种天经地义的举动。一个人的性的能力，既不受禁欲主义的限制，又不受放浪行为的虚耗，而全都用在婚姻生活的正轨上，结果，不用说，自然是人口极度的膨胀了。《诗经》开头的一大部分，所谓"周南召南之化"，极力赞颂与鼓励"必婚主义"与"有后主义"；此种赞颂与鼓励在当日容有几分用处，但若人口已达相当密度的后代，再要加以运用，不但社会经济上直接要发生大问题，在民族健康上间接也不免因淘汰的关系，引起严重的危机。这是早经历史证明了的，就在目前，我们依然在这种危机中竭力挣扎，而前途出路的有无，还不可必。

在人口品质方面，"一脉相绳"的信念所引起的影响，大约是利害参半，功罪相除。因为这种信念的流行是很普遍的，而并不限于某一部分的人口。传宗接代的思想，士大夫阶级有，平民阶级也有；各阶级中比较聪明的人有，比较愚鲁的人也有；所以它引起的人口的增加，即各部分人口对于下一代的贡献，是比较公摊的，其间并没有多大的轩轾。

总括"彝伦攸叙""一脉相绳"两个信念的影响，我们不妨说，民族之所以能延长生命，以至于今日，当然是它们的贡献。此种生命的间或能表示一些声色、一些精彩，也未始不由于它们的力量，一则因为西洋近代所称的轩轾生殖率（differential birth rate）的问题并不存在，再则因为中上的分子往往因选举的制度得以呈露头角而维持其血系。同时，从坏的一方面看，人口过剩所引起的种种问题，包括反优生的淘汰作用在内，也是一个无可讳言的事实。而在品质方面，中材以上的人虽未必减少，而奇才异禀的人，却不多见，以至文化的产果，亦不免见得平淡，推原其故，亦未始不与伦叙观念的偏颇及选举制度的狭窄有因果关系。

我们在上文说，"彝伦攸叙"和"一脉相绳"两个观念，和普通宗教的信条，可以相提并论。我们在这里还要补充一两句。儒教对于神道的信仰，是不大注意的。但它并不反对神道，它并且还承认神道设教的效用。所谓"设教"的设，似乎有两层意思：一是由人主张创立；一是神的前身，须是一个真实的人。所以儒家所能明白接受的神道，大率不外两种，一是祖宗的神，一是伟大人物的神，换言之，一是祖先崇拜，一是圣贤崇拜。我们但须看各地方祠宇的性质，便可以知道儒家所称的神道，和普通宗教的很有一些分别。这种有限制的神道的信仰显而易见和我们目前的问题有直接的关系。圣贤崇拜背景里的观念，还是"彝伦攸叙"，祖先崇拜背景里的观念，更显然的是"一脉相绳"。有了这几句补充的话，我们对于儒教的宗教性，更可以不必怀疑。我们讨论宗教与优生的关系，也自不能不列举到它，否则便不免挂漏了。

儒家的教训，与此种教训所唤起的信仰，与所形成的制度，对于中国民族所发生的影响，我们在上文已经说了一个大概。我们现在想再做进一步的观察，要看此种利弊参半的影响和儒家的基本思想究有何种关系。

我们已经说过儒家是很看重人在宇宙间的地位的。这原是很好的。但若太把人看得高了，以至于到一个目空一切的地步，那其间也就有很大的危险。宇宙之间，可以做思想与信仰的对象的东西不一而足，人自己当然可以成为对象的一种，人以外的事物，归并起来，至少也可以有两种，一是形而上的超自然的东西，一是形而下的自然的东西。最初的儒家，一面虽特别注重人的对象，但是对于形上形下一类的对象，也并非完全置之不理，《说文》士字下引孔子的话说："推十合一为士"，董仲舒的儒的定义是"通天地人三才者"。《韩诗外传》形容"大儒"的性格说："法先王，依礼义；以浅持博，以一行万，苟有仁义之类，虽鸟兽若别黑白；奇物变怪，所未尝闻见，卒然起一方，则举统类以应之，无所疑，援法而度之，奄然如合符节"。所谓三才，人的一才而外，天就是形上的一界，地就是形下的一界；所谓推十合一之十，和以一行万之万，大约包举形上形下两界的事物而言。

但这种兼筹并顾的精神，后世似乎没有能维持。儒家和在儒家领导下的智识界，终于把三才中的人当做一个思想、信仰、与行为的唯一的对象。一面未尝不谈"天"，而所谈只是一些"天人合一"的话，始终不脱所谓"以人拟神论"的臭味；一面也未尝不极言致知格物的重要，但所格所知的事物始终不出"伦常日用"之间，始终不离先圣昔贤的经验的范围。

思想与信仰的对象一受限制，直接受到它的影响的，自然是文化的造诣。在此种限制之下，伦理学大率依然可以发展，并且可以畸形的发展；典章礼制一类的文物也可以照样的累积，并且是越来越细密。但是，宗教、玄学、哲学、以及其它属于形上的探求便很少人过问。形下的科学，也是如此。不说科学的抽象的理论，就是一些有裨实用的科学智识，也不免在"奇技"、"淫巧"、"小道"一类的罪名之下，给摧毁了。

此种限制的影响，其实还远不止此。文化所受的影响虽大，是浮面的，是属于枝叶花果的。根本上受影响的却是民族的品性与本质。一个健全的民族之所以健全，一方面固然由于民族分子间的品性之"同"，一方面也未尝不由于他们的品性之"异"，"同"是秩序与治安的张本，"异"是进步与发展的动力；"同"的品性与"异"的品性要调剂得适如其分，才可以希望分工虽细、而无碍于合作，结合虽坚、而无碍于团体生活的活络。儒家文化末流之弊，既重人而鄙夷形上与形下两界的事物，迟早自然不免引起一种淘汰的影响，就是，教凡是对于两界的事物有兴趣来领会、有能力来研究思考的民族分子，越来越得不到相当的位育，越来越失其位育。失其位育，就等于在生存竞争中受了淘汰。此种分子既受淘汰，于是在末流的儒家统制下的中国文化，便日见其平庸黯淡；因为负责创造此种文化的人，在品质上，就不出奇，不出色。

只是儒家思想的末流的狭窄，还不碍事。不幸此种思想终于形成了政治信仰的一部分，最后且结晶成为一种极有组织的制度，行之且有二千余年之久——就是选举制度。好比一个很大的筛子，选举制度在这二千多年内所筛出的人物与此种人物的血统，自然是很整齐、很划一，但也是很平凡、很少变化，在文化上，粉饰太平固有余，出奇制胜则不足。[10]

儒家思想的末流的狭隘，又可以从另一方面来看。儒家讲做人之道，有格物、致知、诚意、正心、修身、齐家、治国、平天下等八个步骤。这又是很好的，但是可惜它们在儒教的发展史里，很早也发生了偏窄化的倾向。此种倾向和上文所说的三才变为一才的倾向很相彷彿；就是，同样的偏重了中段，忘却了两端。三才变为一才，是偏重了"人"，忘却了"天""地"的两间。如今呢，偏重的是修、齐、诚、正，忘却了治、平，忘却了格、致。

这种偏重对于文化的影响，也是很显明的。格致一端，我们上文已经提过。没有格致做基础的诚正功夫，不失诸空疏，即流为虚妄，宋明理学家的成绩便是很好的证据，可以不必多赘。但修齐的畸形发展与治平的忽略，似乎值得郑重的提一提。有一位英国的史家，说中国官吏不抵抗而殉难，貌若为公，实乃自私之尤，因为他所顾全的是他一己的名节，而不是大众的治安。这真是慨乎言之。然而我们要知道，这种死难，在许多人心目中，便叫做"以身许国"，便真是一种修身的极轨。又有一位美国的社会学家说，中国文化的特性，既不是资本主义，又不是社会主义，而是"家族主义"，即在在要受家族组织的命定与支配。这话也是很确切的。我们以前就根本没有社会这个概念，所以也没有社会这个名词。目下所感觉到的社会意识的薄弱，国家观念的幼稚，似乎都得推原到家族组织的畸形发展上去。⑪遇到有危难的时候，我们最大的目的是"保身家"三个字；那些不知抵抗、但知一死的守土官吏，其实也还受了这三个字的支配，要知"名节"就是他们的"身家"所在，就是"身家"的最高的一部分呀！

这种畸形发展的身家主义自然也不免影响到民族的品质。它也有它的淘汰的力量。我认为中国人自私自利心的发达、组织能力的薄弱、人情观念之重与法治观念之轻，多少不能无生物学的基础，而此种基础便由淘汰而来。关于这一点，我以前已经再三的讨论过，现在也恕不多赘。

我们到此，又可以把上面所说的两层总括的说一说。儒家的基本思想里有一个中庸之论。这也是很好的，但后来也被人讲窄了。说"不偏之谓中，不易之谓庸"，"不偏"是不承认空间上物理的变化，"不易"是不承认时间上事理的推移。此而不承认，试问一个民族的生物品质和文化风格还会有多大的健全的发展。儒教极尊重人，尊重教育，尊重文物，但是结果全都是很平庸，在闭关自守的已往或有余，处环海棣通的今日便不免捉襟见肘——这也许是一个最赅括的解释了。三才的变为一才，做人之道八大步骤的缩为三四步骤，也无非是误解了中庸两个字的结果。其实呢，孟子早就有过"执中无权，犹执一也"之论，表示就是根据了中庸的原则行事，也不宜过于固执，应该因人制宜，因时制宜，因地制宜，否则便不免"贼道"的危险。"可与立，未可与权"，也可见中立易，而行权难。可惜，这种见地后来的儒家不大理会得。他们只会执一，不会推十合一，终于文化和民族的品格两受其蔽。

近代生物统计学说说人品的分布，只要数目够大，便可以用一条中间隆起两头坡下的曲线来代表，隆起表示平庸的分子特多，坡下表示变异性特大的分子逐渐改少。无论什么够大的团体，都可以用这样一条曲线来代表。不过我相信代表中国人口的曲线，中间隆起的部分须画得特别高耸，两坡所被的距离须特别缩小。换言之，民族中中等分子以至于比较中上的分子虽多，中下的分子虽少，但是比较特出的中上分子，即特别秀异的人才，也就不可多得。这是误解中庸哲学后一种很自然的结果。假定文化的创造，不能不靠此种人才的话，那末，文化方面的损失，也就万难避免了。所谓文化和民族品质两受其蔽在此。

我们还有一点要补充说的。儒教的家族主义，本身还有一点不很健全的地方，就是，它虽然竭力主张一脉相绳的道理，但是注意点是在已往的祖宗，而不在未来的子孙；所以"慎终追远"的原则始终不曾有过什么配称的东西；所以只要有子孙能维持一家的血统，便已满足，至于此种子孙的品质如何，便在不问之列。记得有一位英国的哲学家，对于这一点曾经表示过诧异，以为中国人既极看重子孙，何以对于子孙的贤愚，未能加以研究和控制。其实这也是不足为异的。我们以为这种瞻前不顾后的缺陷也吃了误解中庸论的亏，尤其是那个庸字。庸字既作"不易"解释，于是大家的目力都专注到"先王"的经验上去，而于"后王"的可能的创制，完全不理会，不蕲求。创制既非所重，于是所由创制的才能、与夫此种才能所由产生的方法都不受人过问了。

总结上文，我们以为儒教的思想里，至少在后来发生了三个缺点：一是过于注重了人，而忽略了宇宙间其它可以措意的事物；二是儒家主张的做人之道，并不完全，基础既没有打稳，到了半途，又没有能推广出去；三是儒家的家族主义也不健全，回顾已往得太多，展望前途得太少。这三点之中，第一点最大，第三点最小，大的可以包括小的。这三个缺点的基本原因，是误解了中庸二字。它们自己所产生的倾向是民族文化风格的保守化，民族生物品质的平庸化，而这两种倾向又相互的因缘为用，以至于今日。⑫

对宗教与优生这个总题目，我们已经说了不少的话，现在该是收束的时候了。

在这结束的一些话里，我们准备提出两个见解来：一是宗教优生化，二是优生宗教化。

先说宗教优生化。所谓宗教优生化，指的是，为民族的健康打算，目前存在的宗教或有宗教意味的哲学系统，应当尽量的吸收优生的结论，使成为它们所赞许鼓励的事物的一部分。要是以前本来有一些从经验得来的优生的成分——这种成分多少总有一点——那末，以后的需要是，把这种成分，糅杂处加以澄清，错误处加以修正，欠缺处加以补充。即就儒家的信仰而论，我们不妨提出下列的两点来。

第一点是执中无权的修正。执中无权所直接产生的文化的一成不变和间接引起的种族的反选择影响，我们在上文已经讨论过，如今要使变化太少的文化变做变化多些的文化，要使反优生的淘汰影响变为合乎优生原理的选择影响，当然除了反其道而行之之外，更无其他终南捷径。所谓反其道而行之，我们根据上文的讨论，又可以分为三层。

我们在上文说儒家的宇宙观是天地人三才的会通，社会观是格、致、诚、正、修、齐、治、平八个步骤的实践，而其所由会通与实践的原则是"经权兼顾"的道理或"执两用中"的道理。这原是很不错的，但事实上却没有能这样做。两千多年以来，大家把全付精神贯注在"经"字上，而忘却了"权"字；大家但知"用中"的可贵，而不知"执两"的同样的不宜忽略。结果是，三才之中遗了天地，八步骤之中遗了一、二与七、八，遗字也许说得过火了些，但为注意力所未能周遍，却是一个无可讳言的事实。这些遗忘了的东西，归并起来，用现在的话来说，就是：一、形下的物质世界；二、形上的精神生活；三、身家以外的社会活动。

上文所谓反其道而行之，就是，必得在这三方面加意的努力。这就等于说，我们得尽量的培植对于自然界的理智上的兴趣，就是，提倡科学和哲学；我们也得充分的启发我们情绪方面对于自然界的兴趣，于原有比较发达的文学美术以外，于宗教的信仰，也应当给它一个并育不悖的机会。对于各种社会科学的鼓励以及社会意识的培养，也当然不能丝毫放松。不过，话又得说回来，这种培植、提倡、启发、鼓励的工作，做来也得有个分寸，就是，不要到一个尾大不掉以至于妨碍人生或以人为刍狗的地步。以前有吃人的礼教，但吃人的科学、宗教……也是可以有的，我们不能不作相当的预防。换言之，这些"执两"的功夫固然非做不可，而"用中"的原则，还是不能忘记。

第二点是"慎终追远"论的引伸。这也是根据上文讨论来的。慎终追远是一个信念，它对于民族以前有过它的贡献；但这种贡献是片面的、不健全的，对人口的数量很帮忙，对人口的品质，却并没有什么赞助。这在前面都已经说过。为今之计是，我们不妨加以引伸，即立一个"敬始怀来"的信念，来加以补充。一样生育子女，在慎终追远的旧信念之下，对象是已往的祖宗，所以往往只要有子女继续香烟，便算尽了责任；但在这新信念之下，对象是子女自己，子女自有他们的生活，自有他们的一番事业，不止是绵延祖宗血食那一点点，所以做父母的便不能不预先顾虑到他们的品质。以前原有光前裕后的说数，但事实上大家只注意了"光前"的一半，以后大家得多做一些"裕后"的功夫才是。

我们又可以把上面两大点并起来说一说。优生或种族卫生的学说有三个简单的要求：一、种族要有人传下去；二、传下去的人遗传品质要良好；三、所谓品质良好不止是一般的良好，而是有变化的多方面的良好。有了"裕后"或"敬始怀来"的信念，第一与第二个要求便得着了满足的保障；真能履行执两用中的生活原则，使不论何种人才，出世以后，都能安所遂生，生则以智能贡献给社会，没则以血种贻留与子孙，使对于后世社会，能作同类的贡献，这就满足了优生或种族卫生的第三个要求。

以上是单就儒家的信仰一方面说的。但目前在中国信仰界里比较占势力的还有基督教的信仰，我们也应该加以讨论。

基督教中人近来有"中华归主"的运动。其中自由思想比较发达的至少也常有"基督教救国"的论调。他们都笃信要民族复兴，应从健全的民族信仰入手，而健全的信仰当推基督教。一部分很虚心的信仰基督教的朋友也不时垂询到我：从种族卫生的立场，基督教对于中国，究属可以有什么贡献。

在答复这问题以前，我们先得承认这里所说的基督教，并不是中古时代的基督教，那是我们在上文已经很不客气的批评过的。也不是以罗马教会做中心的正教，因为正教是很绝对的讲权威的，它接受外界自由思想的能力极薄弱；它在中国的力量虽不在新教之下，我们却暂时只好把它搁过不提。

基督教原先是极看重人的一个宗教。耶稣"主日为人而设，不是人为主日而设"的一句话，最足以代表这种重人的精神。这种精神后来日就减削，到了中古时代，几于完全消失。及文艺复兴前后，思想界领袖如伊拉斯谟士（Erasmus）及其他宗教革命的前驱者，才重新把人的地位抬出来。所以宗教革命的成功和新教各派的成立，是人的中心地位重新确定的一大表示。就这一点而论，它是和儒家的传统思想很接近的，唯其接近，所以可以有一种辅益的贡献。

基督教一面看重人，一面又有"天神为父"的基本信仰（fatherhood of God）。这种信仰虽不免"拟人论"的批评，但只要不过火，即不把神的父权弄得太强大、太专制，它也未尝没有一些实验主义的好处（pragmatic value）。好处中最大的一端是教人虚心，不妄自尊大，不要以为自己的运命完全在自己手里，从而鄙夷宇宙间其它的现象，漠视其它的势力。张横渠《西铭》的开头几句："乾称父，坤称母，予兹藐焉，乃浑然中处"，也有同样的意味；"藐焉"两字，正所以教人不必太目空一切。

第二个基本信仰是"人类是弟兄"（brotherhood of men）。这也无非横渠"民胞物与"的意思。这信仰，只要不过火，闹到一种一视同仁、不分皂白的地步，自然也有它的实验主义的价值。

这两个基本信仰，只要不过火，我们以为多少可以救一些儒家末流的思想之弊。儒家末流过于注重了人，结果是漠视了天字所代表的形上一界，他们尽管讲天，讲天人合一论，但事实上不过是一种极其扩大的拟人论，把形上一界收敛摄取到方寸以内，对于它的客观的本体地位，似乎始终没有充分的承认。这一点是亟须补救的，而基督教的神论在这里多少可以帮一些忙。儒家伦理学影响下的中国社会，人与人的关系几于完全受家庭的范围所限。所谓五伦，不是完全用在家庭以内，就是从家庭里勉强推出去的。例如"移孝作忠""慈以使众"一类的说法，便是勉强推出去的。换言之，就是，家庭以外的社会的客观存在，似乎也始终没有能充分的承认。这一点也是亟须补救的，而基督教的"民胞物与"论也多少可以帮一些忙。

家庭的畸形发展不但把"伦"的观念弄得很狭窄，同时还帮同造成了一种过火的自私自利的恶劣根性，中国人对于公私的分野，本来是看得很清楚的，《说文》上说"八厶为公"，可知公是从私推广扩充出去的。但因为家庭的畸形发展，这种公心的扩充，也被家庭的范围所限制，即等于没有扩充。千百年来，唯有自私自利心肠最发达、而最能够赡顾身家的人，才最有生存与传种的机会。对于这种有己无人甚至于损人利己的恶劣根性，我们相信基督教可以无疑的加以教育上的与选择上的纠正。纠正以后，社会意识的培养，便要容易得多。

基督教的民胞物与论显然的已经产生一些好处。中国社会，尤其是在九品中正制度废除而科举制度发达以后，是比较的不看重阶级的畛域的。所谓"社会流动"那种人才升降的现象，在中国也是比较的自由。士农工商的分别虽在，却并不严密；工、农、商界的分子，因读书而入士流，或士流子孙因不读书而沦为工、农、商的事实，以前时常可以遇见。但同时"工之子常为工，农之子常为农……"，各业的子孙究竟因袭旧业的多，而另辟蹊径的少；所以千数百年来，一种安居乐业、知足不辱的局面，虽若容易维持，而农、工、商、各阶级中的优秀分子，因此而不能有所表见的，为数恐亦不少。自基督教流播以来，这种局面已经起了不少的变化。基督教是讲一视同仁的；它用教育做传播教义的工具，认为任何业务的人应当受教育：在传播的初期里，因为种种阻力，在事实上它也只好拿工、农、商三界的分子做对象。结果，便替当代的中国社会，于士流与世家以外，造就了不少的领袖人才。环顾目前国内的政治界、教育界、工商界或检阅名人录一类的刊物，可知中间实在有很大的一部分是教会培植出来的，要是没有教会，他们到现在怕不免依旧守着他们的祖传的职业，不能有多大的发展。这便是基督教在中国社会流动方面很显著的一些成绩。近年来我常有机会和教会及青年会里的领袖谈起这一点，以为一样要在中国传播教义，与其费许多唇舌来讲种种无关宏旨的教条规律，不如把这种帮忙社会流动的事实，收集拢来，做一些归纳的研究，让大家知道基督教民胞物与的信念是已经有了一些成绩的。社会流动是富有选择的意义的，基督教能在这方面帮忙，使工、农、商阶级的优秀分子，能在社会的阶梯上攀登、能有所表见，并且，我们希望，能维持他们的血统于不坠败，这便是它对于中国民族的健康一些不可否认的贡献。

上文说，儒家末流的影响，教我们遗忘了好多东西，一是形下的物质世界，二是形上的精神生活，三是身家以外的社会活动。三者之中，对于后二者的重新注意，基督教的信仰很可以出一些力。关于形下的物质世界的注意，基督教也不能有多大的贡献，那我们就得仰仗科学的提倡。

不过话又得说回来一下。我们在上文一面承认基督教的可能的贡献，一面却再三的希望它的基本信仰自身应该受一些制裁，不应当过火。所谓制裁与不过火，指的是基督教得始终把握住以人为中心的注意点。它得承认，要是"主日为人而设，不是人为主日而设"，那末，"天神的父格"与"人类的胞与格"也是为人而设，以至于为人所设，而不是人为它们而设。否则，前者的危险是神权的复活。近来一部分的新教的活动与传教的方法已经充分的表示这种危险的存在。后者的弊病是一视同仁的感伤主义与家庭地位的动摇。

基督教的民胞物与论，对于中国的畸形的家族主义与自私自利的民族性格，固然不失为一服良药，但同时因为太讲博爱，至少在理论上也有过于藐视家庭制度的危险。从耶稣、保罗一直到罗马教会，不但始终没有把富有生活意义的家庭看作如何重要，同时又把家庭关系的种种称谓攘夺了去。父母、兄弟、姊妹、以至于夫妇的称谓，提倡独身的教会竟居之不疑的通用起来。新教兴起后，情形改进了不少，但对于近代家庭制度的分崩离析，事实上它也无力加以挽救，这一点我们在上文已经提过，不必多说。这些情形，从优生的立场来看，是很不相宜的。在一视同仁的感伤主义之下，我们便根本不能讲求种族进步及其它为进步而努力的一大手段——选择。家庭制度一经动摇，这种以种族进步为目的的选择工作也就没有了适当的场合。前者是一个原则的问题，后者是一个实施的问题，两者都有反优生的倾向。

所谓宗教优生化的理论，大节目是如此。

我们要提出的第二个概念是"优生宗教化"。对于时代里的许多新人物，这样一个概念是可以教他们吓一跳的。他们不免以为"宗教优生化"多少总算是一种改进的行为，还可以要得，但是"优生宗教化"却是一种"开倒车"的行为，便很要不得。这种反响当然是从他们的宗教观产生出来的。他们是反对任何宗教信仰的。其实呢，他们自己也未尝没有信仰，并且信仰得也未尝不笃,甚至于未尝不到一个武断与抹杀的程度。他们信的是一种"进步教"、一种"维新教"。只要他们不太武断抹杀,我们倒不妨告诉他们,所谓"优生宗教化"也未尝不可以作为这"进步教"中间的一部分,并且应当是很基本、很重要的一部分。

自从演化论发达以后,大家知道西洋的信仰界起了很大的骚扰。这骚扰的结果是把以前信仰很一致的许多人分成三派。一派始终抓住了旧信仰不放,始终以为《创世记》里开天辟地的旧说是没有一字错的。宇宙间的一切是一成不变的;它们的运命全都托付在超自然主宰手里,自己不能有主张,不能有拣选。第二派接受了演化的观念,把它和旧的信仰调和联络起来,成为一种所谓"创造的演化论"的新的信仰;在这新信仰之中,主宰仍然是有,但超自然的程度却减少了;他是自然法则的规定者与执行者;自然法则就是他的意志;只要不违反这种意志,人对于自己的生活,不妨有些主张,有些拣选。第三派根本把演化论当做一种信仰,来替代了旧的信仰。他们以为宇宙是不停的在那里变动,不停的演化。一切是演化出来的。人和人生的一切也不是例外。就是主宰的信仰也未尝不是演化的产果。他们更进一步的相信人的演化到相当境界以后,便可以自觉的参加此类演化的工作;他不但已经参加了自身以外的宇宙的演化,例如地理环境中的种种修正以及动植界的物类的人工选择,他并且可以左右自己的演进。一言以蔽之,他可以"赞天地之化育"。

这三派中间,第一派自然是最不好说话,我们姑且不管。第二派和第三派是可以相提并论的,他们中间,至少有两点共通的信仰,就是:

(一)生活是可以改进的;

(二)在改进的过程中,人自己多少是一种实在的势力。

他们都是"改进论"者,并且都准备自己出一分力。中国目前的"进步教"或"维新教"的信徒,其实也就是这种人。不过因为盘古皇的传说没有《创世记》的传说那般有力,所以他们几乎全都是属于第三派就是了。

从演化的事实到演进的信仰,可以说是近代受过新教育的人谁都经历过的一种心理的过程。优生学者当然也不是一个例外。他同样的接受了演化的事实,同样的怀抱着演进的信仰。不过他要比旁的人进一步。他是演化论的嫡系的信徒;旁的人信仰里,于演化论以外,又搀上演化论发达以前的"进步论"和"完善可期论"的许多见解。要知道西洋自文艺复兴以后，尤其是在法国革命前后，西洋的思想界一面攻击传统的宗教，一面也创立了不少的人本的信念，认为人生是可以无限制的推进改革的。当时有许多社会改进的尝试，就凭着这种信念的力量往前推动。这种"进步论"和"完善可期论"的信念，就在今日，还是很普遍。现代的教育、政治、经济设施、社会事业，一大半还是建筑在此种信念之上。此种信念，同样主张以人力改进生活，但与演化论所诏示和优生学者所接受的，却有些不同。这不同之处可以分两层说。

一是普通的进步的信仰注重个人与一时代的社会，而演化的进步的信仰却注重种族或纵贯时间的民族。前者是个人中心的（egocentric），后者是种族或民族中心的（ethnocentric）。演化论告诉我们，在生物演化的过程里，生存与竞进的单位不是个体，而是种族；有时候为了种族的维持，往往得牺牲很多的个体。此种重种族轻个体的趋势，到了高等动物，虽已经改变不少，但大体上还是存在，一个种族真要维持于不败，也不能不时刻顾到这种轻重的分别。优生学的创说者戈尔登结束他那本《人类品性与其发展的探讨》一书的时候说："上文种种探讨的主要的结果是把演化论的宗教意义推阐了出来。它暗示着要我们改变我们对于人生的态度，它责成我们接受一个新的道德的义务。那新的态度教我们知道，从今以后，我们道德的自由、责任、与机会，是比以前大了许多；唯其自由得多，唯其有更大的机会，所以责任也就更重。那新的义务是要我们利用这道德的自由、责任、与机会，来促进演化，尤其是人类的演化。这种义务自然并不是和以往社会生活所凭借的旧的义务相冲突的，而是并行不悖的"[13]。这一番话很足以代表以演化论为根据的进步的信仰。它的对象是人类，是种族全般。

二是普通的进步的信仰看重后天的培养，所以极注意环境的改造；而演化的进步的信仰却看重先天的选择，所以兼注意遗传的良好与环境的整饬。换言之，信仰虽同，而注重点却异，惟其注重点不同，所以努力的方向就很不一样。

这两个根据不尽相同的进步的信仰，不用说是相须相成的。生活原有个人的部分和种族的部分；原有先天的段落和后天的段落，要双方兼顾，要前后呼应，生活全部才能真正的推进。优生学者对于这两个根据不尽相同的进步论，无疑的也都接受，不过他的努力是只限于种族的一部分和先天的一段落罢了。上文戈氏说："这种新的道德的义务并不是和以往社会生活所凭借的旧的义务相冲突的，而是并行不悖的"，其实也就是这意思。平日之间，一个社会改革家一面信仰进步，一面不免反对优生学，一个浅见的优生论者也一面信仰进步，而一面竭力批评环境改良的无聊——二人都失诸偏执，失诸不恕。

所谓"优生宗教化"的概念，不过是如此。它实在是平淡得极，并不会骇人听闻。它无非要大家于"个人进步"与"社会进步"以外，更注意到更基本的"种族进步"。于个人与社会的"至善可期"以外，更相信种族也有它的"至善可期"。于个人的后天的教育以外，更从事于种族选择的义务。一个人真能注意、相信、与接受这一些，优生的概念在他的生活里也就已经宗教化了。

话又得说回来了，并且要说回到全篇讨论的最初一二段落。优生宗教化原是文化生活里的一大事实，初不待优生学者反复申论。祖先崇拜就是一种宗教化的优生行为。那一个文明的民族不崇拜祖先或曾经走过祖先崇拜的阶段？英雄崇拜或圣贤崇拜又何尝不是？"不孝有三，无后为大"，就是一个宗教化了的优生信条。"宜子孙""子孙永保"……就是一些宗教化了的优生的愿望。"螽斯""瓜瓞"……"三槐世泽，两晋家声"……就是一些宗教化了的优生的文学表现。这些教条、愿望、与文学表现，在我们今日看去，不免太看重了一个"生"字，太忽略了一个"优"字，所以产生了不少的生而不优的果子。但这是一个智识问题，不是一个信仰问题，我们的先民何尝不期望多生一些善良的子女，何尝不求"才""丁"两旺？但是他们生子的能力虽有余，而生佳子弟的知识却不足。这种知识，到了最近，我们才有相当的了解，学术界才有相当供给的能力。但若仅就信仰说，我们的先民不能算错；因为怀抱这种信仰，才把种族的生命维持到今日，才使我们今日对于此种信仰，在知识上的充实，标准上的修正，有一个机会。

到此我们又不妨把优生宗教化和宗教优生化两个概念合并了说一说。二者也实在是一而二、二而一的。人生的最大目的，说来说去，还不是人生的博大化、高明化、精深化？所谓人生又不出个人与群的两个方面，而拉长了看，尤不能不以群的生活为尤其重要。文化的一切努力，最后的效用与价值，也无非是助长此种生活，使一代比一代精深、博大、高明。宗教又何尝是例外？宗教为人生而存在，决不是人生为宗教而存在，犹之

"主日为人而设,不是人为主日而设"。宗教中神道的信仰也不能外是。不管人是神的产物,或神是人的产物,在人类没有出世以前,或一旦人类绝灭以后,神是不会有什么意义的。然则所谓有意义有价值的宗教信仰也不过一种能促进人生——尤其是群的生活——,使日益精深、高明、博大的文化的努力罢了。而这种意义和价值,也就是优生学术所研求,而希望其它的文化的努力所能自觉的采取、容纳、而加以发挥的。凡是为文化努力的人,对于这种意义和价值,能清切的认识,能引为一种信念,能深体而力行之,他们就是对于优生学有信仰的人,优生学到此,也就等于宗教化了。现存的宗教,如也能体认这种意义和价值,从而修正它们的信条,或引为新信条的一部分,能把全部信仰加以调整,使对于群的生活有推进之功,而无摧残之害,那它们也就是优生化了。所以说两个概念是一而二、二而一的。⑭

注释:

① Hans Licht, *Sexual Life in Ancient Greece*, p. 183.
② S. J. Holmes, *The Trend of The Race*, 1921年版, 页362—363。
③ 同上, 页360。
④ 荷兰查理第五当政时代为一五一九——一五五六, 就是新旧教徒龃龉最甚的时代。
⑤ F. Galton, *Hereditary Genius*, 第2版, 页345—346。
⑥ 详见《新、旧唐书·本纪》。
⑦ 潘光旦:《基督教与中国——一个文化交际的观察》*,《留美学生季报》, 第十一卷。
⑧ 潘光旦:《人文史观》** 中《人文选择与中华民族》一文。
⑨ 潘光旦:《优生的应用》*,《申报月刊》, 第一卷, 第一期。
⑩ 潘光旦与费孝通:《科举与社会流动》***, 清华大学《社会科学》, 第四卷, 第一期。
⑪ 详潘光旦:《家族制度与选择作用》****, 燕京大学《社会学界》, 第九卷, 民国二十五年。

---

　　* 见《潘光旦文集》第8卷。——编者注
　　** 见《潘光旦文集》第2卷。——编者注
　　*** 见《潘光旦文集》第10卷。——编者注
　　**** 见《潘光旦文集》第9卷。——编者注

⑫ 参潘光旦:《政学罪言》* 中《中国人文思想的骨干》一文。
⑬ F. Galton, *Inquiry into Human Faculty and Its Development*, 1883 年。
⑭ 本章参考所及的书籍,除文中已说明的而外,尚有如下的若干种:
　　E. Conklin, *The Direction of Human Evolution*.
　　Duncan, *Race and Population Problems*.
　　F. Galton, *Essays in Eugenics*.
　　W. Goodsell, *A History of Marriage and the Family*.
　　D. S. Jordan, *Heredity of Richard Roe*.
　　Linn, *The Story of The Mormons*.
　　Roper, *Ancient Eugenics*.
　　F. C. S. Schiller, *Eugenics and Politics*.

---

* 见《潘光旦文集》第 6 卷。——编者注

优 生 与 抗 战

(人文生物学论丛第七辑)

弁　言

作者于一九二三年始着手写作有关优生学术之文稿；至一九三一年，先后合刊为《人文生物学论丛》第一、第二、第三三辑，并分别名之曰：《优生概论》、《人文史观》、《民族特性与民族卫生》。一九三一至一九三七年间，续有论列，又尝缀为第四辑之《优生闲话》、第五辑之《民族兴衰各论》。至十余年来所写关于谱牒学传记学之各稿，则别录为第六辑之《家谱新论》*。"七七"变起，仓卒南行，均不及随携付梓，前途能否与读者相见，尚在未知之数；慰情聊胜于无，姑以存目视之。

一九三七年秋至长沙，次年春又至昆明，始渐得重理旧业，五年以还，前后成优生或涉及优生之文稿约三十篇，或直接与抗战有关，或间接为抗战之时潮所激发，今缀为《人文生物学论丛》第七辑，即名之曰《优生与抗战》。至简末之《图南日记》，则为避地南来旅途中观感之纪录，其中一部分涉及民族品性，或尚不无参考之价值，敢以之作为《附录》。

本书各稿，除《图南日记》初次付梓外，馀尝散见重庆之《中央日报》，重庆与香港之《大公报》，昆明之《中央日报》、《云南日报》、《民国日报》、《益世报》；重庆之《星期评论》、《交通文摘》，香港之《东方杂志》，昆明之《今日评论》；其中以见于《今日评论》者为最多。

作者于优生学术作寒蛩之鸣，于反优生之思潮与设施作螳臂之争者有年矣。抗战五年，国人鉴于人力之销耗巨大，才力之分配难敷，凡百措施，每感捉襟见肘，缓不济急，乃渐有侧耳而听之者。至最近社会部设人口政策研究委员会，于人口品质一端，且进而采及荛莠，作为国家人口政策之局部张本。于以见劳无不获，功不唐捐，民族健康，庶有厚望；本书

---

* 《优生闲话》、《民族兴衰各论》、《家谱新论》三稿均在抗日战争期间失去，以后未能找到。——编者注

之梓行，大之所以纪国人观感之变迁，小之所以志一己私怀之庆慰，读者其亦谅许之乎？

一九四二年，十一月，潘光旦，
时寓居昆明西北郊之龙院村

第一篇　优生与思想背景

一　说　本

二十八年六月我去过一次昆明附近的玉溪县。玉溪有一个名胜叫九龙池，是一股很大的泉水，附近四十二屯的稻田都靠它灌溉；农民饮水思源，照例有龙王庙的建置。平时，在庙的四周有许多禁忌，以示尊崇，例如，山上不许采樵，池里不许渔钓；到了秋收的时候，更不免唱戏酬神，大家热闹一番。

龙王在中国神道设教的传统里，有悠久的历史，有广大的传布；有水的地方就有它，有水的问题的地方更不能没有它。靠它所设的教是什么？用普通些的成语来说，是：饮水思源；用古老些的《礼经》上的话来说，是："报本反始"。我们借这个引子来说一说本字。

本字在我们的民族文化里占有极重大的位置。它是取法于生物现象的一个象形又兼指事的字，象的是什么形，指的是什么事，是尽人通晓无须解释的。主要的是我们的先民很早就把它的意义应用到人事上来，并且应用得非常之广，从个人的行为起，到民族的盛衰兴亡止，几于无时无地不用到本的观念。孝弟是为人之本，所以君子要务本；还是本之小者。"枝叶未有害，本实先拨，殷鉴不远，在夏后之世"，便是本之大者了。春秋之世，弑君三十六，亡国五十二，太史公的断语是寥寥的"察其所以，皆失其本已"九个字。本的观念支配了我们的宗教信仰；所以说，"万物本乎天，人本乎祖"，又说，天地者，生之本也，祖宗者，人之本也；而家的所以主中霤，国的所以主社，也无非表示报本反始。本的观念也支配了我们的政治和教育，所以说，君师者，治之本也，而这两种政教的领袖也终于会加入祀典，成为民族宗教的一个重要部分。本的观念也支配了我们的经济生活，所以说，"德者本也，财者末也，外本内末，争民施夺"。本的观念支配了我们整个的礼治的文化，所以说，"礼也者，反本修古，不忘其初者也"；又说，天下之礼，致反始也，致反始，以厚其本也。要是礼治主义是中国文化最大的特点，而本的观念又是礼治主义的核心，那末，本的观念和中国文化的关系的如何密切，是不言而喻的了。

务本的观念支配了我们的文化，是比较容易了解的；务本的信仰同时也控制了我们民族的寿命，似乎理会的人还不多。本字原是一个生物的字，把它适用到人事上来，最方便的当然是在人事的生物的一方面。上文引用的许多牵连到本字的说法里，最具体、最容易受人了解的，自然是"人本乎祖"的话；其余就比较抽象了。从生物的立场看，人既本乎祖，这祖宗的本就得培植，庶几可以有强固的枝干，繁盛的花叶，优美的果实，而果实的散布更可以无穷尽的把我们的品类绵延推广。所以在我们的诗教里，很早就有"本枝百世"的话。降至今日，任何人家的祠堂里、家谱上、门楣上，总有一些"源远流长，根深叶茂"的语句，并且这一类语句的运用并不限于通都大邑的世家望族，在穷乡僻壤的农工细民的生活里，正复同样的流行。假若我们有机会把乡民的名字做一些统计的话，我们不难发现利用得最频数的是"根""泉"一类的字样；凡是见过农工阶级的花名册的人，对这一点已经可以做一个初步的证明。

更从教化的立场看，人既本乎祖宗，而此本又非报不可；报的方式虽不限于一端，而最具体、最可以维持久远的一式，自然是使祖宗的血系，不因我而斩。于是就形成了有后主义。三千年来，我们的家庭组织与婚姻制度，不用说是建筑在这主义之上，所以有"大昏万世之嗣"的话；就是一般的个人与团体生活也无往而不把它当做一个最终的参考点。春秋时代的贤士大夫，喜欢根据了一个人言动举措的当否，来逆料一人、一家、一国的有后无后，一部《左传》里记载的例子便不知有多少；后世也往往如此。总之，因务本而崇孝，因崇孝而主有后，百行孝为先，而孝以有后为最大，而人生最不幸的归宿是无后，是不血食——这些，在中国民族里早就成一派极坚固的信仰，其地位相当于许多宗教的灵魂不灭的信仰，而其力量要远在灵魂不灭的信仰之上；两种信仰虽同样的建筑在不朽的愿望上，而有后的信仰却有天然的事实做依据，有具体的效果供体验，宜其历时愈久而愈牢不可破了。这样一派信仰是不会没有深远的功能的，这功能便是民族寿命的延展，至于今日而不替。记得所谓新思潮发轫之初，有人唱为非孝的论调，也有人挂出无后主义的招牌来；当时窃尝期期以为不可，为的就是上面所述的理由，为的是怕枝叶已有害，本实更拨！

这样一个注重根本的民族与文化像中国，宜乎是十分十二分的健全了。事实却又不然。这其间的原因我以为就在过于重本，过于务本；用今日的口语来说，就是，我们多少也吃了"唯本论"的亏。我一向认为任何带有唯字的思想学说是不健全的，是无法健全的，在主张它的人无论如何虚怀若谷，从善如流，总不免失之偏颇，失之武断，自己吃执一的亏，别人蒙抹杀之害；唯本之论当然不是一个例外。唯本的不良的结果不一而足，我们不妨提出比较大的两三点来：一不妨叫做唯本的感伤主义；二可以叫做务本而舍末；三是一本论。

一、什么是唯本的感伤主义？不管本是什么，本总是代表一个对象，也许是天地，也许是祖宗，也许是孝弟忠信一类的行为标准。对任何对象我们总有一个态度；这态度有时侧重理智一方面，有时侧重情绪一方面。但是在"唯"的局面之下，势必永久的侧重情绪一方面，其末流之弊就是一种感伤主义。以理智遇一种对象，我们所得的结果是这对象的本体与原委的了解，以情绪遇一种对象，我们所得的是喜感或悲感，或二者糅合的一种情感。我们对于任何我们所认为本的对象，既用情多于用智，所得的结果自然是大都属于后一种了。我们一面承认天地为生之本，但宇宙一切究竟是什么，是怎样来的，已经有过什么变化，前途会有什么变化，我们几乎全不了解，一向也似乎根本不求甚解。天地对我们只不过是一个很笼统的宗教与道德的对象；我们连一派比较细密的天神地祇的神学都拿不出来，哲学与科学的不容易发展更是在意料之中了。我们从祖宗的本上早就悟到血统的道理，从农业畜牧的经验里，更早就明白一些血缘的关系，但这种初步的了解并没有能教我们对生物演化的现象，作更进一步的观察。我们根据了报本的原则，对祖宗父母始终是生事死祭那一套；对供给民生衣食的动植各物，我们最大的排场，也不过一年一度的蜡祭。一切的一切，只是一些情绪的反应而已。

情绪的反应到一个感伤主义的程度，当然在孝的畸形发展里最容易看出来。大舜五十而慕，至于向天号泣，固然有他的特殊的苦衷，但后世很大的一部分的孝行，见于正史与地方志传的，是无疑的属于感伤主义性的愚孝，其中有一部分的所谓孝子，用今日的眼光看来，并且是精神上还没有能断乳的一种属于所谓早熟癫的疯子。就整个的民族来看，这种疯子也许不太多，但在孝与一般的唯本论之下，感伤主义所培养出来而在精神上始终未曾断乳的人，怕是不在少数。一个民族文化，在这种始终未能断乳的人的支配之下，怕也不免呈露几分幼稚病的症候。以前辜汤生先生曾经为文论中国人与中国文化富有童年气象；辜先生的观察是对的，但辜先生的估价也许是错了；辜先生对童年气象的由来，似乎并没有加以推敲，假若有的话，我以为他也会承认，这童年气象之中，至少有一部分是过期不断乳的幼稚病。

二、什么叫做务本舍末？以前史传上常见到舍本逐末的评论。子游拿这话来批评过子夏的教育方法。重农的时代，以农为本，以工商为末，商更是末之尤者，最被人瞧不起；后来工商业一发达，蒿目时艰的人便时常有舍本逐末不胜其欷歔感叹的话，并且竭力设法，想重新奠定一个农本的政策。欧阳永叔著《本论》上下篇，认定儒道是教化之本，后人佞佛，是完全由于不修本的缘故，有了舍本之因，才有逐末之果。不过，我们如今就整个的民族文化看去，弊病还是不在舍本逐末，而在务本舍末。就理论说，本末和经权博约一类的原则一样，是宜乎兼筹并顾的。子夏在答复子游的批评里，就包括这层意思。《礼经》上有先王立礼，有本有文，无本不立，无文不行的话，《大学》教我们先本后末，内本外末，并没有教我们务本忘末。

但务本发展到唯本的程度之后，我们终于遗忘了末。俗有"猢狲种树"的寓言。猢狲种了一棵树，十分关心它究竟活不活，他不看上面有没有新枝嫩叶发生，却天天把树拔起来，看长了新的根须没有，结果这棵树就死了。这寓言的本意，是喻人不宜求速成，或过于宅心不定，但我们以为大可引来比喻中国的民族文化。我们像那猴子一样，太过关心于文化的本根了。先圣昔贤所三令五申的是务本与不忘其本。中国的文化，本来以通天地人三才为目的的，通三才在人，人是本，天地到此可以看作末，但人本主义发达的结果，终于把天地遗忘了；到了后世，研究义理之学的人居然会告诉我们说，一切的大道理全都寄寓在伦常日用之间；我们如今学习到一点外来的哲学科学，便知道伦常日用之外，属于天地两才的，还不知有多少大道理可供推敲。就是在研究伦常日用的道理时，我们在务本与不忘本的原则的暗示之下，也似乎只知道向已往看，不晓得对现在与向未来看，只知道向经验里寻鉴戒，不晓得就现状中求改革。我们承认历史是经验阅历之本，非随时随地参考不可，但若说非先王之法言法服法行，便不敢言，不敢服，不敢行，而事事必得走前人的旧辙，那文化演进的机缘不就不绝如缕了么？乡土的留恋也是我们不忘本的观念的一方面。《檀弓》称太公封于营丘，比及五世，皆反葬于周，君子美之。这种不忘本的精神，降至后世，更有畸形发展的趋势，至今我们到处有"树高千丈，叶落归根"的话；上文说人生最不幸的归宿是无后，其次怕就是不得归葬故乡了。乡土观念虽也有它的价值，但是中国民族开拓的迟缓、向外发展与冒险精神的薄弱、国家意识的迟至今日才逐渐成为事实，乡土观念不能不与家族观念共同负其责任。这些因了唯本论的压力而无从发展的种种，我们都可以叫做末，都是一个比较健全的民族文化应有的一些枝叶花朵；我们对于民族文化的这棵树，对于本根也许太关注了，太烦扰了，结果是，枝叶花朵，虽始终维持着，却时常呈发育不全与早期萎缩之象。发育不全与早期萎缩也就等于上文所说的幼稚病；所以所谓唯本论的前两个不良的影响根本还是一个。

三、唯本论还有一个方式，就是一个人或一个时代始终只承认一个本，即不知道因时因地因事之宜，而转移本的对象。这种唯本论不但唯本，并且所唯的只有一本，那就更危险了。例如讲宗教时，以天为本，讲治道时，就宜乎以人为本；讲家事时，以亲亲之仁为本，讲国事时，就宜乎以尊贤之义为本。但一本论者往往不明白转换的道理，于是人本论者对于天地万物的论调也许十之七八不脱拟人的道德主义的范围；在这种论调充斥的时候，我们知道哲学科学也是不会发展的。父亲攘羊，孔子以为应当子为父隐；瞽瞍杀人，孟子为舜着想，以为应当窃负而逃，遵海滨而处；我以为无论如何这两位圣贤是犯了亲亲主义的一本论的错误；这种错误而存在，政治与社会生活也是没有法子走上清明的道路的。孟子批评墨者夷之，不一本而二本，就夷之的厚葬其亲而论，这批评是对的，夷之实在是犯了主张与行为上的矛盾；但若儒者只承认亲亲的一本论，那也就不是了。中国民族的团体生活在这方面吃的亏，二三千年来，正不知有多少，家族的畸形发展，法治的无由确立，国家组织的不能巩固，都可以推溯到这个一本论上。

唯本论与其弊害究属从何而来，是一个亟切不易答复的问题；但我们不妨作一个答复的尝试。我们民族文化里最大的两派势力，自莫过于道家与儒家；道家发展较早，历史上动辄把黄、老并称，其早可知；儒家的一部分哲学也脱胎于道家，孔子曾经向老子问礼的一段传说至少有几分象征的意义。道家的中心思想是自然主义与原始主义，自然与原始都是本——天地为万物之本——的另一种说法，其流弊当然也不能免于上文所说的感伤主义。说归真，说返朴，真与朴都所以形容本原的生活状态，这种生活状态是诗境，是象牙之塔，是海市蜃楼，可以憧憬，可以想象，可以向慕，而势有所不可几及，不可几及，则伤感随之矣。近代精神病学者说人生本有留恋原始、躲避现实的倾向，知其无法躲避，从而切实应付的人是健全的，不能切实应付而妄以幻境为实境从而取得精神上的慰藉的人，是病态的，病态到此，就比感伤主义更进一境界了。精神病学者又比较刻画的说，人的潜意识也留恋着胎期中的生活，常人睡眠的时候，最舒服的姿态是胎儿在母腹中佝偻的姿态，据说就因为这个道理。不管这一类刻画的推论有多少价值，总之，道家的迷恋原始是一大事实，而玄牝之门为天地根一类的话会教我们联想到，也许这种推论还不算是太过刻画的咧。道家在这种精神状态支配之下，于是便有极端的清静无为之论，知止知足一论，绝圣弃知，抑衡剖斗一切反人治、反法治之论，到此，唯本论的三种弊病也就完全具备了。

儒家的唯本论大概是从道家承继而来。说报本反始，报本论中固然有儒家自己的成分在内，但反始却完全是道家的气味；说报本，还有当时、此地、与自我的立场，说反始，这立场就完全放弃了。后世比较严格的儒者未尝不斥黄、老为异端，但是黄、老的伏流在儒家的发展里，可以说始终没有干涸过，并且这伏流事实上也并不很伏，遇到儒家势力盛极而衰的时候，它往往有取而代之之势，例如汉代初年及两晋六朝。这种更迭取代的局势也是在意料之中的；一种伏流总有呈露出来而成为明流的时候，是一点；根据文质相胜的自然趋势，儒家文胜之弊不能不靠道家来补救，又是一点。不过，无论两家如何更迭取代，也无论两家在别的方面上如何各不相谋，至少在唯本论上，两家既有师承的关系于前，又有此推彼挽协力维持的关系于后，可见是始终一致的。这便是唯本论的由来与所由维持的一个初步的解释了。

不过话得说回来做个结束。要是旧日的弊病在唯本舍末，今日的弊病似乎在忘本逐末。革命的哲学，要是走上极端，一定是一个忘本的哲学。

维新与太过于讲"把握现在"的一番理论，也是。前几年苏俄学校里不读历史，一口咬定民族的以前种种，譬如昨日死，最好是一笔抹杀。二三十年来中国的教育，有能力把农工子弟从乡村里吸引出来，却无方法把他们送回乡村里去，从而改造农村，重新奠定国家的经济与社会的基础。科学的发展，产生了无限量的力，原是何等有利的事，但从国际的战争里，以及机械工业的种种弊害里，我们发现这种力已经成为草菅人命的最大的工具，并且已经大到一个程度，教产生它出来的人无法控制。老道士召鬼，原准备教鬼当差的，但不期鬼来得太多了，来势又太凶猛了，以致老道士指挥不灵，斥退不去，弄得竭汗淋漓，进退不得；科学与机械主义下的今日的人类正复类是。这些，都是一些忘本逐末或本末倒置的现象；"尾大不掉，末大必折"，及今不图挽救，整个的民族与人类迟早会走上危亡的路。

本文的结论在上文里已经隐含着，可以无须多说。感伤主义不用说是应该加以制裁的，任何感伤主义应受制裁，固不仅对待"本"的一种为然，汉代的杨恽说：君父至尊亲，送其终也，有时而既。真正知礼的儒家也教我们不以丧亲之故而伤生灭性。我们已往的文化，是无疑的带有几分伤生灭性的意味的。这一点应当改。感伤主义既去，我们对本的态度才能够逐渐的理智化，而一切形上形下的客观的学问才有发展的希望。近代西洋人治学的方法里，亟称"渊源的方法"（genetic method）的重要，许多天人物理的学问造诣就从应用这方法后得来；所谓渊源的方法还不就是寻本的方法么？本末的应当兼顾，与夫本的不应当执一不变，是更显而易见的一些结论，无须再事赘言的。

二　论"对民族行其大孝"

我记不清在那一篇近人的作品里读到两句话：对国家尽其至忠，对民族行其大孝。前一句的来历很老，我们搁过不提，后一句却是旧花翻成新样。听了十多年的不着边际的关于民族的议论以后，觉得只有这一句是真正"够味"的。我不知道这两句话的作者是谁，也没有机会读到比这两句更多的话；原作者对于后一句也许早就有过发挥，而孤陋的我没有能注意到。无论如何，咀嚼一件够味的东西是一种尽人而有的权利。

"对民族行其大孝"这句话可以有两种解释。第一是我们原有的关于孝道的教训里,本来有不少的民族的涵义,或者说,有一部分的话,虽没有提到民族这个名词,甚至于始终没有拿民族做过对象,而实行起来的结果,势必影响到民族的福利与健康。例如"不孝有三,无后为大"两句话,当初说的人和行的人并没有想到民族身上,他们的智识与眼光也不容他们想到;他们的对象只是家族,并且起初还是贵族的家族。不过,各个家族实行有后主义的结果,终于把民族全部的生命维持到了现在。从生物学的立场看,民族总是一个家族的总和,对家族根本有利的事,对民族决不会有害;所以,家族的部分的"有后"终于保障了民族的全部的"有后"。凡是对家族实行过"有后"主义的人也就是无意中对民族行过孝道的人;至于此种孝行的实际的大小,甚至于此种孝行究属是贤明的呢,还不过是一种愚孝呢,那就得看他所留的"后",在质与量上,是属于那一等了。

我们原有的孝道的教训里又包括所谓继志述事的一点。孝者,善继人之志,善述人之事者也。这种孝并且是叫做达孝。达孝就是大孝;除了武王、周公以外,历史上做到达孝的没有几个人。继志述事的孝,比上文所述的有后的孝,当然是更进一步;它不仅主张单纯的"有后",而坚持有意义与有价值的"有后",即此种"有后"须发生教化的效能。此对民族的涵义更属显然。在继志述事的"有后主义"的要求之下,一个家族不能再说,有子万事足,还得注意,这子是怎样的子,他有没有能力接受继志述事的训练,而发为继志述事的功绩。假定每一个家族能注意到这一点,即每一个家族能有健全优秀、才能丰厚的后辈,试问一个民族,于维持生命而外,能不蒙更大的福利么?

上面两段话,前段指血统的有后,后段指道统的有后。血统与道统是我们民族文化里最基本的两个观念。在以前科举时代,"功名"成遂的人要印发一种墨卷或硃卷,在这卷子里面,直接使一个人成功的几篇八股文章实在只占得寥寥的几叶,其余的大半本是什么呢?是包括他的血统与道统的所谓履历。履历分两部分,一是家谱,二是师承。家谱的缩本代表血统。从庭训起,经过受业师、问业师、以至于受知师,代表道统。这办法对么?很对。八股文章写得好,好像是他本人的能力,但总得归功于血统的遗传与道统的教育。从这一类的习惯里,我们可以看出,孝道所养成的有后的信仰或统系的观念很早就从家族的范围里伸张出来,而影响到了民族文化的全部。我们还可以看出,我们最初也希望着,血统与道统最好是一回事,即,每一个血统在教化上能弈世不断的有些贡献,而多少成为一个道统,像文、武、周公的先例一般。这在事实上是不容易做到的;不过在我们一部分的人文宗教里,例如衍圣公的世袭罔替,我们始终保持着这种希望。

上文说的是"对民族行其大孝"的第一个解释。再约言之,即孝道中原来就有很大的民族的涵义。第二个解释是属于充论或比论性质的。即,由家族主义之孝扩充而为民族主义之孝;或者说,孝道不可废,而对象不能不改,而最适宜的是以民族的对象替代家族。两个解释之中,我想发为"对民族行其大孝"的议论的人是着眼在这第二个的。这第二个解释当然也有它的价值,容就下列的图表加以讨论。

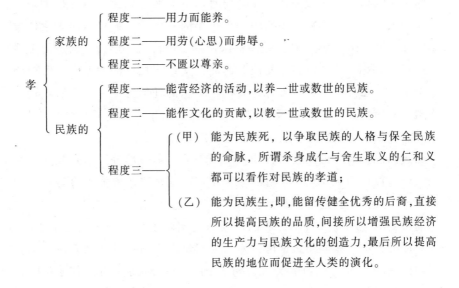

家族主义下的孝道有三种程度,是我们早就了解的。《礼经·祭义》说:"孝有三,小孝用力,中孝用劳,大孝不匮;思慈爱忘劳,可谓用力矣,尊仁安义,可谓用劳矣,博施备物,可谓不匮矣"。又引曾子的话说:"孝有三,大孝尊亲,其次弗辱,其下能养"。孟子说,"不孝有三,无后为大";赵《注》说,"阿意曲从,陷亲不义,一不孝也,家穷亲老,不为禄仕，二不孝也，不娶无子，绝先祖祀，三不孝也"。上图中的三种程度的写法是根据《祭义》中那两段文字来的，但同时也参照到《孟子》与赵氏的《注》。赵《注》里的三不孝本来没有什么大小轻重的次序，孟子也只下得一句无后为大的断语，对其余两种不孝根本没有提到；所以假若我们自动的把赵《注》所引一二两不孝的位置对换一下，则所得大小轻重的次序，便和《祭义》上所列的，在精神上完全一致。不为禄仕，即不肯用力，无以为养，属第一程度；陷亲不义，即不能用劳，而辱及其亲，属第二程度；不娶无子，斩绝血胤，自然谈不上尊亲与不匮的最高的孝道的表示，属第三程度。

民族的孝道上的三种程度是完全从上文扩充出来的。第一程度只限于经济的活动，相当于父母的侍养。一个普通的民族分子，即一个寻常的公民，努力了一生，不但解决了一己的经济生活问题，并且还有几分余力来养活一家人口；朋友或公家，在必要时，也居然可以得到他的援助——这样一个人，也不能不算是民族的一个小小的孝子了。近代西洋人论公民价值（civic worth），也承认这是最低限度的公民价值。第二程度进而包括文化的贡献，相当于"事父母几谏"而能纳父母于仁义的大道。一个智能在中上的人，于个人生计与家计之外，在文化的任何方面，能有所祖述，甚而至于有所发明，不但惠及当时，并且泽流后世——这样一个民族分子，可以看做第二等的民族孝子，但还不是最高的一等。

最高的一等，即第三个程度，有两部分：第一部分（甲）是为民族争取人格与保全命脉而至于杀身的一种孝道。这在家族方面不容易找到相当的比象。表面上最近似的是割股和哀毁至于伤身灭性一类的孝行。但这是以前贤明的论孝的人所不赞成的，因为它实际上和孝的最高与最后标准，即有后的标准，相冲突。也许，因为复父母仇而引起的死伤差可比拟，但贤明的法治论者对此也有异议。可见比论是有时而穷的。不过在民族方面，这种孝行是万分重要的。我们目前，因为抗战的关系，正有不少的民族分子在行着这种大孝；我们自有史以来，这种孝行的表示虽多，但总要推这一次的规模为最大；尤其可以注意的是，行这种大孝的人，将来在青史上，大多数不会留什么名字，他们但知道尽孝而已，名字的传不传不在计虑之内。

第二部分（乙）相当于家族的有后主义是最显而易见的。不过，论民族的孝道,到这最高的程度时,我们从事的实在已经不止是一种充论,更不止是一种比论,所谓"相当"的说法实在已经不适用。民族的有后主义,实际上就是家族的有后主义。从今以后,家族在讲求"有后"的时候,应当把眼光放得更大,把前途休戚利害的关系看得更清楚,固然不错,但结果总是一样的,为家族孕育良好的家族分子,也就是为民族增添健全的民族分子;"国之本在家"的一句老话,我们没有法子放弃。讲到这里,我们的话事实上又回到了上文的第一个解释。

不过健全的民族分子的增加,本身不是一个目的,而是一个手段。这种民族分子的增加,就等于民族一般品质的提高,也就等于民族经济生产力与文化创造力的扩大。能力扩大,事功加多,直接可以抬高民族的地位,间接可望对全人类的演化,有所贡献。这才是最后的目的。中国民族,在家族制度之下,固然曾经大讲其富有民族涵义的有后主义,但事实上我们做到的,只不过是一个维持命脉的"有后",而不是一个有能力足以继志述事的"有后",更谈不到显扬光大的"有后"。说得更不中听些,这种消极的有后主义只好算做一种苟延喘息的主义罢了。就祖先崇拜的一点说,这"延喘主义"也就是"香烟主义";喘息的气与炉烟的香烟都是经不起多大风力的。

如今我们讲求"对民族行其大孝",对这种消极的有后主义,当然必须加以纠正。我们为各个家族计,为整个民族计,我们所求的不止是一个命脉的维持,而是元气的保障;不止是世代之间的相肖,而是强爷胜祖,跨灶乘龙。我们期望着,民族的生命延长一代,民族的品质也迈进一代。只有民族品质的继长增高,才可以把我们从因循苟且的旧辙里搭救出来,才可以教我们重新讲求继志述事与显扬光大的大业。民族的地位,到此才可望真正的提高,也到此我们才可望对其它民族以及人类的演进,有所贡献;反过来也可以说,也惟有这种贡献才可以维持民族的地位于不替。《诗经》说:"孝子不匮,永锡尔类";不匮,《祭义》的解释是博施济众,类,从民族的立场看,就是人类,以至于一切的有生之伦;我们若不做到这不匮的境界,我们对民族所行的孝道,还不能算作大孝或达孝。

这些全是解释上文那张图的话。解释过了,我们不妨再进一步提一提民族的孝道在民族教育与民族道德里应有的地位。这里,我们又可以适用充论与比论的方法了。以前我们讲家族的孝道,承认"众之本教曰孝"

《祭义》，承认"孝，礼之始也"（《左传》文公），承认"孝，德之本也，教之所由生也"（《孝经》）。总之，孝是家族制度下教育的基础。这些，我们如今讲求民族的孝道时，当然可以完全沿用。以前孝是最高的德操，它是一切德操的代表，甚至于我们可以说孝即道德，道德即孝。《祭义》上又有两段话最足以表示这种精神，不能不引。"众之本教曰孝"一语的下文说："仁者仁此者也，礼者履此者也，义者宜此者也，信者信此者也，强者强此者也，乐自顺此生，刑自反此作。"这不等于说孝就是道德么？"居处不庄，非孝也，事君不忠，非孝也，莅官不敬，非孝也，朋友不信，非孝也，战陈无勇，非孝也；五者不遂，灾及于亲，敢不敬乎？"这不等于说道德就是孝么？孝是一切道德的折衷，这一点，以前仅仅适用于祖宗父母的，我们如今当然可转移过来，以适用于民族。总之，孝在民族教育与民族道德里，依然应当处一个中心与重心的地位。

民族的孝的教育和家族的孝的教育一样，也是应当因人制宜的。《孝经》论孝，对各种的人有各种不同的说法，孔子答复弟子问孝，几乎人各一说，单单《论语》的《为政》一篇里就有五六种各别的答法。根据上文孝有三种程度的议论，民族迟早总有一天会对一部分的民族分子说，你们最好把三种程度都给做到了；对另一部分说，你们若做第一与第三程度，或第二与第三程度，效率便比较大，其余一个程度，要是能力上不能兼顾，无须勉强；对又一部分说，你们也许有一点能力在第一或第二程度上为民族稍尽棉薄，但因为你们内在的血统很有几分不健全，那第三程度"非尔所及"，无须尝试；对还有一个第四部分说，你们在第一程度上，既须完全依赖其它的民族分子，在第二程度上，又连学习的能力都没有，无论建树，你们对第三个程度，就万万尝试不得；总之，你们各有各的孝道，各人能分别照上文所叮咛的做去，各人就算都已尽了他的孝道；对不接受这种叮咛的人，对借了行孝之名，而逞其私欲之实的民族分子，自然是国有常刑，决不宽贷。我们想象中的民族的孝的教育大概是这样一个轮廓。

不过"讲"大孝尽管以民族做对象，"行"大孝总得以家族做单位，所以话就又说回来了。我们应当知道，撇开了家族而实行民族的孝道，我们最多只能做到第一与第二个程度。对民族的生事死祭，是没有问题的，所谓死祭，指的是到黄帝陵上扫墓和替无名的民族英雄建立衣冠冢之类。

这一类慎终追远的排场固然有它的地位，但若实行了一年一度的所谓民族扫墓，便算尽了孝道的能事，那是要成话柄的。也有人以为只要我对民族的文化有贡献，只要有大发明、大见解，可以惠及当时，庆流后世，尤其是庆流后世，我对我的民族就算已经尽孝；独身主义的学问家原是不大过问这个问题的，但若你逼他说话，他大概会给你这样一个近乎解嘲的答复；近代又有许多受过高等教育的女子，往往以办理社会服务工作，尤其是保护与教育儿童一类的工作，来掩护她们的独身主义，说，这也未尝不是一种对民族的贡献，也未尝不是一种行孝的方式。对这一类的学问家与女子教育家，我们当然不敢说他们不孝或不肖，但我们始终以为他们所行的，最多不过是第二程度的孝道，而不是大孝。他们应当了解，以前希腊民族也出过不少的学问家，罗马民族在后半叶里也出过不少的妇女工作家；他们在文化上的惠泽，一直流到今日的后世，但这后世中间，尚有几许希腊、罗马民族的气息，却是一大问题了。换言之，仅仅做到了第二程度的孝，也无论做得怎样好，并不能阻挡与挽救民族的沦亡。道统尽管有人维持，却无补于血统的万劫不复。武王、周公的所以称为达孝，我们先民之所以认为血统与道统最好不分，可见是有极重大的理由的。达就是通，道统与血统共通，所以叫做达。

要实行第三程度的孝，即行民族的孝道要行到家，还得从家族的单位做起，还得从缔结健全的婚姻与产生健全的子女做起。这些都是每一个健全的民族分子的责任，须脚踏实地的做去，方有效果，决不是一个原则的"嚷嚷"所能了结的。以前我们讲家族的孝，把婚姻看作极端重要，叫它做"大昏"，认为它是"万世之嗣"之所系，有不容不谨慎将事者。我们对生男育女的事也作同样的看待。《礼经》上说，"子也者，亲之后也，敢不敬与"。能敬，才能产生健全的子女，一个人了解了这一类民族文化中原有的教训与习惯，再参以近代这一方面的比较成熟的学说，从而估量他个人的健全与智能的程度对民族究能作何等的贡献，再从而对于他的婚姻与家庭生活，作一个适当的安排，深知有后主义的责任重大，既不轻易接受，也不任情放弃——对这样一个人，我们才足以语于"对民族行其大孝"。

三　明伦新说

中国到处有文庙，而文庙中必有明伦堂。革新以来，各地方的明伦堂既已改充别的用处，例如民众教育馆或民众礼堂之类，而明伦两个字所代表的民族理想也就束诸高阁，无人道及。最近的几年里，似乎表面上很有些人想把孔老夫子抬出来，到了八月二十七日，尽管阴阳历不分，我们的一支笔一张嘴总要忙一阵；发动了六周年的新生活运动也很想把孔门留传下来的一部分的道德观念重新装点起来，使在大众的日常生活里发生一些效果；但是孔门遗教里画龙点睛的明伦观念却似乎始终没有人垂青过。这是很可以诧异的。

其实伦字是最有趣的一个字，比忠孝仁爱信义和平一类的字要有趣得多。第一，它比这一类的字要具体而不抽象，从下文的讨论里，我们可以知伦字所指的东西是很清楚的，一点也不含糊，但仁指什么，义指什么，忠指什么，孝指什么，……各家的说法就很不一样，甚至于孔老夫子自己对徒弟们的说法往往看人打发，不一其辞。第二，伦字比所谓八德一类的字要来得概括，它实际上可以网罗它们以及其它许多代表德行的字；我们若真能"明伦"，我们对这一类的德行也就自然认识，并且可以认识得更清楚。

伦字实在有两种意义，而这两种意义的产生似乎有些先后。第一义，也是比较先出的一义，是类别，是条理。这从字源上可以看出来。凡是从仑字的字，如伦、论、沦、纶，多少都有类别条理的意思，而到了从手的抡字，更进而有挑选的意思，而这些字又都是可以互相假借的。伦字所指的显而易见是人中间的类别与条理的现象。《礼记》说："拟人必于其伦。"《孟子》说："圣人人伦之至也"；而在另一处又说："圣人之于民亦类也，出于其类，拔乎其萃"；可见所谓"人伦之至"的伦所指也不外类别的一义。

伦字的第二义，或许也是比较后起的一义，是关系。因为人与人之间有种种分别：虽同是人类，而有老少、男女、贤不肖等等的歧异，可以归成若干小类，而彼此不能没有往来，于是便产生了关系的观念。所谓君臣、父子、夫妇、兄弟（或长幼）与朋友的五伦的伦显然属于这第二义。君臣的关系称大伦，似初见《论语》（《微子》），父子的关系称伦，初见

《礼·祭统》；夫妇的关系称大伦，初见《孟子》，兄弟的关系称天伦，则初见《春秋谷梁传》。至于五伦之说，究始于何时，似乎很是一个问题。《王制》上说过"七教"，《礼运》上说过"十义"，《中庸》上说过"五达道"，《左传》上说过"六顺"，指的都是后世所称的伦常关系；而《祭统》上"十伦"之说，虽用到伦字，其中鬼神、爵赏、政事三伦所指却不像关系，甚至于不是人与人的关系。五伦或五常之说，我们普通总推到孟子身上，但孟子似乎始终没有用过"五伦"两个字，他只说道："契为司徒，教以人伦……"，接着又列举了君臣等五种关系罢了。总之，以伦字当关系看待，就逻辑论，应是比较后起的，而五伦的成说更是后来的发展。

明伦两字联缀在一起，亦初见《孟子》。孟子讨论到三代学校的功用，说："所以明人伦也，人伦明于上，小民亲于下"。后人的注把人伦解释做人事，我们在这里不妨认为所谓人事应该包括人的差别与人的关系在内，若把此种差别与关系撇开不论，也就没有多少人事可言了。

伦字的两种意义都是很有价值的。类别或差等的伦是具体而静的，要靠理智来辨认；关系的伦是抽象而动的，要靠情绪来体会与行为来表示。动的关系无疑的要用静的认识来做依据。长幼的关系以年龄与阅历不同的认识做依据；男女的关系以两性的分化与相须相成的认识做依据；君臣的关系或领袖与随从的关系则以德行厚薄才能大小的认识做依据。社会生活的健全靠分子之间关系的正常与各如其分，而关系的正常与各如其分则靠认识准确。近代人文科学所讲求的又何尝不是这种准确的认识与各如其分的关系的两大问题呢？差等的认识大部分是生物学与心理学范围以内的事，而所谓才能心理学一派尤其是注意到流品不齐的辨别；关系的研究是社会学范围以内的事，而所谓形式社会学一派尤其是关怀到这一部分的社会现象，甚至于认为只有这一部分的社会现象才是道地的社会学的研究的对象与题材。总之，近代人文生物学、心理学、与社会学的工作，始终没有能离开"明伦"两字的范围是显而易见的。

回到伦字的两种意义在民族文化里的发展，我们可以发见有许多欠缺的地方。这两种意义的产生尽管有些先后，但一经产生之后，我们倒希望它们可以有并行与互相发明的演进。事实却很不如此。第一义的发展到汉代三国而渐盛，至两晋六朝而登峰造极，但一过唐代，便似乎销声匿迹了。班氏《汉书》里别列《古今人表》，把古今人区分为九品，区分得公允与否虽属另一问题，区分的尝试便有它的价值。东汉末，品评时人便已成为一种风气，专家的品评而外，更有地方的品评，而品评用的字眼与词气已成为一种艺术。黄初而后，一直到六朝末叶，九品中正的选举制度推行的结果，这伦字的第二义可以说是发展到一个顶点了；当时掌选政的人以及所谓"知人"的人都有所谓"藻鉴人伦"的本领。一部《世说新语》和它的《注》便全部是藻鉴工作的成绩。唐代还有一些这类的流风余韵，但后来便荡然无存了。到了近世，九品只剩得一个名目，在"未入流"的名目里居然还保留着一个流品的流字。至于做品鉴工作的人似乎只限于一些捧名角的戏迷与开花榜的嫖客；而以"藻鉴人伦"的招牌来号召的人只剩得街头巷尾的一两位相面先生！

到了最近，一半也是因为受了西洋平等哲学的影响，我们不但把伦字的第一义忘了，并且根本不愿意提到这第二义与人类差等的种种事实。即就教育与学校的领域来说（而学校，照孟子说，是所以明人伦的），在以前科举时代，考试后的发榜是第一件大事，写榜有专官，写好了，摆在特别预备的香案上，做考官的要祭，要拜，是何等的郑重！到了今日，许多大学是不发榜的，到了学期终了，只是把每门课程的分数公布出去，公布的时候是不拿成绩优劣做先后的；用学号的地方，并且根本不写学生的姓名，公告板上只看见一大串的号码和一大串的分数；这种办法，从学校预算的立场看，也许是相当的经济，但从明伦与为国家选拔真才的立场看，却是极不经济，劣等学生的颜面是多少顾全了，但奖惩的至意是完全取消了，教育而不讲奖惩，便何必办教育？奖惩的原则一去，人才又何由自见？从这一点看，我们即使批评今日的学校是不足以明伦的，也不为过。

伦字第一义的沦亡，一半也是因为第二义的畸形发展。不论五伦之说是何时确立的，后世所了解的伦，除了上文所提的三国到六朝的一节以外，似乎始终是关系的伦，而不是流品的伦。宋以来理学家常讲做人的道理不出伦常日用之间，所指无疑的是关系的伦。近年来整理中国思想的许多作家，说到伦字，似乎谁都只了解第二义，而忘怀了第一义。西洋学术东来后，有人把道德的专门之学翻作"伦理学"，也显然是完全受了第二义的支配。

后世所了解的伦字的第二义不幸又是非常偏狭。《王制》七教里，兄弟与长幼是两教，而朋友之外，还有宾客；《礼运》十义也把兄弟长幼分开;《祭统》十伦,多贵贱、亲疏、上下三伦。到五伦之说确立,而伦的第二义便受了束缚,再也解放不开。五伦之中,父子、兄弟、夫妇三伦是属于家庭的,这当然是和家族制度的畸形发展有互为因果的关系,君臣一伦一向又看得非常呆板,其实一切领袖与随从的关系何尝不可以看做君臣关系?朋友一伦比较后起,而其弊病也在不足以概括。我和一个不相识的人究属有没有伦的关系?是不是一经相识,两个人便进入朋友一伦?这一类的问题以前没有人问,到了现在大家又觉得不值得问;大多数的态度总以为这一类的骨董,让它们自生自灭好了。乡僻的地方所供"天地君亲师"的牌位,有改做"天地国亲师"的,虽改得不通,至少还表示着一番推陈出新的苦心与努力,倒是值得佩服的。

　　第二义的所以能畸形发展,一半也未始不是第一义转晦后的结果。上文提过正常与适如其分的社会关系必须建筑在流品的准确认识之上。广义的流品固然包括年龄、性别一类先天的不同,和身份、地位、贫富、贵贱一类后天的区别,但主要的应该还是比较不容易分别先后天的德行、智力、与才能的高下优劣。一个人孝父母,若是单单因为他们是父母,而不一定是贤父母,这孝可以走入愚孝的一途;一个人忠君,若是单单因为他是君,而不一定是贤君,这忠可以走入愚忠一途。二千年的历史上,百千州县的地方志里我们可以找出不知多少愚忠愚孝的例子来;若问何以会有如许例子,我们的答复就是这些人只明白伦字的第二义,而不知道第一义,更不知道第二义应拿第一义做底脚,才站得稳。明伦明伦,须兼明二义,并须先明第一义,才不致有流弊。

　　总结上文,明伦是民族文化里很有价值的一个观念。它原有两个意义,到了今日,第一义变晦了,第二义则嫌太狭。恢复与发挥第一义,补充与修正第二义,是从事人文科学的人应有的任务。

四　节约运动与民族

　　二十八年秋中央成立了一个"节约建国储蓄运动委员会",并决议在次年元旦举行国民月会的时候,以节约作为宣传的中心题目。这无疑的是抗战建国运动中应有的一个节目。抗战要钱,建国更要钱,不节约,试问这钱从何而来。不过节约的意义决不止此。节约是民族生活所以臻于健全之境的惟一的路径，尤其是今日中国的民族生活，我敢借这个机会为主持和赞助节约运动的人进一解。

节约不止是一个经济的原则，更不止是一个用钱的原则，节约是一个生活的原则。人生而有情欲，情欲不能完全遏止，也不能完全满足，比较做得到、行得通、而要得的是一个"有分寸的满足"。假如我们要替节约下一个定义的话，我以为"有分寸的满足"寥寥六个字便足够了。所谓做得到行得通与要得，至少要参考到三种事实，一是环境中的物力，二是别人的情欲与利益，三是个人的健康。物力有限，完全的满足是做不到的。别人也有他的情欲，也需要相当的满足，一个人的诛求无厌与放纵不已势必影响到别人的利益以至于安全，而招致外来的制裁，这是行不通的说法了。就个人而论，禁欲与纵欲是同样的不卫生，唯有节约是维持健康的良法，能维持健康的事物行为，是要得的，否则，是要不得的。

节约是中国民族教化里很重要的一个成分，大凡有过健康生活的民族总有这一部分的教训，它和健康生活原是互为因果的，即真正健康的人才可以讲节约，也惟有节约生活才能保持健康于不替。古代民族如希伯来与希腊的这种教训，如今还流传着一部分。中国这方面的教训是特别的丰富。全部的礼教是为了节约生活而设的，是从节约生活的企求与努力里推演而出与累积而成的。这一点，近年来随口攻击礼教的人可以说完全不了解。讲乐，我们要乐而不淫；讲哀，我们要哀而不伤。讲饮食，有饮食之礼，讲男女，有婚姻之礼，《乐记》上所称的酒礼便是饮食之礼的一部分。可见生活的一切是要受节约的原则所支配的。

说起酒礼，是最有趣的，也是最足以表示节约的原则的，我们不妨多说几句话。酒与各民族发生关系，多者数千年，少者数百年，当其发生关系之初，任何民族会发生一种危险，就是饮而无度；要是没有一个节约的原则加以制裁，这样一个民族是可以灭亡的。近代北美洲的印第安人就可以算一例。有人（Madison Grant, The Passing of A Great Race）著书讨论条顿民族的前途，也承认酗酒是这个民族的二大恶德之一，与好勇斗狠的另一恶德合作的结果，怕终于不免断送这民族的生命。中国民族在这方面的经验是最足称道的。相传仪狄造酒的时候，禹王便有"后世必有以酒亡国"的话。无论如何，饮食必须节约，而饮酒尤须节约的道理，是很早就有人提倡的。所以一个卮字，《说文》就说"所以节饮食，象人，卩在其下"；一个醉字，《说文》所说的原意是"卒其度量，不至于乱"。所以臣陪君宴，酒不过三爵，卜昼而不卜夜。所以大臣之家，嗜酒无度，就不免受史笔的谴责，例如郑之罕氏，齐之栾、高两族。这些不是酒礼的一部分，便是有酒礼以后应有的笔墨了。

不过民族的教化是一回事，民族的经验，尤其是后期的经验，也许是另外一回事。中国民族以节约为教，而后世的民族分子似乎十九不能节约，更没有能收获节约的利益。我们有的是一种似节约而非节约的操守。这种似是而非的节约行为大概有下列的三种表现。

一、是一般人经济生活的水平的低落。经济生活有取予两途。取的时候，我们但知一味的迁就，一味的减少欲望，逆来顺受；一箪食，一瓢饮，在陋巷，人不减忧，回不减乐，虽然可贵，总嫌过于消极。在一个争权夺利的时代，这种消极的操守也许是惟一的求我心之所安的方法。若说读书人应该如此，初不问时代的丰啬，那就有问题了。这种消极的操守，与禁欲主义一样，是会引起反动的，而这种反动便在予的一方面。一壁有极端禁欲性的取，一壁便会有极端吝啬与刻薄性的予。一壁有视富贵如浮云的人，一壁便会有铢锱必较、专逐蝇头小利的人。二三千年来，读书人则不要富足，看不起富足，不读书的工、农、商分子则一味以博取小利的方法来图温饱；两种人合作的结果，试问经济生活的一般水平还会有多少提高的希望。而这种人的所以有此行径，假如我们追寻起道德的设词来，还是不出于节约两个字。但我们知道，减少欲望与抑止欲望，不是节约；俭朴到一个吝啬的程度，也不是节约。

二、是一部分人的穷时俭啬而通时奢侈。穷时俭啬的人，初看去好像是一个真能节约的人，但同一个人，至通时便会奢侈起来，可知他的当初的节约，不是真节约，而是由环境逼迫出来的一时的迁就行为。这种人在民族里是不少的。我们在亲戚朋友中间就可以随时找到这种人。工、农、商贾中间，这种人所在而有。大抵白手起家，一生产业都从手足胼胝中来的，稍稍好些，但一到子孙手里，便不可知以至于不堪问了。但人事不常，"无端富贵逼人来"的例子也不太少。这种例子就很少不因穷奢极欲，而自取败亡的。有一个在美国业洗衣的华侨，十年辛苦，好不容易积蓄了五六千元的美金，便打点归国终老，在太平洋上，十几天的呼卢喝雉，便把所有的积蓄输一个精光，据说这个人后来没有上岸，坐了原船回到美国，依然开他的洗衣店。这故事究有几分可靠，我不担保，但这一类的人是可以有的，并且不会很少，是意想得到的；血汗赚来的一些富足既可以如此的浪掷，其它多少带几分侥幸性的富足可以不必说了。那个华侨，其侨居前后的坚苦，与其归国途中的豪放，都值得我们几分赞叹，尤其是那前半的坚苦，但被后半的豪放戳穿以后，我们知道那坚苦也不过是一种不得已的应付的行为，而与节约很不相干了。

三、是一部分人的俭于私人经济而侈于公家经济。这种人的数量也是不少的，上自政府的官吏，下至家庭的仆妇，有很可观的一部分便是这种人。一个仆妇替你家里烧炭煮水，你的家庭并不大，但一个月可以烧到三四百斤的炭，两三只黄泥炉一天到晚不断的烧着；这里就有问题了，问题并不在她作什么弊，或揩什么油，问题在她公私太分明！她知道这炭不是她自己的，而是主人的，假若她在自己家里烧炭或烧别的东西，她的烧法便大大的不同了，也许她在没有当仆妇以前，她自己家里的燃料是完全靠在煤渣堆上拾荒而来的咧。不过这种仆人，主人还是应该谨谨的防着，要知道第一步的公私分明，会很快的引进到第二步的公私不分或以公为私的。官吏或其它有处置公物之权的人也正复如此。抗战开始以来，听说汽油是愈来愈贵了，但公务人员依然可以有坐汽车的权利，为公务计，这自然是应当的，有时候所务在公私疑似之间，我们也不必求全责备；但我们敢断言，假若公家另有公费，交给他作专买汽油之用，即汽油不是直接开公账，我们以为他就是为公事，也未必趟趟坐汽车，为公私疑似的事务，他更是一次也未必坐了。这其间的问题也就在公私认得太分明！同一用汽油，直接由公家取用是可以不在乎的，要从自己的公费里掏来买，便又当别论了！今日中国官场与公务界的第一大病，就是这个。我们大声疾呼的说，就是这个。严格说来，浪费公物，就是一种贪污，就所费的物力的数量论，这种贪污的罪名，比营私舞弊要大得多。营私舞弊是比较看得见查得出的，而这种浪掷却是比较无形的，唯其无形，至少到现在为止，还几乎完全没有受到道德的指摘与制裁。

节约的民族教训沦胥到这般地步，当然有它的原因。这原因我以为大要不出两个，一属于思想与教育方面，一属于地理与经济方面，而两者又相为表里，彼此推挽。关于这一点，我暂且不预备多说。节约之教后来终于退化为清心寡欲之教，而不断的水旱兵燹之灾所造成的凋敝的经济生活,事实上也不容我们不清心寡欲。在这一壁,既有教我们非清心寡欲不可的事实,在那一壁,一派清心寡欲的说法自然更来得牢不可破,振振有辞。"节欲"是一个生活的原则,是一个健全民族应有的生活哲学,到了"清心寡欲",就只剩得一种文饰事实的设词了。

讨论到此,可知节约运动,要是解释的得当,推行得有效,影响所及,应远不止替抗战建国的事业,多添上几个法币。以储蓄金钱为节约运动的目标,实在是小看了节约运动,实在还不了解节约的真正的意义。假若节约仅仅等于省俭,那我以为便无须乎什么大吹大擂的运动,至少就绝大多数的国民而论,这是无须的,难道国民省俭的程度还不够么?在目前的物力与物价之下,凡有血气之伦而想保留这一点血一口气的人,还敢不省俭以至于吝啬么?目前生活上最不能省俭的决不是大部分的工、农、商贾,而是一部分领袖政治、经济、与社会生活的人,他们中间就有不少的人犯着上文所说的两种通病,即,穷时俭而通时奢,与夫啬于私人经济而侈于公家经济。这种通病诚能革除,则不仅抗战的经济基础可以渐臻稳固,即国家一般的经济生活亦可大见昭苏,更无须在已经疲惫不堪的民众身上想什么方法了。石子里是榨不出油来的,目前不要说一般的民众,就是一部分薪水阶级的人,也就等于石子,他们何尝不想榨点油出来搁在一边,但油又从何而来呢?

总之,节约运动应当把眼光放得远些,应当领导民众慢慢的向不奢不啬的中道走去,使凡属国民,对于基本的情欲,前途都有一个可以有分寸的满足的机会。假若只图一时的国家经济的比较宽裕,有如运动大纲中所缕述的种种,则应先从一部分侈于消费公家经济的人身上做起。

五　演化论与几个当代的问题

严几道先生把赫胥黎的《天演论》翻译成中文以后,中国的文字里算是多了一套新的名词,中国人替子弟或替自己起名字的时候也算是多了一些拣选。天演、物竞天择、适者生存一类的名词,从此不但在新式些的文字里随时可以发见,并且在新人物的名字里可以找到。四十年来,《天演论》对中国思想的贡献,似乎不过尔尔,就是,在胡适之先生所称的"名教"里增添了一部分势力罢了;"物竞天择,适者生存"和"礼义廉耻,国之四维"或"忠孝仁爱，信义和平"等等一样，终于升衬到了名教的两庑里去。

这倒不能专怪中国人不长进。演化论在西洋也有同样的幸运。尽管有赫胥黎一类的人替它发挥，甚至于替它狂吠（赫氏自称为演化论的矮脚狗，好比郑板桥自称为徐青藤门下的走狗一般）；尽管有人把它和当代的社会思想社会问题联系起来，写成不知有多少种的专书，结果，演化论还不过是生物学家的一个家珍，并且，在他也不过是间或拿出来展览一下、把玩一番罢了。

演化思想对实际的社会思想和社会问题没有发生很大的影响，可以说是一种很不幸的现象。目前有许多的思想以至于生活上的问题是由于不了解或误解演化论而发生的。我们一面含糊的承认我们自己——人类与人类的社会文化——是演化的产物，而对于演化所循的若干法则，却始终取不求甚解的态度，或取得一知半解而以为已足；甚或自作聪明的加以曲解；许多问题就从这不求甚解、一知半解、与曲解中来。仅仅演化论的若干名词，借来装点门面，倒还不至于引起什么严重的问题。

演化论有若干基本的原则和概念，我们到现在还没有充分的了解与接受。什么叫演化，尤其是有机演化，恐怕除了生物学者以外，很多人就没有认识清楚。自然演化要是有目的的话，这目的我们叫做位育（以前译作适应或顺应）；这位育的概念又是很多人所不求甚解的。演化的几个重要成因，如变异，如遗传，如选择或淘汰，尽管是我们日常生活的一部分，尽管和我们自身有切肤的关系，又有多少人在追求它们的社会与民族的意义？淘汰二字，久已成为一个口头禅语，但它的最大的用处，往往是在某一个球队把另一个球队打败之后！有机演化的单位或基体是种族，但事实上了解什么叫做种族的人，比高谈种族主义或根据了种族的成见做许多坏事的人，要少得多。个体的发育，从一个比较原始的东西变成一个有许多功能的东西，种族的演变，由少数的种族成为许多的种族，是由于分化与专化的原则；但专化而达于极端，会教个体或种族走上死亡的路径，明白这一点的人也不多。

严先生译的《天演论》一名词原是很好的，天字固然把演化的范围限于自然一方面，有不合用的地方；但演字是不错的。到了后来，不知如何我们偏要拾取日本人的牙慧，通用起"进化论"的名词来。就从这译名里，我们就可以知道我们并没有懂演化的现象。赫胥黎在《天演论》一文的注脚里说得很清楚，演化是无所谓进退的，一定要加以进退的判断的话，也是有进有退的。许多寄生生物就可以说是退化的结果。古往今来，由进而退，由退而亡的物种已经不知有过多少，最近地质调查所在云南禄丰发现的龙类岂不就是一例？人自以为万物之灵，操一部分造化之权，但零星的退化，已属数见不鲜，而整个的退化以至靡有孑遗也并非不可能之事。早就有人推测过，人类一旦寂灭，继起操生物界霸权的大概是昆虫。最近更有人（霍尔登 J. B. S. Haldane）说，也许是老鼠。

西洋社会思想界原有一派进步的学说，以为宇宙间的一切自然会逐渐改良，到一个至善的境界。要是十七八世纪以前的西洋基督教社会是"靠天吃饭"的话，十七八世纪以后的西洋社会就"靠进步吃饭"了。比较后出的演化论，在不求甚解的西洋人眼光里，也就等于一种进步论，甚至于就是进步论。进步论也很早的就到东方来，在没有方法求甚解的当时的东方人，就更自然的把两种东西混而为一，于是乎就产生了"进化论"。我们如今追溯"进化"这译名的由来，大概是如此。

更有不幸的，一部分西洋人所见与大部分中国人所见的"进化"，又是严格的演化论者所不承认的所谓定向演化或单线直系演化。演化既不一定有进无退，当然谈不上什么可以指认的方向，也就不是一条直线所能代表。古生物学者发现马蹄原有五个，后来经过了几个递减的"阶段"而终于到达所谓"奇蹄"的"现阶段"，于是一小部分的生物学者就以为一般的有机演化就取这个有目的、有规律的方式，于是采用演化学说不久的社会学者与文化学者也一拥而上，以为超有机的社会与文化演化也一定取这种既有意义而又省便的方式。社会演化论者正在不得其门而入或自以为升堂矣而未入于室的时候，得此一块敲门砖，岂有不充分利用之理？于是"时期"论呀！"演程"论呀！"阶段"论呀！"动向"论呀！更变本加厉的发达起来。我说变本加厉，因为社会学说方面，自从孔德以来，早就喜欢讲分期的演进，到此更不免随风而靡罢了。这一股风在今日的中国就吹得很有劲。那些开口阶段闭口动向的，无论矣；就是不用这一类名词的人心目中所见的社会演化，无疑的是进步的，是一条比较直线的，是线上有些分段的记号的；不是一条直线，怎会见得它有方向？段落不分明，又何以见得它在那里动？譬如说家庭吧，他会告诉你这直线与"阶段"是从大家庭到小家庭，从小家庭到无家庭；讲婚姻，从父母之命媒妁之言的婚姻到完全自主的婚姻，从完全自主的一夫一妻婚制到不拘形式的自由结合与自由离异。事实是不是这样，会不会这样，当然是又一问题。大抵侈言时代潮流与以为潮流不可违拗的人，或歌颂时代的巨轮如何转动如何迈进的人，都是这一派"进化论"的善男信女。

这一类对于演化基本概念的误解，当然会引起许多弊病，最大的一个是减少人类自觉的努力。上文说过以前有人靠天吃饭，后来有人靠进步吃饭，如今更有人靠进化吃饭。靠有动向有阶段的进化吃饭。时代有不同，靠山有不同，而其为有靠山则一，既有靠山，又何须努力？要演化成为进化，在操一部分造化之权的人类，本非完全不可能，但总要人类自觉的自主的自动的提目标出来，下功夫进去，才行。假若说，社会演化的过程，开头的步骤这样了，后来的步骤与将来的结果便非那样不可，生产的方式既如此如此于前，一切所谓意识形态便非这般这般于后不可，人类在表面上虽像是生产方式与意识形态的创造者，事实上也只好任它摆布。潮流可以把他击倒，时代的巨轮可以把他压成肉饼，他也唯有逆来顺受。试问，这样一派进化的人生展望和靠天吃饭时代的命运主义，在形式上尽管不同，在精神上有何分别？这种进化观念要再维持下去，迟早会像命运主义一样，教人类努力与努力的意志，由麻痹而瘫痪，由瘫痪而消灭。

位育是演化论里最重要的一个概念，也是中国旧有思想里很重要的一部分。《中庸》上有"天地位焉，万物育焉"的话，注脚里说，安所遂生叫做位育，《易经》的哲学里，最基本的一个概念是位；一部《左传》里有过不少次关于土宜的话。我们以往的错误，也许是过于重视了静的位，而忽略了动的育。如今演化论的思想，一面固然可以和位育的思想联系起来，一面更可以补正以前的错误与不足。

位育是一切有机与超有机物体的企求。位育是两方面的事，环境是一事，物体又是一事，位育就等于二事间的一个协调。世间没有能把环境完全征服的物体，也没有完全迁就环境的物体，所以结果总是一个协调，不过彼此让步的境地有大小罢了。以前把位育叫做适应，毛病就在太过含有物体迁就环境的意思；而根据了适应的概念想来解决问题的人，所见便不健全，所提的解决办法，也就不适当。我们不妨举个例吧。海禁开放以来的中国问题可以说是一大个位育的问题。中国是一个有机与超有机的集体，而其环境是十九世纪以来竞争角逐的国际局势。中国怎样才能和这局势成立协调，因而维持它的国家与民族的身份，再进而得到更丰富的生命；前者是位，而后者便是育了。在努力寻求位育的过程中，许多朋友曾经在文化方面提出过不少的意见，并且还引起了不止一番的论战。有主张全盘西化的，有主张所谓本位论的，也有主张择善节取的，而节取论者之中也有若干不同的见解。假若大家对于位育的概念有一个共通的了解的话，我相信这论战里有一大部分的话是不必说的，或大家只须讨论，而无须乎论战。

西化如何接受，在细节目上尽管有许多疑难之点，在原则上，是应当不成大问题的。第一我们要了解中国所以为物体的特质是些什么；第二要了解世界所以为环境的特质又是一些什么。所谓物体的特质，指中国民族与文化的一切现状与所造成此种现状的生物与史地因缘。在这一点上，本位论者的主张里，有一部分是很对的，他们所忽略的是民族品性的一点。同样的，所谓环境的特质，指的大部分是西洋各民族文化的一切现状与造诣与所以有此现状与造诣的生物与史地因缘。主张西化与努力于西化的人也许对于西化的现状与造诣有很广的认识，但对于西化的生物史地因缘往往未必有充分的了解。明白了物体的特质，才知道什么是土宜，什么是非土宜；明白了环境的特质，才知道如何下手节取；要所节取的合乎土宜，或与土宜不太相违反，才真正可以收位育的效果，否则徒然增添生活的纷扰而已。百年的中国历史，大部分就是这样一个纷扰的历史，切实的位育尚有待于我们的努力。

关于演化的几个成因，如变异、遗传、淘汰，我不预备多说，多说了怕不免琐碎。不过我们不妨举俄国做一个例，以示不了解这几个演化的成因会产生什么不良的影响。苏俄在斯太林派统治之下，是绝对主张思想统一的；主张思想统一而实行思想的统制，就等于不容许变异品性的存在与发展。主张思想统一与实行思想统制到一个绝对的程度，就必然的要发生淘汰的作用；层出不穷的清党运动便是这作用的具体表现了。尼采说过，古来真正的基督教徒只有一个，而这空前绝后的一个不幸被人在十字架上钉死了。论者以为真正能服膺斯太林一派的社会主义的，也只有一个，就是斯太林自己，而清党运动非清剩斯氏一人，决不足与言思想的真正统一；真是慨乎言之！苏俄历届清党的结果，总算把一时的秩序维持住了；

但俄国民族前途的品质如何，其产生人才的能力如何，斯氏一旦而死，前途继起何人，其所已成就的建设事业，究能维持如何久远——想到这些问题，我们就不免替他们寒心了。无论一个民族如何健全，其元气如何磅礴，经过清党一类有组织的淘汰作用以后，是不会不吃亏的，不过短见的人在目前还看不见罢了（参看下文《第五篇》内《苏俄政治与人才淘汰》一文）。

苏俄的社会思想系统也是不大承认遗传的原则的；他们很希望后天获得性可以遗传，而上一代环境影响的良好可以表现为下一代遗传品性的良好。十多年前有一位奥国的生物学家卡默瑞尔（Paul Kammerer）用试验的方法证明获得性可以遗传，苏俄闻讯之下，便用重金把他聘去，要他在这一点上做些规模更大而更切于人类生活的试验；不幸这位生物学家最初的试验便是假的，在被人发觉以后，他便跑到山上用手枪自杀了，而这惨剧的发生就在莫斯科的聘书寄到不久以后！在差不多的时候，俄国的科学界，在巴夫洛夫（Ivan Pavlov）的大名之下，发表了一个试验的结果，证明交替反射作用是可以遗传的；这发见正在哄传的时候，巴夫洛夫又突然告诉别人，说全部试验是一个错误。当时究竟是什么一回事，谁都不知道，旁人的推测是：试验与试验结果的发表是政府统制的，错误的承认是巴氏一人的私意。诸如此类曲解演化原则来迁就一种主义的勾当，在近代是数见不鲜的；曲解的人心劳日拙，固然不足惜，但社会思想将因此而更不容易走上正确的路，社会生活将因此而更无清明之望，却总是可以教人扼腕的。

种族的概念的不了解或曲解也曾引起不少的问题。种字可以有两个意义，一是生物分类学的，它的对象是分类的种，它所研究的是种与种之间的品性异同与血缘远近，研究品性异同时也只预备把异同之点指陈出来，并不加以优劣高下的判断。第二个意义是育种学的或民族卫生学的；它的对象是血系或血统；因为其间要行选择，所以在两个不同的血系之间，便不能不作优劣高下的比较，而说，甲的种好，乙的种坏。这两个不同的血系也许属于同一的上文所谓分类的种族，也许属于几个不同的分类的种族所混合而成的人口或民族。这两个意义的分别是很重要的。四五十年来所谓种族武断派的思想与行事，往往可以到一个很乖谬的程度，就是因为不了解这个分别；就是平心静气研究种族问题的人也十九没有把这分别弄清楚。

近年来德国希特勒与纳粹派的排犹政策便建筑在此种错误的种族概念之上，也就是武断派思想的必然的一个产果。日耳曼人和犹太人都不成为分类的种族，任何一方都是许多种族（这里的种已属假借，严格言之，今日的人类只是一种）混合而成，而日耳曼人与犹太人之间，自身又发生过不少的混合作用。不论德、犹二民族自身的混合程度如何，双方一样的有许多不同的血系，而这些血系一样的有优劣高下之分，是无疑的。纳粹党的武断政策便不采取这种看法，一口咬定日耳曼人是优等种族，而犹太人是劣等种族，从而对后者加以压迫驱逐。纳粹党把这主客的两类人看做两个种族，是第一个错；在二者之间，作笼统的优劣判断，是第二个错；根据这判断而实行一种武断与抹杀的政策，是第三个错。而这三个错误全都从不了解或曲解了种族的概念而来。从我们第三者看来，犹太人中有很好的血系，是无待多说的，而日耳曼人有很坏的血系，至少在德国同时推行的绝育政策里，我们也已经找到了证据。

分化与专化的道理也是同样的没有被人领会与合理的运用。相当的分化与专化是不可少的，个体的发育与种族的演成都要靠它。西文里的种字与专字同出一源，亦见一派生物非相当的专化不能成一个特种。不过分化与专化都有一个限度，这限度又取两种方式。一是在全部之内，局部虽走上分化与专化的路径，而至少总有很小的另一局部是保留着比较原始甚至于很原始的状态的；就个体论，最显而易见的是精质与体质的分别。分化与专化为的是教生命可以化为高明博厚，而比较原始的状态是所以维持生命的悠久，两者都是少不得的。二是分化与专化的那部分，在分化与专化的时候，也得有一个止境。人的前肢专化而为手臂，手的大拇指专化而能与其它四指相对，从此对生活多了一重把握，这当然是一个进境，但五指的格局始终保持着两栖类以来的原始状态，没有像鸟的变为翅膀，马的变为奇蹄，高飞远走以外，别无用处。鸟与马还算是有幸运的例子。有生以来，因专化趋于极端而亡族灭种的物类便不知有过多少。分化与专化所以成种，亦所以灭种，犹之乎水所以载舟，亦所以覆舟，也未始不是演化论的一个很大的教训。

但这教训我们并没有接受。这从近来学术与教育的趋势里最可以看出来。学术分门类，是对的，分得太细，太分明，以致彼此不能通问，以致和生活过于不相衔接，不相联络，便有走极端的危险了。英国人文思想者席勒(F. C. S. Schiller)说，一门学问最大的仇敌，就是这门学问的教授，因为他走的路是"牛角尖"的路，越走越不通；可见一门学问过于专化的结果，且与本门学问不利，一般人生的福利可以不必说了。中国以前也有"虽小道必有可观，致远恐泥，君子不为"的说法，小道二字是不适当的，但致远恐泥的戒惧心理是对的。我们现在常说敌人越是深入，越不免踏进泥淖里去；要知在中外学术界里，这一类陷入泥淖的人正也不少咧。说到这里，我们就会联想到上文所提的专化限度的第二个说法。

　　教育要养成专家，在分化专化的原则之下，也是很不错的；但若以为教育只须培植专家，那危险也就非常之大。美国大使詹森的为人，我不很知道。但有一次他在这一点上说过几句很有趣的话，他说，专家是最可以坏事的一种人，在他的本行里说话行事，他是一个十分小心谨慎，步步循规蹈矩的人，但一出他的本行，他就像放了假一般，说话行事可以全不检点。这一番话当然并不适用于一切专家，但确乎适用于很多的专家；其不适用的也许根本并不是十足的专家，而他们所受的教育，于专门而外，确也能兼顾到其他的生活方面。以前讲文质彬彬，然后君子；教育的内容尽管变动，文质兼顾的原则，恐怕还是不能废止的，就个人的教育论，他所以为专家的一部分，可以当于文，而专家以外一切应事接物之道，可以当于质。应事接物之道，往往不因时地的不同而有很大的变迁，所以可以说是比较质朴的一方面，也是比较经常的一方面，也就是上文所说比较原始的一方面。个人教育宜乎文质兼顾，国家民族的文化当然也宜乎如此了。我们目前的十分重视专家，说是一种反动，一种矫枉的举措则可，说是一个完全合乎常理的看法则不可。说到这里，我们就会联想到上文所提专化应有的限度的第一个说法。

　　有机演化论的原则不止上文所缕述的几条，因不了解演化原则而引起的思想与生活问题，当然更不止上文所拉杂提出的几个。不过演化论的种种精义，就在达尔文《物种起源》一书出版已满八十年的今日，还很有推广与仔细认识的必要，上文的一番讨论我想是够教我们明白的了。美国有几个大学里，演化论是各院系学生必修的学程，并且是一年级生入学后就得肄习的一个学程。我想这办法不妨推广，而成为各国大学课程里应有与必有的一部分；只是教学习社会科学的人读一门普通的生物学，像目前国内的大学所已经做到的,是不够的。同时,我还有一个希望,就是生物学家肯留出一部分在实验室里研究的余闲来,对不专学生物学的人,甚至于不做什么特别学问的人,多讲述一些生物与演化的原理,让大家知道生物学与演化论对于文明人类的贡献,并不限于农林、畜牧、医药、卫生、育种优生,一类的应用艺术而止,而是可以深入一切社会生活的腠理的。我们需要许许多多的像赫胥黎一般的矮脚狗,来替演化论叫喊。

六　闲话生物学的课程

我总觉得近来学术界与教育界有一个不健全的趋势,就是,对于生物学的忽视以至于藐视。

高中生物学的课程本来比较的多,最近忽然减少了。

高中学生会考本来要考生物学的,后来是不考了。

二十八年度统一招生的结果,理科系别的分配是这样的:

　　化学　　　　　　268
　　物理　　　　　　195
　　地学　　　　　　128
　　生物　　　　　　 98

可见选习生物学的是最少,比任何他种自然科学为少。二十九年与三十年度的情形也差不多,事实上加入生物学系的人数比二十八年度还要少。

就二十八年教育部规定的文法学院的共同必修科目而言,生物学虽若没有受忽视,事实上却没有得到应有的注视;应有而不能有,其结果与忽视相等。共同必修科目表里说,文法学院学生在六种数学及自然科学——数学、物理、化学、生物、生理、地质——中任选一种。比较严格的说,这任选的办法是不妥当的。就六种的独立的价值而言,我们固然无所用其轩轾,但就它们和文法学生前途的关系而言,六种的价值是不一样的。由前之说,文法学生对于这六种或五种(生理宜乎并入生物,抑或单独自成一门,尚有问题)科学应当都有机会打上一点根底,即应完全攻读,而不应任选一种。这一点,至少我个人是赞成而希望大学教育迟早能做到的。一个大学生终究是一个大学生,他是讲自由教育的,在他进而专攻一种学问以前,他应当打上一个很广的根基,我们不妨说这根基是越广越好;根基不广的流弊,近年来我们实在见得太多了。不过这一点在目前学制之下既做不到,我们就不得不说由后之说的话了。

由后之说,则与文法学生关系最较密切的一门自然科学,显而易见是生物学。数学是一切科学的基础与工具学问,任何人在资质许可范围之内,应当多学;大学期内入门的数学也是谁都应当读习,不成问题的。不过四种自然科学之间既可抉择,则我们应该作一个最有利的抉择,就是,选习生物学,即不妨将生物学从其他自然科学中提取出来,另成一格,而指定为文法学生必修的自然科学。一百年前,法人孔德创为科学级层的说法,一方面承认数学为一切科学的基础,而社会与人文科学为一切科学的堂构,而居其间的自然科学亦自有其演进的层次,自下而上,是天文、地理、理化、生物等。我们建造房屋,对于基址的研究,也许不遑过于深入,但对于最切近建筑物的一层土壤沙石,无论如何应当先有一个充分的认识,否则,也许房子造在沙滩上,经不起一番风雨,就倒塌了。对于文法学院的学生,这一层最上的基址,无疑的就是生物学。如今共同科目的规定把它和其它的自然科学完全等量齐观,不分轻重,显见是不大承认百年来科学界所公认的级层的道理,而没有把生物学分有应得的注视归还给它。分有应得而得不到,事实上等于受了忽视以至于蔑视。

再就教育部不久以前颁发的大学院系二、三、四年必修与选修的课程而言,一种忽视的倾向也是无可讳言的。仅仅就和生物学比较最有关联的社会学系说,这种忽视最是无可隐饰。全部课程中,和生物学最有直接关系的只有"人口问题"一门,其它如家庭、种族、优生一类的课目,就在选修的学程里,也找不到影子。这样一个官定的课程单,不要说与上文所议论的注重基础的精神不合,就和中外大学所已有的编制课程的经验相比,也太失诸自我作故。

家庭制度、家庭问题、或家庭社会学,不见于社会学系的课程是最可诧异的。从社会学的祖师孔德始,大多数的社会学家公认家庭是社会组织的中心、重心、与单位。法国有一派很有力量的社会学说与社会改革论是以家庭做出发点的。反观中国社会,家庭的地位的重要,无疑的要在任何社会制度之上;这种地位的重要有它的好处,也有它的坏处,但无论好歹,研究社会问题的人如何可以把它轻轻放过,何况以科学家自命的比较严格的社会学家所注意的更不在好歹的评判呢?我很疑心,这一类的忽略，一半固然由于根本不认识社会的生物基础，一半也未始不由于规定课程的人，于不自觉之中想对目前很流行的一种社会病态取一个让步。试看目前国内的领袖阶级里，有几个是有健全的婚姻与家庭经验的。殊不知唯其健全的经验少，从社会问题的立场看，才更有设立科目、加以讨论研究的必要。

优生学是一门比较新鲜的学问，在很多外国的大学里，至今还没有列为课程之一，不过二十年来，至少就美国而论，新列这学程的大学，已经是一年多似一年。优生的学说，是多少以生物学为体而以社会学为用的，就品性遗传而言，固应属于生物学系，但就流品选择而言，则应属于社会学系，而流品选择一端实较品性遗传为重要，至少品性遗传可以并入一般的生物遗传学程，而流品选择事实上无所隶属，势非另设学程不可，而最适当的设置的地方是社会学系。如今社会学系的课程里便根本没有它。

这个挂漏也是很可以诧异的。就革命的理论说，率土之滨，有那一个不服膺民族主义的，但十多年来大家只晓得口头和人家争所谓独立平等，而于如何提高民族的一般品质以取得独立平等以至于超越别人的地位，则完全不问，岂不是大可诧异？提高民族的品质是争取独立平等的最基本的手段，而优生学不是别的，就是研究如何提高民族品质的一种学问。这一点，似乎高谈民族主义的人到今日还不认识。

再就抗战的现实论，目前我们每一分钟就在用我们民族的生物的本钱，这本钱是那里来的？本钱究有多大？这本钱的好坏如何？成千成万的壮丁天天向外开拨，为民族御侮，以至于为民族牺牲，这些壮丁的壮的程度如何？何以有的壮而中选，有的不够壮而不中选？航空学校招取飞行学生，又何以数百人中只能取一两个？为什么不一榜尽赐及第，使于训练之后，人人变做第一等的飞行员？这些问题可以说从来没有人提出问过，更没有人答复过。大家只晓得就祖宗遗留下来的本钱尽量的用，并且居然还知道挑好的用，至于祖宗如何把这本钱累代积蓄下来，更如何还积下一些特别良好而有用的本钱，更如何进而增加这种本钱的利息，使滚作本钱的一部分，连中山先生自己在民族主义里都没有好好的问过与答复过。岁寒而后知松柏之后凋；王天庚《拜张江陵祠》诗有"边疆危日见才难"之句，这一桊老话我们犹且未能充分的加以咀嚼，自无论在抗战时期中联想到民族分子的品质问题了。

优生学一类的课程受人忽视，一部分也是由于成见，而部颁课程在这方面的挂漏也不妨认为无意中对这种成见的一个让步。这成见是很深广的。一般人，除非有人就某一个人的某一个特点特别指给他们看，是不相信遗传的；更不懂得什么叫做选择或淘汰；这些人十九是天生的拉马克主义者。不过即就拉马克主义而论，我们主持政教的人在生物学方面的努力也不免少得可怜。我们政治的领袖里，至少有两位是从前专攻生物学的，这两位都是拉派；不过他们似乎都没有能行其所学，其中一位，也许因为太讲究适应环境的缘故，和他的同行比较起来，已不免令人兴"南枝向暖北枝寒"的慨叹。他们在当政的时候，也许没有参考到苏俄政府在这方面的努力。苏俄的政治哲学是笃信拉马克主义的，十年以前，并且还用过政治的力量，想教这种主义成为现实；他们从奥国请了一位专家去，不幸在应聘到任的前夕，这专家忽然自寻短见。在我们中国，连这一类的努力也还寻不出来。寻得出来的只是某次有一位政治领袖劝人民多种树，说树多以后，大家处绿油油的环境之中，人种自然而然的会改良！这种劝告也许是不错的，猴类变猿，猿类变人，不都是在绿油油的环境中发生的么？

上文所说的成见，不幸不止是一般人的，也是社会学界的。近年来稍微好些，在十年前，许多社会学家就不大参考生物的立场，更不免反对遗传与选择的学说。不但社会学界有此成见，连同专攻人口问题的人有时候也难避免。有专从经济学的立场来研究人口问题的数量的，站在这个立场，人口不过是一个人口的数量问题。社会学家与人口学家有时候还不免有此种偏见，一般人自不足深怪了。

不过无论如何，生物学与生物原则的比较受人忽视与藐视的趋势是不健全的。一个不理会社会的生物基础的民族，一个但知利用生物本钱而不知自觉的与自动的来增加这种本钱的民族，是危险的。一个民族，但知医农畜牧之利而研习生物学，不知为民族自身内在的健康而研习生物学，也是十分浅见的，并且迟早要食浅见的果。要避免危险，纠正浅见，研习生物学的人和执掌教育制度的当局都还得有一番努力。

七　说卫生

最近坊间出现了一种新的定期刊物，在第一期里，我们读到政府要人某先生写的一篇短小精悍的稿子，告诫我们清洁是做新国民的第一个条件；这刊物的编者是我一位多年的老友，他在编辑后记里照例不免把本期里各稿的深长的意义引伸一番，对于这篇清洁的稿子，更锦上添花的说过一句好像是"不刷牙齿不配做国民"的话。我知道这位老友的一口牙齿是在二十多岁时便已完全脱落的，大约深怕别人蹈他的覆辙，所以不得不如是其剀切言之。不过我们也知道，我们的前辈里，有终身未曾用过牙刷，而到老口腔无病，齿牙完整的，此中的是非利害，也似乎不是片言所能断定的了。

卫生论的正面文章和卫生的细节目，是所谓"现代化"的过程里的一个重要部分，二三十年来，已不知道有过多少人费过多少的笔墨讨论过，不用我再事申说，不过下列的几点，似乎说过的人还少，而了解与能深体力行的人更少，不妨借这个机会补充一下。

一、讲求卫生有不少的先决条件，其中最重要的一个是充分的科学常识，特别是化学、生理、与遗传的常识；假使这种常识不充分或不正确，结果必不免庸人自扰，而在个人的健康上以至于公众的健康上引起一些更严重的问题来。举几个简单的例子说一说。记得有一位教有机化学的外国教师有一次对学生说："西洋人把臭恶的东西和不卫生的东西看做一件事，于是公共卫生发达后的结果之一，是把我们所排泄的粪秽，不还诸所自来的土壤，而尽量向河海里输送，从此不见不闻，无声无臭，算是尽了卫生的能事了。结果是，天然的肥料一天比一天减少了，地力一天比一天单薄了，总有一天要引起更基本的养生的问题，不要说卫生了。听说中国的情形便不如此，中国人是善用粪秽做肥料的，所以民族文化能维持到好几千年，在今日还方兴未艾"。他后面这几句话是因为见我在座，特别说的。中国民族的寿命究属和粪秽有几许关系，我们在此无从断定，不过这位老师对于西洋人所批评的一层，认为他们化学的知识错误，而侈谈卫生，终于要引起一个比卫生更严重的问题，却是很对很对的。

在生理方面，我们举一个普通比较讳言的例子。健康与守身如玉的青年男子，一两星期之内，往往要带梦或不带梦的遗精一次，这原是一个常态，不足为怪的；但许多的青年，或因生理的知识缺乏，或因先入的宗教与道德的成见，根本不容易有正确的性的生理的观念，一旦遇到这种经验，便不免大惊小怪，以为是一种病态，有的疑心生暗鬼莫须有的使精神上受到很大的损失，有的更进而寻医觅药，让江湖派的医生可以借此敛钱。这一类因生理知识的不足而引起的个人精神的烦恼与社会生活的扰攘是很多的，这不又是非徒无益而又害么？

不明遗传而空讲卫生的例子特别的多。瘦的人以为瘦不好，想尽方法要教自己胖，胖的人以为胖不好，想尽方法要教自己瘦，于是有吃补药的，有吃消耗剂的，有加食的，有减餐的，有加意多睡眠多休息的，有蓄心少睡眠多运动的。其实这种摄生的方法全都和肥瘦很不相干；一个人能胖到什么程度，或瘦到什么程度，是遗传的；倾向发胖的人，即使因病或因特殊的环境关系而一时体重大见轻减，一旦病愈境迁，便会很快的恢复原状；反过来，清瘦的人要维持比较长期的丰腴也是一样的困难，一样的心劳日拙。一个人的智力也是很显明的遗传的，一般人不察，以为可以用补养的方法加以提高，庸医与唯利是图的药商不察，或虽察而利用别人此种不察的心理，造作种种滋补的药物，到处兜揽，市利百倍。关于可以影响肥瘦的药品也是一样。结果总不外是一个庸人自扰而黠人于中取利罢了。

二、讲求卫生又须辨别浮面的卫生与基本的卫生，前者也可以叫做为人的卫生，后者则是为己的卫生。孔子批评当时人做学问，说：古之学者为己，今之学者为人；就是许多人做学问，是用以装点门面的，不是为陶养身心的。今人讲求卫生，显然的也有这两种，而尤以装点门面的为多。许多所谓受过现代化的洗礼的人，生活上很少规律，饮食享用，漫无节制，情欲施展，全无分寸，作息不时，睡眠不足，甚或益之以烟、酒、赌博、跳舞、电影等各式程度的嗜好，往往卜昼不足，继之以夜，日高三丈，方始起身；而起身之后，身体不能不沐浴，胡子不能不刮，牙齿不能不刷……不是不浴、不刮、不刷便不可以做人，乃是不浴不刮不刷便不可以见人。这是装点门面的卫生，是为人的，不是为己的。这种卫生只有一个临时浅薄的功用，就是，维持社会的观瞻，和个人的健康是绝对不相干的，日子一多，并且连观瞻的一点也无法维持，因为，生活漫无节制所造成的一副病容，终于要遮掩不住，而露出马脚来。

卫生的精义以至于清洁的精义，只有四个字，就是："生活有节"，是从一己的身心出发的，不是外缘的事物所能完全给我的；肥皂、剃刀、牙刷之类，甚至于水，只不过是清洁的一些辅助品，而不是真正的工具，是一些外来的机缘，而不是内在的原因。胡子刮不刮，根本没有多少关系，好胡子我们更希望它可以留在脸上，是一种很美的自然品性。口腔卫生的基本条件是饮食有节与消化健全，而不靠一片牛骨头上插着许多猪鬃，不断的在牙齿上摩擦。许多自然界的动物，你看它们天天洗浴么，以至于刮胡子、刷牙齿么？当然不。然则它们的健康又从何而来的呢？它们有健康，就因为它们的生活有自然的规律，自然的节制。我们不能退归到原始的自然境界，固然不错，但我们全部身体的结构与生理的功能始终是一个自然的产物，始终遵循自然的法则，只有相当的遵守此种法则，人类在生物界的地位，才能维持久远；一旦此种地位根本发生动摇，社会的堂构，文化的积聚，也就岌岌可危了。演化论者不已经告诉我们，我们的食道的全部，从口腔以达于肛门，已经在退化的路上迈进么？我们诚能讲求一些自然的生活节制，则新陈代谢的功能就是个体健康的保障，除了自然的衰老以外，没有外物可以拘束我们肢体的活动，压迫我们精神的发扬，短促我们天然的寿命，到那时候，尽管多浴几次身，多刮几次胡子，多刷几次牙齿，用作观瞻的一助，当然也是很好的。

　　三、讲求个人的清洁卫生又须随时注意到社会与公众的安全。个人卫生与公众卫生原是一件事，人人能讲自我的清洁，社会全般当然也会清洁起来，杨氏为我的哲学，究其极，也未尝不为社会着想，我又何必要特别提出这一点呢？我一向有一个不容易绝对证明而又不由我不接受的印象，就是，中国人自私自利的心肠，就一般的情形说，要比别国的人为发达，而亟切不容易改变。所以一样提倡个人卫生，在别国比较可以同时收公众卫生的效果，而在中国则否。各人自扫门前雪，莫管它家瓦上霜，在中国似乎久已成为一种处世的哲学。这种哲学原教人"自给自足"，但在自私自利心驱策之下，很容易演为种种"损人利己"而终于"损人不利己"的行为。于是一个人门前，雪是扫干净了，但门前的街道上，不多一刻，也许会倒上垃圾、炉灰、药渣，泼上各式的秽水，从抹桌水以至于马桶水，应有尽有。再过一时，也许隔壁人家的墙上多贴了几个大腿上揭下来的烂膏药；又过了些时，自己的大门上忽然发现了一张纸条，上面写着"出卖重伤风，一见就成功"。中国人以前也未尝不懂得一些个人卫生，但很大的一部分是属于这一类的。

　　新式的卫生运动发轫以后，情形宜乎是可以改善些了。但事实并不如此。卫生家告诉我们，肺病是要传染的，并且谁都可以染上（后一句查与事实不完全相符），所以我们不要随地吐痰。从此以后，我们吐痰是比较的小心了，但这小心是有限制的，家里不吐，街上及公共场所照样吐，当了人面前不吐，背了人还是吐，家里果真多添了几只痰盂，痰盂也洗得相当勤快，但试问秽汁的归宿又在那里呢，不是前门的街上，便是后门的河水里。卫生运动发轫以来，也谁都已经明白不刷牙齿不可做人的大道理，但在清晨七八句钟之间，假定你有胃口在大街上散散步吸吸新鲜空气的话，你准可以发见两种很有组织的现象：一是倒粪与刷马桶，一是漱口与刷牙齿，刷余的一切无疑的也是以大街做归宿了。个人是比较卫生得多了，但一条成千成万人来往的大街却依然是一个垃圾堆，一条秽水的阳沟，不过因为肉眼的能力有限，你看不大出来罢了。有人说，这是要怪执政的人不同时努力作种种公共卫生的设备，使不洁之物有一个更合理的归宿。这话固然不错，但我们应知需要是设施之母，假若大多数的人认为只要我自己清洁，自己舒服，便已尽了卫生的能事，而根本不感觉到此种需要，这一类公共卫生的设备，又从何而实现呢？

四、还有一点需要辨别的，就是个人卫生和民族卫生，名义上虽同是卫生，实际上却不是一回事，甚至于截然两事。民族卫生的条件是先天本质的健康与本质的抵抗力的强大。这种健康是不能从个人身上培植出来的，而是由于品种的选择与淘汰。本质健康的人能早婚多育，是正面的选择；本质不健康的人而婚姻生育，是反面的选择；本质健康的人而不婚不育，或迟婚少育，是反面的淘汰；本质不健康的人而迟婚少育，或不婚不育，是正面的淘汰。假若不明此理，而一味提倡个人的卫生，结果是教本质不健全的人多得一些生存与生育的机会，对于此种人的多得一些生存的机会，我们没有什么不赞成，我们的同情心也不容我们不赞成，不过要让他们多得传种的机会，我们从民族的立场说话，为整个民族的比较永久的健康设想，却期期以为不可。我们讲民族主义已经有二三十年的历史，但对于这一层似乎到今日还没有了解，原是很可以诧异的。要知不明民族卫生的意义，而侈言个人卫生，结果无非是替后世子孙加倍添上个人卫生的需要，需要愈大，努力愈多，而民族健康的程度愈不堪问。这又何苦来呢？

我提出这一点来，我说话的对象不只是讲求身心卫生的许多个人，而是一些提倡卫生的医学家或公共卫生家，以及一般对民族主义有信念的主持政教的人。他们应知提倡个人卫生与完全用改良环境的方法来促进公共卫生，而不参考到民族卫生的原理，是心劳日拙的；应知讲求民族的永久发展而不明民族健康的性质不能与个人健康的性质同年而语，结果不止是徒劳无功，且不免有噬脐莫及的一日。

五、最后一点是：我们一面注力于个人卫生，一面应竭力避免在这方面唤起一种偏执性的行为与习惯。偏执的行为习惯自有其不健全的心理根据，而此种根据又多少有些先天的来历。不过这种根据的强弱程度是很有不齐的。古今中外都有患洁癖的人，近代卫生运动发轫以后有，发轫以前也未尝没有。例如宋代的书画大家米芾。所谓癖，就是一种偏执的习惯；一种癖的养成，背后大抵有比较强有力的病态的心理根据，至于外缘有无强烈的刺激，还是次要的关键。但若病态的心理根据原不很深刻，在普通的环境之下，原可以不至于形成一种偏执的行为习惯的，一旦遇上这强烈的刺激或暗示，那也就无可避免了。这种里应外合的结果，虽不至于成一个癖，至少是一些近乎癖的行为，其为偏执，只有程度之差，而无品类之别。自卫生运动发轫以来，我们时常可以遇见一些特别讲究清洁的人，有时候可以特别到一个很难究诘的程度。因为讲求过分，这种人最怕的是旅行，是生活环境的改变，在这个必须迁徙与疏散下乡的抗战期间，这种人尤其感觉到痛苦，究其极，这种人可以说是已经完全失去适应次一等的环境的能力，而所为的，就是这一点点特别爱干净怕龌龊的偏执心理。这种心理的养成，说不定近年来大吹大擂的个人卫生运动要负几分因暗示而促成的责任。

八　民族健康释义

在近代社会里，一个用得比较多的名词很容易成为一个口头禅，而一变口头禅之后，他的本义往往会越来越晦，越来越少人了解，甚至于取得了另外一种意义。"民族健康"一个名词就是这样的一例。

大约在十年前，"民族"一个名词也遭遇过同样的命运，到如今他还没有完全脱离这一命运（说详《论丛》第三辑，《民族特性与民族卫生·第一篇》*），最近民族健康或民族卫生一类的名词又接踵而起，这也是势所难免，不足深怪的。民族的名词既没有弄清楚，民族健康究属是什么东西，在一般人的心目中，自然也不求甚解了。

不过民族健康四个字的成为一个名词，我个人是负相当责任的。既负此责任于先，似乎不能不尽一番不厌辞费的解释的义务于后。

我们如果承认民族好比家族氏族或其他叫做族的事物，至少一半是一件生物的东西，其中含有血缘和血统的关系，那我们也就得承认所谓民族健康就是血缘或血统上的健康，就是先天的健康，而不是后天经过了一番养护、训练、疗治、纠正功夫后的健康。先后天的健康都少不得，但有分别，而且这分别一定得弄清楚，否则，不要说个把"民族健康运动周"的举办，没有用处，即使举办几个"运动年"也是心劳日拙。

在西方各国，这一类名词的混淆，当然也没有能避免，不过近年来各个名词已经比较的有划一与清楚的用法。健康与卫生彼此通用，彼此都不分先后天，是无须解释的。个人卫生专指个人后天的卫生，公共卫生专指团体健康的事先养护或事后补救，也是后天的；社会卫生专指花柳病的预防或治疗，不用说也是一个人成胎以后的事（优生学者或民族健康论者最主先后天之分，但先后的界限不以出生划分，而以成孕划分），谈到民族卫生或民族健康便专指先天的血缘或遗传上的健康。

民族健康一名词的来历是最值得我们参考的。他是遗传学与优生学发达后的一个结果。英、美、法、比等国叫做优生学的那一门学问，在西北欧洲诸国，包括德国在内，就叫做种族卫生学，或民族健康学。在通用优生学一名词的诸国，种族卫生学或民族健康学一类的名词也时常用到，例如英国的皮尔逊（Pearson）、法国的玛虚（Marsh）、美国的瑞埃斯（Rice），都曾经引用这一类的名词做他们的书名。反过来，德、瑞、挪等国也时常用到优生的名词。我个人十多年来在这题目上偶有论列，也就时常互用，以示名词虽有不同，而所指的事物则一，民族健康就是优生，必须讲求优生，才可以取得民族健康的效果。

如今用了民族健康的名词，而正在进行着的宣传与运动，据我闻见所及，似乎和优生全不相干，和民族二字应有的涵义，和血缘，和遗传，和

---

* 见《潘光旦文集》第3卷。——编者注

先天，全不相干。在从事的人可以说，"我们可以有我们的解释，何必一定要接受你的呢？"见仁见智，这是不错的。不过我不禁要问，他们目前所努力着的民族健康，就其内容和精神而论，和公共卫生，或个人卫生的总和，究属有什么分别？依我看来，是全无分别。公共卫生不是我们一向在提倡吹嘘的么？又何必一定要换个名词呢？难道民族两个字比较时髦，比较响亮么？此外我真找不出别的必须改更名词的理由来。

我现在要进一步的指出，如果我们认为公共卫生就是民族健康，或切实努力于公共卫生之后，便可以收获民族健康的果，那真是一个大错。我以前在《民族特性与民族卫生》书里说过一段话，如今不能不在此重说一遍，以见如果我们专讲求后天的卫生，而同时不讲求先天的卫生，结果先天的卫生，即真正的民族健康，不但不能进步，反而可以退步。二十年前，美国优生学的领袖达文包（C. B. Davenport）问起我中国人的牙齿如何，我说大概不坏，至少我的先祖母到了八十多岁还能吃干炒的硬蚕豆。他说，这固然很好，但以后怕也要变坏，像我们西洋民族一样；大批的牙医和大量的牙刷牙膏向贵国那边输送，便是一个朕兆。这话不免太对不起牙医生和开西药房的主人，但达氏的意思是很对的。牙齿的好坏是许许多多遗传品性的一部分，是民族健康的一个不算太小的方面。在以前，牙齿本质太坏的人，在生存竞争里，总不免多吃几分亏，因而遭受淘汰；牙齿不好的分子因淘汰而减少，较好的人因选择而增加，则这一方面的民族健康，不就提高了么？牙医与齿牙卫生的讲求，就个人卫生的立场说，自然是极好，但若因他的姑息包庇而使牙齿根本上不健全的分子一天多似一天，一代多似一代，前途闹到一个人非请教牙科医生不能过日子的境界，怕决不是民族健康运动的本意吧。牙科一方面如此，其他方面也莫不如此。眼科的发达与眼镜的进步可以帮近视眼的忙，但不能解决近视眼的问题，甚至于替民族多添上若干近视的分子，增加了近视问题的严重性。产科手术的发达，对于结婚较迟骨盘较小的女子固然造福不浅，但多年以来，说不定已经在民族中增添了不少小骨盘的女子，减削了不少大脑袋的婴儿。真正从民族健康的立场说，其利害又显然的应当别论。

数十年来，我们不但过度的信仰了医药卫生，并且也过度的信仰了体育。从民族健康的立场说，这种过度的信仰简直就是一种迷信，一种惑溺。这话可以分三层说。西洋的体育需要西洋民族的体格来配合，换言之，近代西洋式的体育是因西洋民族的需要而演变出来的。再换言之，要实践西洋式的体育训练，特别是西洋式的个人与团体运动，是必须有些特殊的先天的条件的。在中国民族里，具备这种条件的分子就不多，在广东、东三省一带，因为历代移民的关系，这种分子比较的不太少，在内地就很希罕了。此外，大多数的民族分子，于日常因生活需要而从事的体力活动以外，大都根本不感觉到什么有规定的运动的需要。以前，特别是在北方，有小部分人喜欢弄弄拳棒，做些所谓软功的运动，那显然又是一路，所配合的别是一种体格。因为有这种情形，所以历年提倡西洋式的体育和运动的成绩，事实上是极有限的。许多原先当过运动家的人，实际上的健康，不一定比别人好；他们在离开学校以后，往往很容易把运动的习惯放弃，虽说中国的环境不同，设备太差，但若体格上真有需要，他们便该是改造环境与增加设备的一些人；如今事实既不如此，可见青年时代的一些成绩，还是属于一时兴到的结果、一些浮光掠影的活动。这是第一层。

体育的活动，运动的造诣，就个人说，又自各有各的先天的限制，如果勉强想超过这个限度，结果是不但无益，而且有害。女子只合跑五十米，而不合跑一百米，这种性别的限制现在是已经受人认识了。但个别的限制似乎识者还少。在提倡的人，与接受提倡的青年，往往以为只要不断的训练，谁都可以创造一些纪录出来，至少谁都可以把虚弱的身体弄成强壮。其实问题决不如是的简单；训练的结果还不免是因人而异；创造新纪录不必说，在西洋，因为同样的有先天限制的原因，旧纪录也不是轻易打破的；至于个人的健康，有的是增进了，有的是无所谓，其中太不度德量力的分子也有反而把身体弄坏的。所以提倡体育的结果，即使很普遍，很切实，即就个人的健康而论，也还有许多问题，和民族健康显然的是更不相干。这是第二层。

至于第三层，在生物知识已经相当普遍的今日，我以为但须指出，而无须多赘。就是一辈体育训练的结果是传不到下一代的。任何后天习得的结果传不到下一代，可以接受训练的才具可传，而训练的成效则不传。成效既传不下去，则训练的结果尽管十分圆满，也是和民族健康风马牛不相及的。这一方面的生物智识虽见于高中的教材，但究属普遍到什么程度，看来也还是一个问题，否则我相信，公共卫生、医药事业、体育提倡一类的题目，决不会和民族健康的题目，混一个不得开交！

民族健康只有一条路，就是优生的路，用选择的方法提高遗传本质的一条路。民族中血系清白，身心健全的分子如果都能及时结婚，多负起一些生育的责任，那就是正面的选择，结果民族的健康便会日进有功，否则便是反面的选择，结果民族的健康可以江河日下。我并不否认个人卫生、公共卫生、体育活动一类的迫切的需要，因为谁也不能放弃个人与社会的立场。但民族的立场终究又是一回事。这几个立场应该并行，应该彼此参考，应该在可能范围以内力求调协，却不宜于互换、顶替。最近发轫的民族健康运动事实上正把个人与社会的立场，顶替着民族的立场，结果可以和民族健康全不发生关系，甚至于还可以引起危害。这是必须加以指出的。

第二篇　优生与抗战

九　抗战的民族意义

抗战的意义，"八·一三"以来，谈的人虽不少，切实了解的却不多。有人告诉我，某次某外国宣传家过境，本国招待他的人竟有把这意义问题提出来向他征求意见的。甲国人与乙国人打仗，而要丙国人出来替其中的一方面找一个理论或道德的根据，真是一个笑话。前方正在杀敌致果，而后方还有人正向外国人讨这一类的教，抗战的成败，岂不是根本要成问题！

抗战的最后意义无疑的是民族的，而不止是政治的、经济的……，这是谁都已承认的。不过何谓民族的，恐怕很多人的了解未必清楚。我们大抵以为民族的生命已经到一个存亡绝续之交，为继续生存计，不能不拼死抵抗一下。这看法不能说是错，但是太消极，太简单。这无异说，一个人遇见了野兽或暴徒，并且已经被迫到一个负隅的地步，不得不拼一下老命。这未免把民族的生命太看小了，也不免把抗战的过程看得太消极了，太简单了。我相信以前主张速战速决的敌人至少猜透过几分这种看法。

我们在这里所了解的民族，指的不是笼统的民族的生命，而是这生命所由维持的元气，或活力，或竞存力。抗战之所以有意义，是因为它给我们一个机会，来测验我们民族的元气，来量断我们民族的活力或竞存力。民族元气、民族活力、民族竞存力三个名词也许有解释一番的必要。它们所指的实在是一件东西。元气一词有些形而上的嫌疑，但资格较老，大家认识。活力一词是研究人口数量的人所惯用的，他们把人口统计，叫做活力统计，又把人口增损的一种指数叫做活力指数。竞存力的名词是演化论者的贡献，有时候也叫做竞存价值。它有两点可取之处。一是所指不限于人口数量，而兼及人口品质；讲一个民族的竞存力或价值，当然不但指它有多大一个人口，和这人口增殖得多么快，尤其要紧的是指这人口的健康与智能程度如何。二是这名词最能够表示和别的民族比较与争胜的意思。民族生存的力量是相对的，一样一个中华民族，海禁开放以前和以后的竞存力的估量可以很不相同。

上文说一般人所了解的抗战的民族的意义是消极的，我们用竞存力的测验的立场看，却是十分积极的。数千年来闭关自守的一个民族，当然不免和别的民族有许多不同与不齐之处。如今开关了，自给自足局面不能维持了，在在便不能不和别的民族发生比较，发生争竞，争竞到相当程度，不能不短兵相接一下，把实在的身手拿出来。新环境逼得我们如此，我们为求在这新环境里位育计，也不得不如此。我们还可以更积极的说，我们在新环境里濡染已久，学习已久，也很想寻找一个机会，来显显我们的身手。我们可以设两个譬。好像是以前在少林寺里学武艺的人，一旦满师，总得利用他学到的种种本领，打出山门来，打不出来，就算是没有学好，或根本学不好，永远满不了师，即等于承认对于此道是失败了。二十世纪的国际新局面，所谓新，包括一切军事、政治、科学、艺术、工商设施在内，便是我们的少林寺，我们是学拳棒的，我们到如今学成没有，我们不能说，也许还差一点点，也许还差很多，但无论如何，我们出寺的机会来了，并且我们非出寺不可，不打就根本出不来。打出手是学拳棒的人的代价，也正是我们得跻于新式国家之林的代价，是绝对无法避免，也是有志者所应认为"谁谓荼苦，其甘如饴"而以躲避为耻辱的。还有一个比喻，在初民社会里，一个青年从童年进入成年，大抵得经过一种测验性质的仪式，这仪式有很简单的，也有很复杂的，一个青年须得把他的本领全盘托出，来胜过故意放在他前面的诸般艰难困苦；胜过了，他是一个十足的成人，得享受部落中一切成人所能享受的权利，否则，他不但不能加入成人之列，他在部落中的地位，根本会发生动摇。在所谓文明的社会里，这种测验性质的仪式是没有了，要有，也不过是告朔的饩羊似的一些遗迹；不过，一个女子，从一个普通的女子的身份，进而取得一个母亲的身份，也得经过一番艰难困苦，这种艰难困苦所引起的生理与心理的反应和初民社会里这种青年所经历的还有几分相像。在鄙薄贤妻良母的地位的今日，许多人也许不这么看；但在一个正常与健全的社会里，母的身份总比普通妇女的身份为高，却是一大事实。

上文也说过一般人所了解的抗战的民族意义是过于简单。抗战不是一桩取快一时或孤注一掷的举措。抗战，无论占多么长久的时限，总是一个过程。因为是一个过程，其间经历的种种就可以供我们体验。

记得"九·一八"事变后二星期，我在朋友办的刊物上发表过一篇短稿，叫做《民族元气篇》（后入《论丛》第二辑，《人文史观》* 中）。当时我的论调很消极，很悲观，认为民族在竞存的能力上根本已经发生了问题，所以一面才会招致这一类严重的外侮，一面既经招致了，又一筹莫展的听人摆布。我也曾把那次事变看做一个测验；我们当时就没有能接受这测验，我们认着输说，我们恐怕测验不起。

我们究属测验得起，测验不起，一直要到最近一年有半，才算取得一个找寻答案的机会。芦沟桥开衅以至"八·一三"以后的种种，是有史以来我们民族竞存力的第一个大测验。这测验目前尚在进行之中，结论如何，尚难逆料，不过有一点是已经显明的。一年半的抗战的经验无疑的暴露了我们品质方面的许多弱点。这种暴露对一般民族分子也许还是簇新发见，对于一向研究民族品质与性格的人却只好算是一个坐实。我们以前常说我们民族有几个很大的弱点：一是体格过于柔韧，二是科学的智能过于薄弱，三是组织能力过于缺乏，四是自私的倾向过于发展。我在《民族元气篇》里又特别提出科学智能与组织能力两点。一年来的挣扎的过程，在在可以坐实这几点，在目前，许多实例还不便列举，但对于关心战局与后方情形的人，是可以不言而喻的。大体说来，在准备上，以人力论，我们吃第一种弱点的亏为最多，就器械与器械的利用论，我们吃的完全是第二种的弱点的亏。作战之际，无论进攻退守，所吃的亏，大部分要归第三种弱点负责。后方的不够紧张、政治方面的不孚人意、吏民借了国难的机会发财、大小汉奸的充斥等等，却都得推溯到第四种弱点身上。

这种种弱点的受大家承认，还有一些旁证。就是，抗战以来，我们已经渐渐的能利用我们的短处。自私的倾向，科学智能的缺乏，是绝对的弱点，亟切弥补不来的，但是体格的柔韧和组织力的不发达，其为弱点，却不是绝对的，而是相对的，只要利用得法，于抗战未必完全无利。所谓避实就虚的游击战术，或不重视点线的全面战术，或以空间换取时间的持久战术，便是从"善用其所短"的原则下演变出来的一种适应性的战术。读

---

* 见《潘光旦文集》第 2 卷。——编者注

者不察，或不免以此种战术为军事当局一种自圆的处置，那是一大错误，那是由于根本不了解我们民族的一部分的性格而产生的一个轻率的判断。但若有人以为这是一种上好的战术，从而加以揄扬，那也大可以不必。

民族弱点的体验与认识，本身就是抗战的一大收获。一个人不怕害病，只怕不明白病的症结所在，从而讳疾忌医。民族也正复如此。不过我们到目前为止，所得的收获并不止此。抗战的经验已经告诉我们，我们的种种弱点，在民族分子中间，散布虽广，却还不至于普遍。以前的战士，大都产自黄河流域，而今则西南诸省，全都有供给大量战士的能力，并且这种战士的战斗力并不在北方战士之下。以前"南方之强"与"北方之强"的分别看法，到此已不能不加修正，因而充分证明我们以前再三提到的"移民品质比较优越之说"是确乎不拔的。可作航空战士的青年，虽数百人中只能选取一二人，我们如今明白，至少数百人中还有这一二人可选。此种入选的航空战士，也有其省区的分布，据说东三省来的青年所占的成分为多。东省民品优越的话，也是我们以前再三论列过的，如今也取得了进一步的坐实。自私自利、爱财惜命的分子虽多，而肯为民族国家作壮烈牺牲的也正复不少。只须我们不把这些优异的分子，作无谓的消耗，作孤注的一掷，那上文所说的种种弱点，前途尽有减少与消除的希望。

抗战之所以为民族竞存力的测验，或民族品性的个别量断，决非上文寥寥的数百言所能概括。我们希望抗战最后成功的一日，我们有机会在这方面做一个更详细的分析报告。

抗战的民族意义，不外两层：（一）它是积极的，不是消极的；（二）它给我们一个机会，不是教我们拼老命，而是教我们体验我们各方面的力量，尤其是民族的体力、智力、以至于性情操守的力量；教我们体验自己究竟老不老。要是所拼的真是一条老命的话，那就根本不值得一拼了。本篇所谈的不过是这两层意思，关于第二层，我们还有待于关心民族品性的学者替我们观察分析，目前亟切还不能有什么具体的结论。不过第一层是谁都可以明白了解的，谁都可以采取，作为他对于抗战的态度的一部分。

一〇　又一度测验

在三年多以前，在抗战开始一年半以后，我对于抗战的意义，曾经有所论列，认为最值得我们注意以至于宝爱的意义是民族的，而其所以值得宝爱的缘故是因为不经过抗战这一条路径，我们一时无法估量我们民族的竞存价值。所以归根结蒂，抗战是此种价值的一个测验，一个再好没有的测验。

我们接受这个测验已经快五年了。这五年之中，成败利钝的成分都有。就大体说，成与利的成分比败与钝的成分为多。我们发见了民族品性上的许多弱点；但与其说发见了，不如说坐实了，因为这些缺陷，我们以前并不是不知道，不过知道得不够深刻，即虽知道而承认它们只是一些浮面的行为上的过失，不难加以纠正，如今在长期抗战的过程里，在兵荒马乱颠连困苦的场合之中，在危机四伏迫不及待的时期之内，民族品性中的缺陷当然暴露得格外清楚，不容易加以掩饰，根据"岁寒然后知松柏之后凋"、"疾风知劲草"、与"时穷节见"的一类老话，我们时常观察到一部分的个人，在承平时候的一副面目、态度、操守，和发生危机的时候的一副可以有很大的不同，有的是转好的，有的是转坏的，后面的一副总要比前面的一副自然，为率直，为更足以代表一个人的本性。个人如此，民族也未尝不如此。后凋早凋，有节无节，只有在岁寒时穷的环境里才见一个分明。

这一类缺陷的坐实，而其坐实势又不能不由行为上的表现，可以说是测验中败与钝的一些成分，特别是因为这种行为上的表现，直接间接不免影响到战事本身的成败。不过五年的艰难辛苦、简练揣摩，居然教我们能坐实这些缺陷的存在，居然教我们测验出一些结果来，从民族生命的大处远处看，也不能不说是一种成功，至少是一个成功的初步；好比医生诊病，费了许多功夫，居然发见了，或检查明白了，一部分的症结所在，姑不论前途如何处方用药，他对于病人前途的康复，不能不说是已经有了三分的把握。至于五年抗战的经验也坐实了我们民族品性中的许多长处或优点，发见了我们整体的元气还是相当的健旺，恢复了我们对于竞存力的自信心理，纠正了多年来认为民族已经老大的谬误观念——那显然是测验中一些成与利的成分，我们无须多说。

我们还是照常根据"安不忘危""良医苦口"的意思，进一步的说些关于缺陷的坐实的话。抗战五年之中，自南京不守以来，我们在军事上可以说没有遇很大的挫败，有之，就是最近的缅北一役。对于缅北战役的所以挫败，言人人殊，有的说是战略上棋错一着，有的说武器上太不如人，有的说运输上太不便利……，大抵都是一些现成的责备的话，或粉饰的自慰的话。固然谁也不能承认这些话是完全错的，武器不如人，运输太不易，显然是一些事实，战略上多少有点错误，我想在军事当局也不否认。不过前此经历过的数千百次的大小战役里，又有那一次多少不受这些条件的限制呢？换言之，这些解释不是错，而是不够，隔靴搔痒，总可以减轻痒的程度，但不足以杀痒，比较杀痒的解释还得求之于我们的身心品性。

我认为缅北的所以挫败可以归纳到三个因素身上。一是沉着态度还嫌不足，二是组织能力依然薄弱，三是投机心理过于发展。第一点直接和军事有关；第二点和军事的运输有关；第三点和后方的纪律有关；而三者直接间接终于影响到了军事的效率。而三者之中尤其紧要的是第一点，我们不得不特别提出来加以讨论。

抗战到了五年之久，沉着的态度总算是很强的了，然而还不够。一个人的生活，就平时论，处顺境易，处逆境难，但若逆境的范围很大，或拖延的时间很长，则处逆境转易，而处顺境转难。只要看赌钱的人的态度与行为，我们就可以了然于这一点。当他牌风不利而每局必输的时候，只要他稍有涵养功夫，我们可以观察到他一定步步为营、稳扎稳打，心理上既时刻怀抱临深履薄之戒，面貌上更丝毫不露愤懑抑郁之情。这不能不说是很难能可贵了。既尔牌风一变，进牌转好，和局易成，于是心摇手战，不能自持起来，甚者更不免眉飞色舞、趾高气扬，偶一失算，而牌风又转入逆境去了。所以就个人论，如果沉着的态度不够，这样一个转机往往成为一个更大的危机，而一个顺境引进到更大的一个逆境。善赌的人往往在此种情境之下默察一个人的赌品。赌的生活如此，我以为一般的生活也未尝不如此；个人的生活如此，团体与民族的生活也未尝不如此。

抗战五年，前三年可以说完全是逆境；我们的民族是吃苦惯了的，我们的品性中早就养成一个相当厚实的沉着的态度，而这三年的艰苦生活更为我们添上一些锻炼的功夫。第四年情形一变，民主与轴心的阵线分明了，二十六国的大联系成立了，二十六国之中，ABC、ABCD、以至于中苏英美一类的核心关系强化了，而英美等国终于加入了太平洋的战事。于此，我们的地位便一天比一天的重要，我们为民主国家挡头阵的功绩一天比一天的显著，此种地位与功绩，我们既当仁不让的自居，别人更见贤思齐的歌颂，别人歌颂得愈热烈，我们的自信与自恃的情绪便愈高涨。这种情势，到了缅甸战事开始，特别是到了仁安羌的一役，而到达了一个顶点。

我们的民族一向受外族欺侮惯了的，特别是在已往的一百年之内，尤其是从日本强大而甲午战役发生以后；一百年以来，几度丧师失地的最大的恶果是在民族心理中养成了一种自卑与自馁的态度，觉得别人事事占优胜，而我则事事不如人，这种态度心理学家叫做"自卑症结"，是一种心理上不健全的表示。有自卑症结的人或团体固然经不起旁人的冷讥热笑，这是谁都知道的，但我们似乎不大知道，如果此种人的沉着的态度不到家的话，更禁不起旁人的喝彩与鼓掌。一向没有听过旁人为他而发的掌声与采声的人，突然听到，突然发见旁人在对他表示欣赏，他是难免不受宠若惊的。我们抗战过了第四年，世界的局势与眼光一变，旁人对我们的表演所发的掌声与采声居然越来越响，我们的表演也自然越来越努力。这种情势，也是到了仁安羌的一役而达到了最高峰。

处逆境易，处顺境难，一般人如此，沉着的态度不足的人尤其是如此，不但沉着的态度不足，而心理更有自卑症结的人更不免自贻伊戚。抗战第四年无疑的是我们久经逆境后的一小段顺境。可惜我们没有处好，我们慷慨仗义的热烈情绪尽管有余，而临深履薄的戒惧心理总嫌不够。

我以前再三的妄加论列过，我们的民族有四个很大的弱点，一是体格的柔韧，二是科学智识的薄弱，三是组织能力的欠缺，四是自私倾向的畸形发展。武器与技术的缺乏当然一部分要归结到第二点；上文所提出而未加讨论的二、三两个因素显然的是同于或可以推溯到三、四两个弱点。然则沉着态度的不足又和那一个弱点最有关系呢？

我以为无疑的是和体格的柔韧最有关系，如果健全的心理必寓于健全的体格的话，则柔韧的体格势必包容柔韧的心理。柔韧的身心有柔韧的好处，我以前在别处早经讨论到过。但一味柔韧，过分柔韧，也就大有坏处。柔韧的身心和沉着的态度未尝没有密切的关系，有此种身心的个人和民族并非不能表示沉着的态度，并且在表面上似乎更容易流露，但这种沉着，是等于在蛰伏中的爬行动物所表示的沉着，是消极的，是没有活力的，是随遇而安，不图振作的，是接受了刺激以后，或因惰性太大不加反应，或胡乱动作一阵，但求应付一时，而不能始终贯彻的。但如果柔韧之中有适当的刚劲的成分,则其为沉着,情形就不相同了。这种有刚劲的身心做背景的沉着,所重的,不止是一个能含能忍的表面态度,而是一个既稳且健的实际功夫,处顺境能安不忘危,处逆境能败不丧气,而自恃与自馁的两种不健全的心理也就无处发生了。孟子所说,"持其志,无暴其气",其实指的就是这一种沉着的态度。可惜我们的身心品性往往和先哲的遗教背道而驰,在柔韧久成痼疾的今日,祸变之来,要持志而不暴气,既属困难,一遇小有成功,暂归顺境,便越发沉着不来了。《书·洪范》说,"沉潜刚克",可见真正的沉着必须有刚劲的成分,而有适当的刚劲的成分的沉着才是真正的沉着。抗战的最后成功,建国大业的永久树立,所凭借的因素虽多,至于如何增益民族身心品性中刚劲的成分,无疑的是最基本的一端了。

五年抗战我们固无日不在接受测验之中,顾测验也分节目,有的比较不关宏旨,有的举足轻重。缅北战役是长期测验里最大节目的一个,是许多度测验之中最有意义的一度;我们虽遭了挫折,受了损失,如果我们能亲切的体认到这沉着还嫌不足的一层结果,则不特亡羊补牢,犹为未晚,前途最后胜利的来临亦未始不于焉利赖了。

一一　移民与抗战

人的流动性是不一样的。有的流动性很大,有时候可以大到一个流浪以至于飘忽不定的程度。有的很"安土重迁",生长在那里就像在那里长下根似的,任何刺戟都动摇他不得。前者是进取者;后者是保守者。大多数的人就介乎这两种人中间。太飘忽不定、见异思迁的人固然是和太故步自封、食古不化的人同样的不健全,但大体说来,流动性大些的人总要比小些的人为比较有希望,有前程,尤其是在注重"趋势"、研究"动向"、笃信"进步"的今日。

移民就是比较流动性大的民族分子。要做一个成功的移民,在流动性一端而外,当然还得有许多别的品性。例如,一、有了进取骛远的意向,才会唤起移殖的志愿;二、有了冒险耐劳的体格,才能维持移殖的经过;三、有了聪明干练的才具,才能开拓移殖的环境。至少这三点是不能缺少的。所以大体说来,移民比一地间的土著,在品质上,总要高明一些。至于各个移民中间，在品质上当然还有高下，要看他迁徙时环境的难易而定，所谓环境，指的是路途险易，交通工具的便利与否，原住地压迫的力量以及目的地吸引的力量的大小等等；大抵此种环境的难易与移民的品质成一种反比例，困难越多，选择便越严，品质便越好，否则相反。不过，无论如何，我们不妨再说一句，移民总要比安土重迁的分子为更优秀，更健全。

移民品质的比较优越，从中外的历史里可以找到不少的例证。犹太亡国已二千年，但至今不失为一个优异的民族，即在亡国以后，它所产生的人才和此种人才对世界文化的贡献，在量与质上，都不在任何其他民族之下。论者谓此种维持民族生命与创造文化的力量便得力于亡国前后的流徙生活；大抵经一次播迁，即多一番选择，播迁的次数越多，选择的结果自然是越精。近年来德国纳粹党的排犹运动又正在掀起一次很大的播迁，这番播迁把爱恩斯坦一流的人物都放逐到新大陆去，这在纳粹党认为是得计，我们却认为是失计，为犹太的各个民族分子着想，自不胜其颠沛的痛苦，但为整个的犹太民族着想，为接受他们的国家与民族例如美国着想，却正是一件大可庆幸的事。

再就近代的西洋史实而论，美利坚合众国的建国，澳大利亚、新西兰、加拿大的开拓，那一桩不是益格罗-撒克逊人移民运动的功绩。甚至于英国的工业革命，都可以推溯到法国新教徒的移入。近数十年来美国中部与西部的开发与勃然兴起，更显然的与移民的西进运动有因果关系；同时，移民所从出的东部诸州，即当初独立运动的策源地，反渐呈凋敝之象。

移民也是中国史地学上的一大现象。太古远的不说，太零星的也不说，最近二千年以内我们至少有过三次很大的人口播迁。第一次在东西晋之间，是五胡乱华的一个结果，即所谓"永嘉东渡"的运动是。它的结果，最显著的自然是长江下游人才与文化的充实，而人才的充实显然是文化充实的一个主因；其次不大显著的是闽粤一带的初步开发，至今在一部分州县的名称里还留着一些纪念。

第二次是在五代之际，也是受了北方胡族南侵的影响。当时天下大乱，群雄割据，除了未大开辟的南方及政治比较清明的吴越、南唐、闽、蜀等区域以外，全中国几乎没有一片干净的土地，没有一块能安居乐业的去处，于是各地流动性比较大的分子便自然而然的向长江下游、钱塘江流域，以及更在南方的闽粤境内移徙。当时的四川，也从首都所在地的陕西吸引了不少的优秀分子，元人费著谱成都氏族，发见很大的一部分是唐末及五代时入蜀的。四川一省出的人才，向来不算太多，但在唐末及五代，至少在画家一方面，竟然考过第一，显然是移民之赐了。

第三次的移民运动，便是历史上所称的"靖康南渡"。当时渡江而南的，除了一个宋高宗和一些扈跸的官员以外，当然是许多的有身家、有地位、不甘于受女真人蹂躏的民族分子。这次的移民运动拖延得最久，可以说，到元代灭亡，明代建国，才告停止；因此它的影响也似乎最深远。因为首都改在杭州，受惠最多的无疑的又是江浙一带。这三次人口的播迁，对江浙一隅都有直接的与大量的贡献，江浙一隅之所以为人才的渊薮，历久而不替者，可见是很有渊源的了。浙东、福建、江西等省区的人文在南宋、元、及明代前半叶的特别的发皇，固然和前二次的大移民也有关系，但贡献最大的，终究是这第三次。至于两粤及一般的西南，自然也受移民波动的影响；蛮烟瘴雨之乡，终于能容纳大量的人口，最后且成为"革命的策源地"，我们今日饮水思源，不能不归功于这第三次的移民。

这三次大移民和许多零星的移殖行为的总成绩是：一、把中国全部渐渐的开辟了。二、完成了中国民族从西北到东南，从东南到西南的弧形的发展；南洋的开发，虽然重要，其实不过是这弧形发展的一个余波罢了。三、转移了人才与文化的重心，宋以前在黄河流域，宋以后在长江流域，明清以还，更有经珠江流域而转入西南的趋势。这次抗战的收获之一，无疑的是要坐实这种趋势，而其所假手的方法，无疑的也是移民运动。这一番总成绩，原是谁都早已知道的，不过一般人的解释，总是偏于教化或文化一方面，以前说"吾道南矣"或"声教南暨"的人和今日高谈"文化的传播"的人都好像假定文化会不胫而走似的，其实，不有人的流徙，又何来文化的散布？今日西洋文化的输入，不还得靠来华的西洋人和放过洋的留学生么？因为有这一类普通的不察事实的偏见，我们才更觉得移民运动，尤其是国境以内的移民运动，有提出来讨论的必要。

移民品质的优越，还可以从近代省区间比较零星的移殖行为里看出来。正因为它们是零星的活动，为史籍所不载，于是注意的人便更少，而其对于移出地与移入地的文化影响，自更在不受人理会之列。其实这一类的零星的移动，积少成多，由一二个人的行为推广为一村一邑的风气，往往可以成为一地方人文兴废的一大关键。我们在此只预备举一个例子。上文不是提到过浙东、福建、与江西的人文在南宋到明中叶称特盛么？明中叶以后如何？至少福建与江西是衰替了，并且衰替得相当的快，为普通侈言"文化传播"的人所意想不到。福建的衰落，其初期的原因我们不甚了解，但其后期是和华侨出洋的运动不会没有关系的。兴、化、漳、泉的人文降落，瞠乎在省垣之后，这至少是一部分的原因。江西的情形，我们知道得比较清楚，它的衰落显然是和移民出境有直接的关系。移民的目的地是什么？直接是湖广，间接是一般的西南，包括云南在内，读者中间怕就有不少的人是起初从江西来的。明中叶以前江西最大的人文中心是吉安，经此一番播迁以后，最吃亏的也就是它；而它所吃的亏就等于湖南以及滇黔等省所占的便宜；清代湘省人文的发达，无疑的是江西移民的贡献。此外，可举的例子尚多，如皖南移民之于江浙，直鲁移民之于东三省，总是接受移民的区域占了便宜，所从移出的区域吃了亏。

云南的人口中间，移民要占很大与很重要的一部分，是谁都知道的。云南大规模的开辟，是近顷六七百年以内的事。"元跨革囊"说不定就是比较大批移民开始入境的一个象征。沐英入滇，又带来不少江南的人口，云南人家谱中的"应天府"就好比广东人家谱中的"南雄珠玑巷"一般，虽不尽可靠，要足以证明他们是外来的移民，而非土著。明清鼎革之交，也总有一些新的外来分子加入为滇省基本人口的一部分。此外，明代以来，陆续从江西湖南贵州转辗移来的，当亦不在少数。近年移入最多的大约要推四川人。别的省分对云南的零星贡献，自亦所在而有，例如，云南的代表人物钱南园先生沣，先世是浙江人，于明代成化年间游幕到滇，终于改籍。南园先生的性格，他应付疆臣如毕沅，权奸如和珅时的那种懔然的风骨，也十足证明他是一个移民的后裔，可以当一省人物的代表而无愧。

如今我们可以谈到移民与抗战的关系了。移民的性格，我们在上文已经暗示过，是一种轻易不肯迁就的性格。他的进取心，他的冒险耐劳的体质，他的聪明干练，都是准备着他奋斗的。和什么奋斗？和一个他所不能迁就的事物奋斗。他是一个天生的抗战者。在他移徙的时候，在他在新环境里求位育的时候，他没有一刻不在抗战，所抗的对象也许是不良的气候风土，也许是一种致病的微生物，也许是毒蛇猛兽，也许是同属圆颅方趾的敌人。

我们不妨从移民史里举一实例，以示成功的移民非富有抗战的性格不可。读者至少听说过广东的所谓客家人，他们原是中原的人口，在种族上完全和我们一样，但在品质上也许比一般的汉人要强些。他们从中原向闽粤一带南迁，前后似乎至少有过三次；晋代以来的三次大移民中间，一部分就是他们。其中第二次的事迹我们如今知道得比较清楚。在唐朝末年，有一部分豫南的人口，连眷属约有五千人，因为不满意于当地的政治，决心向南方别寻乐土，于是一半以难民的资格，一半以自动组织的军队的资格，且战且走，转辗南进，终于到达了福建，在那里站住了脚，成立了一个新的政治势力，在官史里就叫做闽，他的领袖就是王氏弟兄，王潮是移民时代的领袖，王审知是政治势力所由确立与确立后的领袖。王氏王闽，在福建开辟史里是一个最大的事实，当时王氏保境安民的成绩，也足与吴越的钱氏媲美；至今福建有许多世家大族，就是在这时候开基立业的。这一批移民的支流后来又南进到广东的东北部，而成为客家人的一部分。

今日的抗战，事实上仰仗移民与有移民性格的人的地方已经不少。西南诸省的战士供给与此种战士的战斗力的优强，便是一例。以前常说"关西出将"或"山西出将"，到了近代，很多人还迷信着黄河流域是出将才与战士的唯一区域，这些人把清季湘军的威力都忘记了。不过无论如何，一年半抗战的经验至少已经证明西南民族分子的善战，决不在其他任何部分的民族分子之下。航空战士的省区的分布，也是一例。就大体而论，越是新兴的省区，即越是移民多、而移殖年代比较新近的省区，其所产生的航空战士，在质与量上，越要占先，东三省便是一例。国外华侨的热心爱国，踊跃解囊，自然也是很好的例证。抗战以来他们所已捐输的数目，不久以前在报端上所发表的，已经很足以惊人。华侨回国直接参加战事或前线救护工作因而牺牲的，也颇不乏人，报纸上也曾再三揭载过。各地游击队的活跃又何尝不是一个例子？沦陷区域以内，真正甘心附敌的自然是那些安土重迁的人，有能力的当汉奸，无能力的做顺民。唯有那些流动性比较大而一时又不肯轻去其乡的分子才会奋发起来，加入游击的队伍。流动的性格是游击战的第一个先决条件，也是移民运动的基本因素；在平时有志愿与能力可以向外发展的分子，在这时候也就是首先加入游击队的分子。

最后，我们要提一提这一番讨论所引起的一二当前的实际问题。一是抗战期间难民的安插问题；二是就西南一隅而论，移民与本地人口彼此相处与相安的问题。这两个问题可以自成两篇论文的题目，我们在此不预备多说。沦陷区域退下来的难民，根据上文移民品质的议论，是无论如何应当妥为安插的。西南人口的密度不算太大，待开辟的富源也不算太少，以移民的能力来开辟这些富源，从而充实抗战的力量，是应当有良好的结果的。西南的各大都市，自从许多文化机关和中央的政治经济机关移来以后，也平添了不少的外来人口。这些外来的人口和当地的居民在生活习惯上当然有许多不同，因此而引起的误会与不了解，亦在所难免，不过，我们从研究移民问题的立场来看，这种误会与不了解，是极容易消灭的。第一，大家应该了解谁都是移民，所不同的是时代上有些先后罢了。第二，后来的移民应该明白，他们在生活习惯上虽然比当地的居民要进一步，但这种浮面的进步，在交通日趋方便的今后，当地的居民也不难获得；至于内在的品质，则新旧移民之间，根本上不会有很大的分别。第三，外来的人口更应当了解，他们的向西南移徙，是在交通便利的今日，而他们移徙的动机，至少一半是在求安全；约言之，即他们的移徙的环境要比旧日的移徙环境为容易，唯其比较容易，他们的品质也未见得有大过人之处。新来的移民真能有此种反求诸己的精神，他在新环境里的位育与和当地人民的协调，是不会成问题的。作者自己也是一个外来的移民分子，故敢借这个讨论移民与抗战的机会，附带贡献这一点意见。

一二　抗战与选择

战争的选择影响，本来是一个不容易讨论的题目。中国对日的抗战正在进行中，其选择的影响如何，自更无从悬测。下文云云，一部分得诸近代西洋各国战争的经验，一部分是两年来个人的一些浮泛的观察，观察得究属对不对，究属有多大的一部分可以和别国的经验相参较，总须等待战事结束，经过一番精密研究之后，才可以知道。上文有两篇文字，《抗战的民族意义》和《移民与抗战》，都曾涉及选择的问题，不过所说的是战前别种的选择的势力所已造成的局面与此种局面对于抗战的影响，而非抗战自身的选择影响。本文是专说抗战自身的选择影响的。

战争的选择影响应当分三个时期来看，一是战前的准备时期，二是作战的时期，三是战后整理的时期；这三期中的影响是很不一样的。我们现在正当作战的时期，本文所论即以这一期的选择影响为限。

选择的途径不出死亡、婚姻、生育等三条；婚姻所以促进生育，所以事实上只有生与死两条，不过普通的习惯总是把婚姻也列作一条。选择的种类也不一。抗战所直接引起的生、死、婚姻现象，其间若有选择，便是直接的选择，大抵以前方将士所经历的为多。抗战也影响社会生活的各方面，此种社会生活更影响到生、死、婚姻的现象，其间若有选择，这选择便是比较间接的了，大抵以后方民众所经历者为多。

在分别讨论生、死、婚姻三条途径所表示的选择影响以前，不妨先提一提战争的一般的选择性。战争是富有选择性的，即对于一个民族人口的品质，可以发生提高或削弱的影响。我们第一要看军队是怎样组织成功的。大抵，在雇佣性的常备兵制之下，士兵的品质最参差不齐，其平均的品质大约和普通人口相等，或不如普通人口；在征兵制度之下，士兵的品质，就要高得多了，大概要在普通人口之上；义勇兵，即激于义愤、自动投效的士兵，无疑的是一些人口中很优秀的分子。大抵，义勇的成分越大，而雇佣的成分越小，选择的影响就越严重。抗战以来，中国军队里，自然这三种成分都有；在抗战初期里，第一种的成分为多；壮丁的抽调，相当于第二种成分；近来报端时常看见自动投军的独子长子之类，那就是第三种成分了。官佐的品质当然要比一般士兵为高，他们在疆场上的牺牲，为民族人格与命脉计，有时候虽属必要，为民族品质计，总不免有几分可惜。空军的官佐，因为精选的缘故，往往属于全人口中最健全秀拔的一部分，他们的为国殉忠最富有选择的意义。我们第二要看战争延长的期限，长期的战争的选择影响无疑的要比短期的为大。最初，也许雇佣性的一些常备兵够了的，后来却非再三的选拔征调不可，而选择的意义，随了每一次的征调而益见严重；在穷兵黩武的国家，在战事结束以后，往往人口中只剩得一些妇孺与疲癃残疾的男子；据说法国在拿破仑战争终了以后，男丁的身材平均矮了不少。这种现象的形成，一半固然直接由于战争所引起的死亡，一半也因婚姻生育的人口活动，到此虽非完全停顿，至少只是那些不合兵役资格的人还在奉行故事。

两周年之中，我们军队中的伤亡总数，官方虽有统计，我们现在还无法知道，我们亟切也不求知道，但数目一定是相当的大，是可以断言的。伤亡越多，从选择的立场看，我们当然越觉可惜，因为我们相信，士兵的平均品质并不在我们普通人口的品质之下。不过有一点是可以自慰的，就是，抗战开始以来，我们和敌人的死亡比率已经渐渐的递减，到现在，常有时候他们比我们伤亡得还要多。

　　士兵大量的伤亡，固属是民族的一个损失，但其间也有不少的汰弱留强的作用。在开火的时候，耳目更聪明、手足更灵活、心神更镇定些的士兵总要多占一些便宜。这种便宜就是一种选择的影响。在阵地战术之下，已经有这种现象，在游击战术之下，这种正面的选择影响宜乎是更见得大。"八·一三"时代那种玉石不分的牺牲，在游击战术越来越发达的今后，可望是不会再有的。

　　近代战争中，官佐的死亡，和士兵死亡的比率，本来已经有减少的趋势。例如，普法战争中，普鲁士军队方面，将校每千人死四十六人，干部官佐，每千人死一百零五人，指挥作战的官佐，每千人死八十八人，下级官佐及士兵，每千人死四十五人；相对的比较起来，官佐的死亡比士兵为大。到了第一次欧洲大战的时候，德军方面，各级官佐四十一万人的死亡率是百分之十四不足，而一百三十万士兵（最下级官佐在内）的死亡率是百分之十三；至少双方是拉平了。美国军队也有同样的情形。这种进步大概是跟了战术的进步来的，战术越进步，则因暴虎凭河一类的勇气而引起的无谓的牺牲越可以改少。第一次欧战初起的时候，英国官佐死亡率很高，美国加入之后，当官佐的哈佛大学毕业生牺牲得也特别多，都是因为勇气太大而作战经验不足之故。我们在抗战开始的几个月里，似乎也有同样的情形，官佐与精良的士兵因此而殉忠的不在少数。但抗战一经进入纯熟的段落，无疑的这种富有选择意义的损失自然会逐渐的减少。

　　在民众方面，两年来直接间接因抗战而牺牲的为数当然更大。但数字是不容易有的，将来战事结束以后，怕也不容易搜集。但无论数字大小，选择的影响一定是有的。炮火弹片虽没有眼睛，但在炮火下牺牲的民众与九死一生而终于不死的民众，平均说来，在品质上多少有些分别。上文所说关于耳目聪明、手足灵活、心神镇定的话，适用于士兵的，也未尝不适用于一般的民众。民众中有官守的人当然另有一个责任心与气节的问题，责任心发达些的比不大发达的不免容易受牺牲，这当然又是可惜的，但假若责任心同样发达的两个人中间，甲在其它品性上要比较强，而乙比较弱，那甲的遭遇无谓牺牲的机会，总要比乙的为小，这又是正面的选择了。沦陷区域的妇女也属于这一类。移民的死亡，在数量上往往可以很大，尤其是战争所引起的急遽的移民。沦陷区域以及后方的生活艰苦所酿成的疾病与死亡，数量上也许不下于移民的死亡，不过，无论数量大小，两者选择的作用大概正面的多于反面的，也幸亏是如此。

其次提一提婚姻方面的选择。战争期内，婚姻率的一般的激减，和死亡率的激增一样，是许多民族共通的经验。中国在这方面虽向无数字的纪载，恐怕不会是一个例外。这原因是很浅显的。大批适婚年龄的男子于役在外，或正在训练之中，不能有室家之好，是最大的一个原因。这是很有选择的作用的；假若我们承认一般将士的品质，尤其是在体格方面要比普通民众为强，可知这选择作用大体上是反面的，即代表着民族的一个损失。在民众方面，虽因生活的不安定而也有不婚与展缓婚期的倾向，但终究成婚的较多，但这也未必完全有利，一则因为此辈的平均品质，比起前方将士来，未见得高，再则因为此种婚姻的缔结，总有几分草率，不能如平时的考虑周密。后面这一点是我们在后方随时可以观察到的。

不过民众在抗战期内的婚姻，也有一点有正面选择的价值。抗战期内，后方的女子多于男子，男子选择女子的机会既加多，其选择的标准自可以加严。姻选标准加严是于民族有利的。不过这一点似乎最适用于性比例本来比较平衡而一夫一妻制比较能严格推行的社会；否则，怕情形又就不一样了。我们人口的性比例向无统计，一二零星的研究又似乎发见男多于女；而多妻的倾向，至今还相当的流行；这一种意国奇尼教授（Corrado Gini）所坚持的战争的利益怕还是不属于我的。（关于奇尼教授在这方面的见解，作者曾别为文加以评介，入《论丛》第四辑《优生闲话》中*）

其次谈到生育。抗战期内，生育率的一般的激减是意料中的事；其激减的程度要在婚姻率之上，因为，婚姻方面，尚有草率从事的人，而生育方面则否，尤其在节育方法比较流行的今日。这一方面的选择的意义，大体上和婚姻的相同，可以无须多说。大抵从军将士的品质越高，反选择的意义越大，而民族的损失不可以数计。其在民众方面，生育的现象当然不

---

* 《一个意国学者的战争之优生观》，见《潘光旦文集》第 9 卷。《优生闲话》稿佚。——编者注

会完全停止,以偌大一个中国人口,后方实行生育的,在绝对的数目上,当然还是很大,不过,所可过虑的是,上文所说,不草率从事于生育的人,也许是后方人口中最优秀的一部分。他们眼光远些(但往往并不够远),责任心大些(往往并不够大),以为在这时候多生一个子女,即多一种累赘,对自己的行动固然不利,对子女自身的发育也是害多利少,所以总以暂停生育为宜。这种见解与行为显而易见是反选择的。

最后还有一点应当提到的,就是抗战所引起的阶级间的流动。这种流动,像移民一样,也是富有选择力量的。抗战以来,有不少有产业的人,已经从巨富变成赤贫,同时,在沦陷区域内,许多有社会地位与正直性格的人也已经破了家;反过来,一部分的莠民、奸商、贪吏却因发国难财而起了家。汉奸的起家,不管他们将来的结局如何,至少暂时也是一大事实。这都是可以发生不利的选择作用的。但同时,我们也有不少的忠勇的民族分子,因抗战出力的关系,从工农阶级里抬起头来,由士兵而官佐,由官佐而将校,成为领袖阶级里的一派新兴势力。

一三 论疏散人口

作者于二十八年九月三日自昆明城内疏散到西北郊的龙院村,这篇文字就是在那一天写的,上午脱稿,下午就尽室下乡了。

作者在上文讨论过一般抗战的民族意义,认为它是积极的,不是消极的,它给我们一个机会,不是叫我们拼老命,而是教我们体验我们各方面的力量,尤其是民族的体力、智力、以至于性情操守的力量。如今我们研究抗战所引起的人口疏散运动,认为它的意义也正复如此;它是积极的,不是消极的,它不是要我们避免死亡,而是要我们增加活力。

抗战开始以后,疏散二字很早就成为一个新名词;它是官厅文告的大题目,报纸宣传的好资料,也是民众相见时寒暄的新口语。为什么要疏散?不论明白说出与否,大家的答复总逃不了有似乎下面的两句:避敌人轰炸,免无谓牺牲。此外我们还没有听见过别的答复。性命人人要,就是有时候不能不为国家舍身,也总须舍得有个名色,舍得有点代价,白白的舍在敌人弹片之下,既不是慷慨赴死,又不是从容就义,当然是谁都不甘心的。既不甘心,便须疏散。所以这个答复的弊病,不是错,而是太消极。

只见到疏散运动的消极的意义可以发生两个结果。一是疏散时不踊跃。住惯都市的人根本不肯下乡，他有他的惰性，敌机一日不来，就一日不走；今日有警报，便打算明日走，但若敌机终于未来，他又把走的念头暂时搁下；在都市里有特别职业与责任的人，这种惰性自然更大。这样一再因循，到得敌机真正的大举光降时，牺牲可以闹得很大，几个月前（二十八年五月）重庆的经验就是如此。二是这种疏散不免引起不良的选择影响。人的胆气大小是很不一样的；无名色无代价的死亡，固然任何人都不愿意，但是一种可以实现而未必实现的死亡的威胁，对一部分胆气壮大的人，是不怕的，是不足以打动他教他别寻乐土的。这样，凡是接受官厅劝谕、报纸宣传、以及亲朋怂恿而实行疏散的人也许是一些特别胆小的人，而留守在都市里的是特别胆大的人，一旦敌机真正的大举来临，岂不是这后一种的人多少要受牺牲。因疏散不踊跃而发生的牺牲是量的，因选择作用而发生的牺牲是质的，无论质与量，总是牺牲，总于民族不利。为的要"避敌人轰炸，免无谓牺牲"而发动的疏散运动，结果可以适得其反，岂不是心劳日拙？总之，只是用消极的理由来教人疏散，是不够的，是不行的，一切团体行动如此，固不止人口的疏散一端为然。

我们要疏散人口，我们可以提出一些很积极与富有建设性的理由来。一、发展乡村与一般的经济，二、提高乡村与一般的文化，三、增加乡村与一般人口的活力。关于一、二两点我们应当请经济与教育专家分别讨论，本文里姑且搁过。我们预备特别考虑的是第三个理由。

都市人口与乡村人口在品质上是不很一样的。就一般的情形说，都市人口的品质要比乡村人口的为高。都市是争取功名富贵的中心场合；都市里刺激的种类多，程度剧烈，转移的速率也快，其所引起的反应，自然也相当的复杂、紧张、与需要变化。在这种环境里，一个体格虚弱、神经脆薄、智能低劣的人是无法维持的。乡村的情况大体上可以说是相反。至于相反的距离，当然要看一地方都市化与工商业化的程度而定。闭关以前的中国，这距离大概不远，然而即远在战国时代，《史》《汉》上所描写的像临淄一类大城的都市化的程度，已经是够可观了。至于近代欧美的国家，这种背道而驰的距离是很大的。无论古今中外，城里人总是瞧不起乡下人，看了上文，可知这种态度虽不对，却不能说它全没有事实的根据；城里人最大的错误还在忘记了自己当初也是乡下出身。

不过无论都市人口在品质上如何高明,这种高明是近乎昙花一现的性质的。看得远些,说得凶险些,都市是杀人灭种的地方,都市化的程度越高,此种破坏的力量越大。一个初入都市的个人,争名、夺利,好自由,爱享乐,便很有希望不结婚,或迟结婚,不生子女,或少生子女。都市人家的子弟也有同样的前程。结果,就个人论,无论他的成就如何伟大,声势如何煊赫,就血系论,这种成就与声势,多亦不过几世,少则及身而止。一人如此,人人如此,一家如此,家家如此,都市不就等于一个杀人不见血的屠宰场么?就美国的情形而论,城里人结婚的机会要比乡下人少十分之一,再加上迟婚的倾向、出生率的低、婴儿死亡率的大、与夫一般疾病率与死亡率的高,无怪讲求民族卫生的人要口口声声的说,"都市不是人口的生产者,而是人口的消耗者"了。

都市既然是一种屠宰场,又如何维持的呢?不止维持,又何以能不断的扩大与繁荣的呢?这又和真正的屠宰场一样。屠宰场不管畜牧,只管宰杀,它所宰杀的牲畜是从四乡运输而来的。都市的人口也就取给于四乡的移民;要不是因为四乡的移民,伦敦、纽约一类的都市早就不存在了,事实上也根本不会发生这一类的都市,无论存废。这种移民又是怎样一类的人呢?年龄老大、疲癃残疾、智能低下、眼光狭小、保守性成的人大概不会自动的迁移到都市里去;惟有年富力强、体魄健旺、品貌整齐、思想灵敏的人才会有迁移的志愿与适应都市环境的能力。约言之,人口对都市的向心移动是有选择作用的。向心移动的本身,是都市所以能维持的原因。而选择作用便是都市所以能繁荣的原因了。同时,因为移民多年轻力壮的分子,而少老弱的分子,所以在一部分的都市人口统计里,我们会发见死亡率反比邻近的乡村人口为低,而出生率为高;这种现象当然也未尝不是都市所由维持与繁荣的一部分的原因,但这原因并不重要,因为它是暂时的,年轻力壮者的死亡率虽小,但他们终究要变老的;他们的生殖力虽大,染上都市的习气以后,出生率终究也要变小的。总之,都市人口的维持,由于自力补充者小,而得诸乡村挹注者大。

上文提到人口都市化的选择作用;问题的症结就在这选择作用上。完全从都市的立场看,这问题并不存在,选择得越是精到,都市生活便越见得繁荣。但乡村如何?民族一般又如何?比较健全与优秀分子的一批一批往城里跑，对于乡村生活的影响是可想而知的。经济的凋敝、文化的落后、以及一般团体生活的无法维持，是一些无可避免的结果。土豪可以鱼肉乡民，正因为鱼肉不了的乡民，或见了别人被鱼肉而敢于说话的乡民，大都已经进了城的缘故！这些进了城的乡下人如果能在城里生存生殖下去，不但功成一时，并且裕垂后世，倒也罢了；事实上却大不然，他们在都市的屠宰场里，至多挣扎了四五代之后，终究不免于一个淘汰。这就引起了整个的民族健康的问题了。从整个民族的立场来看，这种淘汰多一分，民族的品质的善良程度就减低一分。而同时乡村人口产生优良分子的能力也自有其限度，不能无限制的向城里输送。这样，日子一多，一个民族的品质会降落到一个无法竞存的地步。

根据上文的理论，近代民族卫生学者的一致的结论是：都市的发展不宜过度；已经有过度的危险的国家应当设法疏散。最近百年来，欧美各国的都市，都有畸形发展的趋势，这趋势是应当限制以至于挽救的。美国到一九三○年为止，市镇人口（二五○○人以上）的成分已经超过了人口总数的一半；这是有识者所认为可以深忧的。德国民族卫生会的会纲第十六条便是鼓励乡村与郊外的屯聚。意国泛系政府与罗马教会合作的人口政策里也有这么一条。

在中国，就一般的情形而论，都市化的程度不能说深。据说我们的乡村人口还是占人口总数百分之八十以至于八十五。也许我们还可以提倡相当的都市化，与工商业化并行。不过畸形发展的危险是不能不防的。就最近几年教育发展的形势而言，我们可以发见少量的都市化，即或尚不足以影响民族全般的健康，至少对乡村生活的改进，已经可以发生重大的威胁。因为高等教育机关是十九在都市里，又因为高等教育几于全部以都市文化为对象，做题材，于是凡属受过这种教育的乡村优良子弟，于原有的轻去其乡的倾向而外，又平添一层留城不去的理由，结果是，都市有才剩之忧，乡村有才难之叹。上文所提乡村经济的凋敝、文化的落伍、以及土劣的把持、与民生的愁苦所唤起的社会革命，总有一大部分，直接可以推原到人才的缺乏，而间接可以推原到不健全的教育制度所引起的青年都市移动。目前一般的都市化，纵还没有成为问题，至少这一个局部的问题是亟应解决的；否则，一般的都市化一日成为问题，流弊所及，将不知伊于胡底咧。

疏散运动是都市化运动的反面，它可以教一部分优秀的都市人口，重新回到乡村，一方面可以替乡村增加经济的生产力与文化的创造力，从而提高一般的经济生活与文化生活；一方面更可以培养个人的生存与生殖的力量，从而促进整个民族的活力。这便是疏散运动的最积极的一个意义了。要大家认识这个意义，疏散运动才会踊跃，才可以避免不良的选择作用，才有希望可以维持到抗战结束以后，作为建国时期里都鄙人口彼此协调发展的张本。

一四　交通与民族教育

民族教育的名词是需要一些解释的。它不是指一般的国家经营的教育或国家教育，而是指一切足以补救民族特性的偏蔽的教育。一个民族有和别的民族相同的通性。也可以有和别的民族不很相同或很不相同的个性或特性，而此种特性很可以发生偏蔽的弊病——这些，我在这短稿里是假定了的，即不准备加以解释的（此种解释详见《论丛》第三辑《民族特性与民族卫生》）[*]。不过偏蔽的特性可用教育来纠正，而交通便有这种教育的功能，尤其是抗战期中的交通。

但在讨论以前，不妨先举一个简单的例子加以说明。迎神赛会有很大的民族教育的价值。无组织、无秩序、或胡适之先生所称的"乱"显然是我们民族特性之一，显然是有偏蔽的毛病的。在国家政治完全上轨道以前，在民族文化水准有一般的提高的机会以前，我们必须利用原有的社会机构，例如风俗习惯之类，来多少收一些拨"乱"反正的教育的效果，而迎神赛会就是这样的一个原有的机构。假如主持政教的人，在二三十年以前，就能采取这样一个立场，而不完全斤斤于"破除迷信"与"打倒偶像"的立场，充分运用警察制度的设备，就各地方各季节的迎神赛会在秩序上、组织上、公共卫生上加以适当的指导，我相信到了今日，不要说别的良好的效果，至少像大隧道一类的惨剧（三十年六月五日重庆遭敌机夜袭时所发生的惨剧）该不至于发生，大隧道惨剧所以发生的最大原因，如今大家都承认，是一个乱字。

偏蔽的中国民族特性有好几个。平民教育促进会的一批朋友承认四

---

[*] 见《潘光旦文集》第3卷。——编者注

个：私、愚、贫、病。胡适之先生承认五个，即在此四个之外，又添上一个，乱。其实贫只是一个社会病态，不是一个特性，而是一些特性的社会表现，也不妨说，就是私、愚、病三个或私、愚、病、乱四个特性的一个综合的社会表现。所以我所承认的偏蔽的特性是这样的四个：一是柔韧与不大能图进取的体格，二是薄弱的组织能力，三是有缺陷的科学头脑，四是畸形发达的私利心肠。一可以说相当于病，二相当于乱，三相当于愚，四就是私。这几个特性的诊断与分类在大体上是相同的，即小有出入，也是无关宏旨。不过有两层我们要认清楚。一是我们的诊断，能具体化到什么程度，我们总要做到那个程度，所以就病、愚、乱三方面说，我的看法也许要更进一步。二是我们得承认这些特性，既可以称为特性，便多少有些先天的根据，而不能完全以寻常习惯相看，好比个人的心理，它们不止是一些习，而是一些癖，是先天的根柢比较特别深厚的一些行为倾向，那就不是教育所能完全纠正的了。

到此我们又不得不提一提我们对于教育的效能应有的看法。教育不是万能的。不过健全的教育有两大用途：一是为大多数的中等人指定一条途径和供给向这条途径发展的机会与方法。中等人可左可右，可以为善，可以为恶，教育应该有方法教他走一条比较适中或时中而对于人我都比较有利的路。这其实就是孔子"上智与下愚不移"或"中人以上可以语上，中人以下不可以语上"的另一个说法。就我们目前的题目与范围说，凡是具有上文所说的那些民族特性的民族分子，只要偏蔽的程度不太深，是可以接受这种教育而得到益处的。二是比较少数的极端的中上与中下分子，教育可以选择或淘汰；对中上是选择，对中下是淘汰。所谓大学教育所能做到的，究其极，其实只不过是把中上分子好比筛子一般的从人口里筛出来；一般的智能薄弱的人，无论多少年的大学教育不能教他成为通才；特殊的才力欠缺的人，也同样的不能成为一个专家。就我们的题目范围说，话也是如此。假若已往大多数的人有过一些民族教育的成绩，根据第一种的教育用途说，大隧道的惨剧的惨痛程度便可以减轻一些，伤亡的人数可以减少一些；但伤亡的人，在那种场合之下，多少总是不可免的；即使一无成绩，事实上我们在已往二三十年内也确无成绩可言，大隧道惨剧发生之际，也还有一小部分比较镇定不乱的中上分子幸免于难。我说幸免，其实幸字是错了的，他们的不伤亡是有内在的理由而不是偶然的，那理由就是镇定，就是在危难中不慌张，不自扰。任何场合可以选择人，淘汰人，教育的二大效用之一也不外此，而任何社会举措的一部分的教育价值也就在此。

　　如今可以完全就题目范围以内说话了。我们不能不承认交通事业有很大的民族教育的意义，特别是在抗战时期。办一个交通大学，设立许多和交通技术有关系的学校或训练班，替交通事业人员的子弟专设一些学校，例如抗战以前的扶轮小学之类，决不是已经尽了发挥交通与教育的关系的能事，不但没有尽其能事，并且可以说很不相干。历年从事交通事业的人，我以为多少是小看了交通事业本身的教育价值，因此也就没有能负起这种应负而并不太费力的责任来。

　　交通是一种社会事业，整个的社会原就建筑在人我交通之上，或人我之间"交"相感应与"通"力合作之上。人我之间所以能相交，是因为人我之间有不同的特性，所以能相通，是因为有相同的共性。换言之，个人的品性，以至于团体的品性，尤其是那些有偏特或偏蔽的倾向的品性，是最容易在交通的场合里表现出来，团体的共性，如其和其它团体相比，也往往不难在交通的场合里发见它的偏特的倾向。举一个例吧。中国人在人多的地方，特别是这许多人有一个共同企求的目的的时候，尤其是这个目的有些时间、空间、或数量上的限制的话，便容易发生挤的现象，假如有生命危险的关系，那挤就更不容说了。迎神赛会可以挤，看乡下草台戏也要挤，进考场必须挤，领赈米不得不挤，出大隧道中自然更非挤不可，其实全都是这一个道理。在近代的交通场合里，挤的需要往往更大，而挤的现象也就分外的清楚，买票要挤，上车也要挤，因为座位有限制，而开车有时刻，稍一落后，便有坐不到位子或根本搭不着车的危险；抗战的形势之下，这危险之上，又添了一些"性命交关"的意味，于是平时只挤到七八分的局面，如今可以挤到十分十二分以上。这挤的现象又从何而来的呢？好比上文说到的贫穷一样，它也是私、愚、病、乱一类偏蔽的特性所构成的一个行为表现，私与乱的所以成为挤的因素，是一望而知的，但愚与病也有分，看不到挤的可能的危险，但知亟切达不到一种目的之为危险，而不识撞倒别人或被人践踏之为危险，当然是一种"自用之愚"；惟有过分柔韧与能逆来顺受的体格才能消受一种挤的环境，而这种体格我们不能不认为是有些病态的。

如今假若从事于交通行政的人看清楚了这一点，在凡属可以发生挤的现象的场合里，与以周密的注意，使一切旅行的人明白了解，个人的公私事务虽然重大，公家的秩序组织与法纪，更有维持、尊重、与遵守的必要。行此十年，持之以恒，守之以固，行见中国社会上的挤的现象可以减少到一个很低的限度，而私、愚、病、乱一类的特性也不难间接的消除掉很大的一部分。中等的分子，由勉强而自然，终于会感觉到守秩序、重法纪的益处，而渐渐的自动的走上不挤的路，其偏蔽的特性过分发达而不能接受经验的教训的少数分子，迟早会因不能"安所遂生"而归于淘汰。交通事业可以成为民族教育的一大工具，这就是可能的一例了。以前科举时代，乡试的科场前面，常因拥挤践踏而发生惨剧，然而遇到贤明的提学使，事先加以布置，临事加以纠察，也一样的可以弄得井然不紊；从前做得到，现在应当更容易做。这一次欧战开始的时候，英国的三十万大军，在德国的飞机大炮集中轰炸之下，居然安全的渡过了海峡，退回到英伦，显然是平时秩序教育的一种收获（读者到此，应就抗战初期南京退守以及三十一年五月缅北退守和英军从腾客克（Dunkirk）退守的光景彼此对比一下）；别的民族在生死关头犹且做得到的成绩，我们至少在比较太平的场合里也应该做得到，而要做到这一类的成绩，应从交通事业开始。

我最近（三十年八月至十月）从昆明经泸州、内江、成都到峨嵋，再从峨嵋到乐山，由乐山改循水道到重庆，前后一个多月在路上，所发生的观感，十之七八是在这问题上的。到处可以看见一些偏蔽的民族特性的表现。挤真是挤极了，轮船上挤，汽车上更挤；从成都到夹江的一段，坐的是名为客车的卡车，下层是货，中层是行李，顶上是五十多个客人，真是挤得水泄不通，据说这条路上，在这个季候里，平均一车总要装上七八十人，五十多人还是宽舒的。在成都开车的时候，车厢里已经有人满之患，然而每到一站，总还可以加上几个客人，每一个新的客人上来，初则在车中人的抗议声中竭力攀上了边缘，次则插一足进来，勉强占得一立锥之地，再则两足并入，居然可以站立，经过了三四公里的摇晃，终于觅得了一席之地，可以坐下——总是这样的一个套数。好像无论如何挤法，这辆两吨半的卡车是不会达到什么饱和点似的。大抵中国整个的社会就是这样，个人的消极可塑性，或逆来顺受性，以及社会的伸缩性，容受性，真是大得惊人，大到一个我们不能不认为是病态的程度，一样一种性格，在泥土、橡皮、海绵身上，不成其为病态的，到了人身上，多少总是一个病态。这病态从何而来的呢？旅客的愚而苟安，司机的私而贪婪，司交通行政的人的装聋作哑，都要负相当的责任。记得在某处购买商车的客票，三十多人中，我是惟一不接受额外勒索的人，一般旅客的逆来顺受，予取予求，就可想而知了。

说起私，我不能不就这一次的旅行，再多说几句。司机私揽搭客或"黄鱼"的风气是抗战期中公路交通的最感棘手的一个问题。我从昆明到泸州，五天之内，居然没有遇见一条"黄鱼"，原来我坐的是经交通机关介绍的商车，商车一面怕官势，一面又爱护车辆，因为车辆是他的私产，司机自己是商行的股东，私揽旅客，即使无人发觉，难免不招惹是非，终于影响到他的私产安全与完整。从泸州到成都，情形便大不相同了，两日之间，每一辆车有"黄鱼"项下的收入大约自一千元至一千五百元不等；除了若干大站之外，"黄鱼"的上下也很自由；有一次经过了某站，大批"黄鱼"登车以后，后面负责纠察的人，还放过一枪，但纠察的力量既不足，不能穷追，司机但须开足马力，也就兔脱了！原来我在这一段里搭坐的是经过交通机关介绍的官车，开官车的司机，一面多少知道官的力量究有多大，一面对所驾驶的车，虽有爱护的责任，却无爱护的兴趣，即使因多揽客人而直接间接引起故障或损害，那反正和他不甚相干，万一出更大的乱子，至少车辆不能牵制他个人行动的自由。总之官车的大载"黄鱼"，是出乎私，而商车的不载"黄鱼"，也未尝不出乎私，二者都是私的特性畸形发展的表现，在平时这种表现已不在少，不过抗战时期的忙迫慌乱更进一步的与这个特性以混水摸鱼的机会罢了，负交通行政的人如能在这方面有些适当的措置，教中流者知所改辙，中下者有所忌惮，其肆无忌惮者，因斥逐或受严刑峻法的制裁而归于淘汰，岂不是对于民族的一个很大的教育的贡献？

私、愚、病、乱的民族品性造成了贫的经济现象，以及挤的社会现象，这些都还是比较的限于一时一地，而在物质环境比较改进之后，不难有一部分的解决，最可怕的是这几个特性所造成的一般的苟且偷安的生活态度。这种生活态度，骤然看去，似乎与私的特性不大相干，普通的看法以为自私的人总想把一己的生活弄好，决不将就；其实不然，就很大的一部分中国人说，但须可以保全生命，维持这一口气，或仅仅保持目前的安适顺利，什么都可以商量，可以顺受。这种苟且偷安的生活态度，显然是自私的了。这种生活的态度也显然是最基本的，贫与挤一类的现象其实又何尝不是苟安心理所由表示的两个方式？

　　苟且偷安的生活态度，不用说，在旅行中特别容易看出来。平时家居既可以苟安，出门旅行更可以将就了。某机关的一部早就没有了闸车的材料车，居然可以从昆明开上川滇东路，向泸州进发，车上除了一部分的材料以外，还装着十几个人；机关里负责人放这样一部车子走这样一条路，是苟安；司机敢于驾驶，也是苟安；十余个人，中间还有妇孺，敢于搭坐，不是无知，便是苟安。结果，到了在川黔交界的某一地段，终于翻了，我们的车子驶过的时候，看见它在路旁，车身翻了一个一百八十度的转身，十几个搭客，坐在几丈以外的坡上，居然一个重伤的也没有，但当初既苟安的乘坐，现在只有苟安的等候别人搭救的一法了。

　　上文提到苟安的生活态度和愚的特性也有因果的关系，似乎还应该加以说明。搭客不知轻重，贸然乘坐一辆没有闸车的卡车，把生命像鸿毛似的交付了出去不够，也许还以为占了便宜，沾沾自喜，固然是愚不可及。那个司机，明知没有闸车，也明知结果不但足以杀人，也可以自杀，其自用之愚，更是可恨。更可以教人伤感的是，这种人但知学习驾驶的一些技巧，初于构成汽车的科学知识和机械原理，并无一些爱好。我在乐山的时候，和武汉大学校长王复五先生谈到这个问题，他也认为司机不知爱护汽车而力求机件的清洁完整，是根本因为没有此种对于科学与机械的爱好的心理，假若有的话，则不论汽车的主权属谁，他是一定知道如何爱护的。王校长又提到几年以前一个德国的工程师对他说过，要中国的司机发生此种爱好的心理，而像西洋司机一般的保护他所驾驶的车辆，还需要二百年！二百年也许是形容过甚。但我以为这种爱好的心理的亟切不容易比较普遍的发展，却是一个事实。上文提过，愚的特性的一方面是科学头脑的薄弱，而此种薄弱又自有其先天的依据，那末，要在人口中发展爱好机械的心理，就教育在后天所能做到的说，也只有提示申说此种心理的重要，从而在人口中间，就科学头脑不太过薄弱的分子，加以鼓励与选择的一法而已。而这样一个方法势非相当的长时间不办。惟其需要的时间长，所以我们要希望正式的学校教育而外，一切运用科学技术的社会设施与公用事业能在这方面充分与以合作，而交通便是最荦荦大者的这样一种事业。交通事业需要大量有科学头脑与机械兴趣的人，它一面招用学校里出来的人才，一面自己也在训练这种人才；假若主持交通行政的人，特别是管理车辆及其他交通工具的人，能于驾驶一类的单纯的技巧以外，更注意到一个人的一般的科学的兴趣与机械的爱好，用比较严格的奖惩与升黜的方法，从而加以选择与淘汰，则对于民族教育的健全发展，岂不是又多添上一种莫大的贡献？

一五　辨汉奸

二十八年八月十三日昆明各日报上登载着两件比较重要的关于汉奸的新闻，一是上海所谓黄道会会长常玉清的被杀，二是上海私立上海中学校长陈济成的附逆。一奸方去，一奸又来，真好比希腊神话里的多头怪物海陀拉，砍去一头，又生一头；民族何辜，偏要生这许多汉奸的胚子，是目前最值得研究的一个问题。

十多年来研究民族问题的人喜欢在理论方面探讨民族的病象，从事于平民教育与社会工作的人在实际方面也常和这类病象接触；他们所得的结论是很相符合的，即大要不出四五种病象。胡适之氏讲私、愚、贫、病、乱，定县平民教育促进会里的许多朋友讲私、愚、贫、病；作者历年来所说的体格的柔韧、组织能力的薄弱、科学头脑的不足、自私心肠的发达——是大同小异的。我们不妨先看一看，这些病象和汉奸的产生有什么关系；我们为讨论便利起见，姑就私、愚、贫、病四方面说话。

大体看来，私、愚、贫、病四种病象，和汉奸的产生都有相当的因果关系。一个吸食白面的人，毫不迟疑的参加敌人所组织的游行，为敌人摇旗呐喊，为的是好赚几角钱去过一次瘾，瘾过以后，也就无所谓了，除非敌人对他有其它可以借来过瘾的诱惑。这个人的所以当汉奸，虽则私、愚、贫、病四种病象都说得上，但主要的是病，要不因为病，广义的体格上与精神上的病，他直接就可以不抽白面，间接可以不当汉奸。一个穷无立锥的人，饔飧不继，求乞无门，当了汉奸，其所以甘冒大不韪的缘故，也不止一个，但主要的当然是贫。一个乡下老，一字不识，一向过着天高皇帝远的生活，既不知有晋，更无论秦汉，一旦遇上敌人，大概经不起几句话的哄骗，便会很甘心的替他出力；这个人的毛病里显而易见愚的成分是最大。一个平日但知牟利的市侩,一个鱼肉乡民的地痞土棍,一个诛求无厌的劣绅或贪官,一个爱权如命、专闹意气的党政领袖,也是最容易掉进敌人的彀中的,其容易的程度并不在上文三种人之下;他们犯的病是一个私字;只要有更大的地位、利禄、权柄可以到手,他们是不顾一切的。

比较进一步的观察又可以发见四种病象虽都是产生汉奸的因素,而其所产生的汉奸可以有很大的品质上的不同。基于病、贫、愚三种病象的汉奸,数目虽大,只是一些小汉奸,其为问题也小。基于愚的汉奸,其为问题也最小,其人也最可原谅。因贫因病的汉奸,假定我们承认保全生命是人生本能之一的话,也尚属情有可原。最不可原谅的是基于私的汉奸;他们的数目虽小,但是病根最深;他们才是真正的汉奸,其为问题当然要大得多。一样是基于私的汉奸,市侩土劣也还有几分可恕之处,因为他们所贪的是赤裸裸的利,他们一面贪,一面也不讳饰其为贪,一面做汉奸,一面也不避忌汉奸的名号,他们是些真小人,真小人比较可恕。最不堪的是士绅官吏以及曾经在党、政、教等界当过领袖的人;他们所贪的是比较抽象的权势,所争的是一口私人的怨气;他们一面贪与争,一面必讳其所贪所争,不但讳,且从而为之辞,例如"民族前途的福利""东亚永久的和平"之类;他们一面做汉奸,一面却自承为民族的救星;他们是伪君子,是佞人,佞人最不可恕。二千五百年前的圣人早就预言过了,恶利口之覆邦家者。常玉清是一个浴堂的老板,陈济成是一个有弟子三千的中学校长,恰好是这两种人的典型人物。

上文说基于私的汉奸病根最深;这深浅之说还有解释的必要。愚的病根最浅,乡愚之愚,愚在无知识,不在无智力,无知识的愚是教育所能治疗的。近年以来,尤其是抗战军兴以来,这种病已大有起色,抗战本身就是一种教育,就有很大的诊疗的力量。贫也是比较浮面的病,我们的民族分子,就大多数说,是很勤俭的,勤俭而犹不免于贫,可知贫之所以为病,其根源乃在外而不在内,是后天的而非先天的,后天的病比较容易治疗。病,即一般的体格上与精神上的不健全,根源比较深,但事实上因此而做汉奸的究属少数,远不如因愚因贫者之多,并且这一类的分子,就其病根特深者而言,不论其吸食毒物与否,担当汉奸与否,迟早要受自然淘汰的;总之,这一类人的问题并不太大。

最成问题的是私的病象。据民族卫生学者的见地,我们民族中自私自利心的畸形发展是淘汰的一种结果，是有先天的根据的，是几千年来不断的灾荒经验所提炼出来的一个特性；在灾荒的淘汰影响之下，惟有最自私、最能搜括、最会保身家的分子才最有生存与繁殖的机会。我们一向怀疑这种看法，一向以为私的病是后天失调的一种症候，是可借道德的教育改正的。但自抗战军兴以来，我们不由得不承认民族卫生学者的看法也许有几分道理。兄弟阋于墙，外御其侮，要是私的病根不深的话，抗战是一个无上的机会，可以教大家蠲除门户之见，党派之争，至于个人之间的权利的争夺，恩怨的计较，自更应在遗忘之列。但事实似乎并不如此，即就大小汉奸之多的一点而言，就已经够教我们失望；其他争权夺利、贪多务得、尔诈我虞的种种行为的不减于抗战以前，可以不必说了。

不过汉奸与有类似汉奸行为的分子虽多，我们对抗战建国的前途还是很乐观的。这乐观的心理有两个依据：一是私、愚、贫、病的分子，尤其私、愚、贫、病到一个非做汉奸不可的地步的分子，毕竟要居少数。抗战维持到两年以外了，所凭借的是什么？还不是这些病象的反面的一些优点么？二是我们如今多少已经明了这些病象的根源所在。一个人治病，第一要承认自己有病，讳疾是不行的；第二要了解病源，了解到病源，病的一半也就等于消释了；个人如此，民族也未尝不如此。这种乐观心理决不是一种凭空的愿望，实际上等于基于事实的认识的一种自信，只要大家有此自信心，把持得定，汉奸与汉奸的胚子虽多，我们还是不怕的。

一六　精神总动员的基本条件

二十八年八月十一日蒋委员长发表《再告全国各地士绅及教育界人士书》，特别提出两点：第一点是领导当地同胞实行精神总动员，誓践《国民公约》；第二点是协助地方政府，整理地方财政，奠立自治基础。关于第一点，我们想说几句引伸与补充的话。

精神总动员无疑的是抗战胜利的一个基本条件，也是建国成功的一个基本条件。不过精神总动员自身也有它的基本条件，要是基本条件不能满足，我们尽管处处举行"国民月会"，人人誓践《国民公约》，所得的不过是一些浮面的团体精神，一到紧要关头，就这精神说，还不免于云散烟消，就国家前途说，还无补于土崩瓦解。月会有它的用处，公约有它的价值，但这些都不是动员的条件，至多不过是总动员的一些入手方法；要只靠它们，我们至多只能在我们的国民生活里多添上一层形式主义罢了。前清时代，乡村民众在初一月半不也有种集会么？地方的官绅不也宣读一种公约似的东西叫做《圣谕广训》么？不过这种形式主义对于清朝国运的维持与发展，似乎不曾有过很大的帮助。

精神总动员的条件是什么呢？我们不妨提出两点来，而这两点实在是一点。第一点，精神总动员应当有一个最低限度的物质生活的保障。《洪范》八政，食为第一。孔子讲足食，又讲既富而后教。衣食足而后知荣辱，食廪实而后知礼节，虽然是法家的话，却是历来讲政治、经济、教育的人所谁都赞同的。孙中山先生主张的民生主义，更昭昭在人耳目，可以不必说了。以前只有真正的读书人，真正的士，才能不耻恶衣恶食，才能居不求安，食不求饱，才能一箪食，一瓢饮，而不改其乐；至于对于一般的民众，一个最低限度的温饱，是一切团体生活所由维持的起点，荣辱的观念、礼节的标准、以及任何方式的精神生活，都已经是进一步的说法了。孟子恒产恒心之说，所指的也就是这一层意思，恒字所暗示的也无非是一个限度，一个大多数人所共有而不能再加贬折的限度。推孟子之论，可知有恒产的，才能算做国民的一员，有恒心的一员，才能感之以礼义，动之以廉耻，感动之至，才可以教他为国家民族赴难死节，而无有顾惜。在提倡与领导国民精神总动员的官吏士绅，应知国民之中，有一员无恒产，即一员无恒心，有一员无恒心，即一员不能动，有一员不能动，即不能成其为总动。

近年来中国的政治与经济状况能不能给每一个国民一个最低限度的恒产，一个最低限度的生活保障，是无待我们在这里答复的。在平时，在抗战以前，土匪的充斥，乞丐的普遍，流离颠沛的民众的比比而是；抗战以还，汉奸之多，顺民之众，认贼作父者的实繁有徒！全都是答复。这些人的所以为这些人，固然不全由于经济的原因，但经济总是主要原因之一，就其中一部分人说，是一个唯一的原因，是谁也不能否认的。

经济的条件固然是基本，但我们并没有忘记先民的另外几句教训：敬姜说，沃土之民多淫，瘠土之民莫不向义；孟子说，"饱食暖衣，逸居而无教，则近于禽兽"。从两年来不断滋生的一部分的汉奸与顺民里，我们也证明了这几句古训的真确性。江浙沦陷区内，至今有一部分的城邑居然还保全得很完整，并且很有几分歌舞升平的景象；一部分的乡村里，佃农可以照常耕种，田主可以按例收租，十足表现沃土之民的能耐与志节！由此可知精神总动员的经济条件又自有它的条件，就是要适中，要有上文再三提到过的限度。阳虎讲为富不仁；耶稣讲富人进天国比骆驼穿过针孔还难；提倡与领导精神总动员的官吏士绅应该进一步的明白，对太有身家的人，对太想保守身家的人，精神动员之难，就等于他的升入天国。

这就引进到我们要说的第二点了。第二点是精神总动员应该从肃清贪污入手。贪污的人之所以为精神总动员的障碍，其程度要在仅仅以保守身家为已足的人之上，因为他的所作所为，不止是保守已有的自己的身家，而是损了别人的身家以利己。在沦陷区域以内，这种损人利己的分子无疑的就是那些当汉奸做顺民的分子。但在后方，这种分子又何尝少呢？他们唯一的幸运是，所处的地位不同，或不当抗战冲要的前方，或虽曾当过，而有充分的经济力量，可以远走高飞，跳出烽火圈子之外。要不是为这一点点境遇上的不同，他们当汉奸与顺民的速率，又安知不在目前在沦陷区域内已经当汉奸与顺民者之上。

何以贪污是精神总动员的最大障碍？蒋委员长在《告全国士绅书》里，反复说明精神总动员的见诸实行要靠士绅们的"领导"，要由"地方贤达的躬行实践"，要处领导地位的人不忘"先圣比君子之德，如风行草偃"，而不辞以君子自居。当此抗战最严重关头，试问，最需要领导的是什么？最需要躬行实践的是什么？最需要以身作则，树之风声的是什么？还不是克苦自励廉洁奉公八个大字么？蒋委员长书中也提到士绅要领导全民，"使……全民生活皆极勤俭"，以充实抗战建国的物力。不过老实说，中国民众的克勤克俭，是一向著称的，是研究民族性格的国际人士所公认的，事实上原无待于士绅阶级的再事提倡。士绅阶级，包括官吏在内，就目前的事实论，是最不配做榜样的人，至少他们是最不能克苦的人，不能克苦到相当程度，更不免进而为寡廉鲜耻、贪得无厌的人。不过假定做士绅官吏的人而真能克苦自励，对劳苦的大众，对国民生活，至少有另外一层好处。

这层好处可以分两方面说。在消极方面，它可以教民众安于他们的辛勤的境遇。他们会自己慰藉着说：我们大家的生活固然苦，但不见我们的领袖们么？他们负的责任要比我们重，但他们的享受又何尝比我们高许多呢？这种观感虽则消极，是十分重要的，在目前抗战时期固然有它的地位，在未来物力更加凋敝的建国时期，更不能缺少它。在积极方面，士绅官吏，平时若能克苦自励，廉洁奉公，遇有什么政治的或社会的措施时，便容易得到民众的同情与合作。民众是最富有同类意识的，士绅官吏既能和他们共甘苦，便是他们同类的人，而不是两个不同的阶级的人；民众有了这种意识，便什么事都好商量了。我们相信，苏俄革命的相当成功，直接便建筑于此种民众的意识上，而间接的因缘就是领袖阶级的砥励廉隅，不因功成而自逸。墨索里尼与希特勒的先后成功，一部分的原因亦未始不是这一点。我们抗战与建国的功绩，其艰巨不在人下，其更不能不培植这种民众的意识，自不待言。

我们目前的情形去这种意识的养成实在是太远了。所谓上流阶级的贪污，至今还是一个很普通的现象，其普通的程度不减于抗战以前，或且过之。贪污所取的不外两个方式。一是不廉洁，官吏犯者居多；一是与民争利，官吏士绅共犯之。与民争利，近代的人不看做贪污；但绳以先民所垂示的标准，其流弊所及，正不亚于贪赃纳贿。岳武穆说，文不爱钱，武不惜死，则天下太平，可知文人爱钱，是一个致乱之源，初不论其所由爱之之方式；而与民争利不能不说是方式中的一个荦荦大者，其足以致乱，是毫无可疑的。在这种情形之下，而欲求民众始终维持他们的勤俭的生活，甘心于他们的极低的生活水准，更从而责成他们言听计从，时而参加新生活运动，时而参加精神总动员，而求其不敷衍，不规避，不几于缘木求鱼么？

上文开头时说精神总动员的基本条件，表面上是两点，实际上只是一点，所谓一点之说，到此可以点明了。一部分经济学家告诉我们，中国经济的问题，就大多数人能吃苦的程度而论，实在不是一个生产的问题，而是一个分配的问题。信如这一部分经济学者的见地，我们不由得不疑虑到，目前分配的不平均，目前一大部分的国民分子，连一个最低限度的物质生活都分配不到，以致根本谈不上什么精神生活，精神改革，至少一部分的原因是官吏的贪污与士绅的与民争利。再直言之，官吏的贪污与士绅的与民争利是造成民众极度穷困的一个很有分量的因素。这因素一日不去，即民众物质生活的水准，一日不能提高，亦即精神总动员的运动一日无法推动。官吏士绅，读了蒋委员长这谆谆告诫的一封书后，应知所以自处了。

第三篇 优生与人口政策

一七 人口数量与人口政策

抗战已经过三年了；主持抗战的最高当局告诉我们说，抗战至少还要三年，或者五年。大家的推测也以为非三五年不办。也有人说，我们抗战的结束最早总要在欧战结束以后。不过无论结束的迟早，前途总有结束的一天，结束之后，也总有许多善后的问题，需要我们解决，是势所必然的。我们对于这一类的问题，真要觅取适当的解决，即真想善后，应本未雨绸缪之旨，在这时候提出来，至少应当把问题的性质与轮廓向关心国事的人介绍一下；若留待抗战结束以后，便太迟了。

问题之一无疑的是人口问题，人口是一向成问题的，不过平时成问题，战后更成问题。人口问题也是一向有人研究的，不过平时有人研究，战后更应该有人研究；平时的研究尽有它的理论与学术上的价值，抗战结束以后的研究更应有实际与国策上的意义。易言之，我们不研究战后的人口问题则已，否则我们应有的一大目的是要研究出一个适合国情的人口政策来。

对于研究社会问题的人，抗战固然增加了不少的困难，但同时也开发了不少的机会，对于研究人口问题的人特别是如此。人口是一个富有动力的现象；人口自有其所谓动态；种种人口的动态，平时固然也有，但比较不容易观察，到了战时与战后，平时不大动的部分也动起来了，平时动得比较显著的部分动得更有力量了。疾病率与死亡率无疑的是增高了；人口的流动，不论其为横面的地域间的移民，或为纵线的阶级间的升降，也变本加厉了。婚姻率与出生率当然也有显著的变迁，就已往一般的战争而论，这变迁大抵偏向降低的一方面。死亡、婚姻、生育与人口的纵横流动又各有其选择或淘汰的影响，平时有，战时自更不免见得普遍深刻。总之，战争无异替研究人口问题的人布置了一个实验室；战争在人口上所发生的影响，固然是有些变态的、畸形的，但从变态与畸形之中，我们往往可以推论出正常的形态来；近代生理学的发展，很大的一部分不就建筑在病理学上么？近代常人心理的研究不也得力于精神病与神经病的研究么？抗战既替中国的人口学者造就了不少的机会，则上文所说的一种责任——研究出一个人口政策来的责任，在他更属义无反顾了。

人口问题与人口政策应该有下列五个部分：一是关于一般数量的。二是关于一般品质的。三是关于地域间量的调剂的。四是关于地域间质的平均发展的。五是关于流品升降的。历来讨论人口问题的人，对第一部分是在所必讨论的；对第三部分也大抵兼顾得到；对第二部分则有的完全不问，有的只是附带的提及；至于四、五两部分，则几乎是在不论不议之列了。换言之，到最近为止，二、四、五三部分，虽间或有人讨论，却还没有正式的被收罗到人口学范围以内。目前姑先就第一部分说一说。

我国人口数量向无正确的统计。在以前，还有人以为这种统计是不需要的，甚至于要不得的，因为统计先须调查，调查不免扰民，《国语》上至于有"民不可料"的垂戒。在抗战以前，虽官私两方面渐有人努力于这方面数字的搜辑，但大都是一城一邑或一小区域的尝试，以言全国，则我们所有的始终是一些估计。此种估计有少至二万万六七千万的，有多至八万万的，最普通的估计是在四万万与五万万之间，或四万万五千万与五万万之间。假定这四五万万之间的估计大致不差，这数量算是太多呢，太少呢，或恰到好处呢，却又是别一问题，而在事实上更不容易答复；因为它牵连到许多物资的统计问题，而这些问题的答复，一时也无从说起。即使物资的数字有着落，人口是否过多过少或不多不少的问题还是找不到一个确切的答案；原来人口学者在这方面的见地根本就不一致，有的主张多些好，有的主张少些好，有的主张不多不少好，而怎样才算不多不少，他们也说不出一定的标准来。

因此，到现在为止，我们对于一般的数量问题，所能实际参考到的，还不过是一部分社会学者与人口学者的观感，而这些观感当然又是很参差的。有的以为中国人口并不太多，认为我们因为死亡率大，实际的增加的速率要比许多国家为迟缓，长此不改，在国际竞争的场合里，怕早晚要吃亏，孙中山先生的见地似乎就是如此。有的以为太多。有这种见地的人比较多得多。他们觉得中国地虽大而物不博，以不博的物力供养庞大的人口，就到处呈捉襟见肘之象。因此，他们就很倾向于限制人口的种种方法，特别是生育节制或所谓新马尔塞斯主义，甚至于主张这是解决中国人口问题以至于一般国是问题的唯一的路径。至于认为中国人口是不多不少，恰到好处的人，大概是没有吧。

抗战开始以还，情形又有些不同了。以前以为太多而主张"去奢去甚去泰"的人至少是暂时不大说话，甚至于觉得略微多一些或许也有好处。他们一面看见抗战进入第四年，尽管成千成万的壮丁不断的向前方输送，而后方的生活始终能维持一个格局，以言都市，则商工的辐辏如故，以言乡村，则田畴的开辟如故，总之，在人力的供给上我们到如今还没有感受到严重的打击。反观敌方，据西洋到彼国旅行的观察家，例如美国的孟罗博士，说，他们在阡陌间，工厂里，商店中，已大感人力不敷分配的痛苦，有的已被逼而荒芜停闭，有的不能不招请中学生帮忙，维持残局。而相对的说，敌国人口并不比我们少，但绝对的说，则相去悬殊了。另一方面，他们又看见，一年以来，欧洲许多小国家，一个一个的在强邻压迫之下，或日渐削弱，或沦为附庸，甚或在地图上完全改变了颜色，而以陆军第一著称的法兰西，亦于不旋踵之间，更换了百五十年来以流血赚来的国体；这一种兔起鹘落的变迁自有其种种不同的因缘，而这些因缘之中，战争失败的直接关系小，而人口数量的弱小的间接关系却大。蕞尔七百万人口的比利时，即使它这次不临时变节，试问它能支持几天。法兰西的人口大约只抵得我们四川省的一半，就绝对的数量论，它的人口并不比德意等列强少许多，但是就增加率下降的一般趋势说，它的危机却比任何民族为严重。这种江河日下的趋势，在法国已有一百年的历史，到了近代数十年，已呈生不抵死的现象；目前勉勉强强的四千万的人口，到三四十年后，也许会减少到不足三千万。这种数量上渐进的绝对的缩小对国计民生究竟有什么实际的影响，姑且不论，它所引起的一种不安以至于自馁的心理，尤其是在关心民族前途的人口学者不断的危词耸听之下，是无可避免的。说不定这一次惨败与屈服的基本原因之一还是这一般的自馁心理，而"非战之罪也"咧！（详见下文《第五篇》中《法国的人口奖励政策》一文。此文成于二十八年八月，当时法国人正惴惴于战争的来临，而《人口数量与人口政策》一文则成于二十九年九月，当时法国已屈服于德国铁蹄之下，短短的一年之中，风景不殊，山河大异，厉阶虽不止一端，而人口的削弱实为一大关键，读者参阅二文，应深长思之。）这种情形，我国的人口学者岂有不知之理，也岂有不知借镜之理，中国人口的数量即使太大，到此他们也不得不暂守缄默，或别寻另谋安插的说法了。

我在抗战以前也主张过中国人口应当受相当的限制，对于生育节制的需要也曾有条件的表示赞成，但从没有承认只要数量一减少，便什么都有办法，都有出路。如今我更觉得我们应有的原则是一个既不鼓励亦不限制的原则。例如我们对于旧有的关于家庭、婚姻、以及生男育女的一部分的礼教，能加以合情理的修正，而与以维持，则人口的数量，可不鼓励而自鼓励，否则，即鼓励亦归于无效。假如在抗战结束以后，我们对于一般民众的生活水准，能因天灾的减少、富源的开发、工农商各业的协调的进展，而逐渐提高，再从而使他们在人生观上有所修正，则人口的数量，可不限制而自限制，否则，即限制亦归于无效。换言之，我们不能有直接的诉诸政治的人口数量政策，而可以间接的借径于文化条件与经济条件的人口数量政策；这种间接政策推行的结果，虽未必能使人口数量"恰到好处"，但，一壁鼓励，一壁限制，一边张，一边弛，至少可以使目前已有的人口，无论多少，维持一个比较平衡的状态。

上文这类话是需要进一步的解释的。人口数量的增减，内在的生物因素而外，还靠两个外铄的因素，一是经济的，一是教化的。生物因素可以假定为比较不变的，而经济与教化两因素的影响则往往因民族经验而有强弱。大抵在一个民族发展的初期里，经济的影响比较大，比较直接，数量的增减胥视天惠的厚薄与足敷分配与否为转移。不过就在那时候，教化的影响还是有它的重要的地位。甲民族明知其天惠不厚，却因政治军事等关系，不能不维持一个较大的人口，那就得靠教化的力量了。乙民族的天惠也不厚，无论如何必须限制它的人口到一个很低的数量，那也得靠教化的势力。到了后期，人口已越来越庞大，天惠的开发利用已到达相当限度，于是此种教化的力量便越来越大，越直接，并且比起初期来，更从比较不自觉的进而为自觉的；而经济的因素则比较的退居背景，汉唐以还中国的一般经济状况不能说富裕，而始终维持着一个很大的人口，一个很高的生殖率，工业革命以来欧洲的经济状况，比以前不知已进步了多少，但生殖率反而有江河日下之势，这一种的事实，只有教化的因素可以直接的加以解释，而所谓教化的因素，在中国是家族主义与家族主义所包括的一切，在欧洲是个人主义与个人主义所包括的一切。在家族主义之下，一个人尽管穷苦，子女却不能不生，并且不厌其多；在个人主义之下，一个人尽管富裕，子女却不能多生，并且最好是不生。家族主义若不经修正，要限制与减少人口的数量是不可能的，个人主义若不修正，要鼓励与增加人口也是不可能的！中国不少的人口学者主张限制，从而提倡生育节制的运动，但言者谆谆，听者藐藐，虽说年数还不多，但即使再加上数十年，怕也不会有很大的效果，原因就在没有照顾到所以不能限制的教化的因素。反之，欧洲英法德意比等国，数十年来，都有增加人口的舆论，并且先后已蔚成种种奖励的政策，例如法、比两国的家庭津贴，但其成绩却微乎其微，详见格拉斯氏《人口数量的竞争》 (Glass, The Struggle for Population) 一类的作品，为的还不是同样的原因。格氏的结论里始终咬定一个经济的原因，假如经济的宽裕适足以助长个人主义的人生观的话，则可知这其间比较直接的因素决不是经济的，而是教化的了。家族津贴一类的方法，从这样一个立场看，适足以增高问题的严重性，是显而易见的。

根据上文的讨论，我们对于今后中国人口的数量问题究应以什么态度，定什么比较广义的政策，是可以推想而知的了。上文说过，我们无须鼓励，因为传统的教化的势力并没有衰歇，它的鼓励的力量还足够强大。这种力量我们今后固无须再加意发挥，因为事实上既比较难能，理论上亦无此必要，但我们也正不必故意加以摧毁，应知一旦摧毁之后，再要用别的鼓励的方法，来维持或增加人口的数量，是"自以为智而适成其愚"的一种举动。英美法意等国最近数十年的经验不就是前车之鉴么？上文也说过，我们对于目前人口的数量，也无须乎故意限制；抗战的经验与欧洲目下国际间成败利钝的局面，既似乎告诫我们不必限制，甚至于不应限制，而上文一番因素的讨论更说明了勉强的与浮面的限制也正复心劳日拙。然则我们将从此放任，而让人口无止境的增多么？上文既有传统教化的力量在，可不鼓励而自鼓励的话，则此种危险岂不是很大么？

那却又不然。我们固然主张不摧毁原有的教化力量，却并不反对加以相当的修正。我们固然主张旧力量的维持，却也并不反对新力量的吸取。家族主义，当一种主义看，其流弊当然很大，无限制的鼓励人口增殖，既是流弊的一种，不过其间接绵延民族的命脉和维持人口的数量的功绩，也正复不宜一笔抹杀，我们在加以修正的时候，这一部分的精神是无论如何要设法保留的。也许把以前对于家族的忠诚转移到民族身上去，就是修正的一法（详见上文第一篇《论"对民族行其大孝"》一文）。为家族接续香烟，是忠诚的小者私者，因此，任何人不免勇于表示，初不问此种香烟值得接续与否；但为民族保全元气，是忠诚的大者公者，一个人在表示之先，总得考虑一番，他所要保全的究属是不是元气的一部分，即或自身不能考虑，国家与社会当亦不能坐视。这两种忠诚同一可以鼓励人口的增加，而前者是比较无选择的，后者是比较有选择的，有选择，则鼓励之中即寓限制之意。说到选择，我们就牵连到人口政策的一般品质的一方面了，数量的考虑原不能离品质的考虑而独立，不过我们限于题目的范围，目前姑不具论。

　　上节说我们对于旧的教化因素，固愿加以维持，至少是有条件的维持，但也不反对新的教化因素的接纳。所谓新的教化因素，显然是指促成西洋近代生殖率低降的那些因素，也许个人主义的一个名目可以概括。个人主义，当一种主义看，也是有很大的流弊的，人口的无限制的紧缩即是流弊的一种。不过个人有个人的价值，个人发展的重要仅仅次于民族的发展，揆诸生物与种族的要求，个人固须对民族负责，为民族牺牲；而绳以社会与文化的要求，民族亦必与每个个人以充分发展其智能兴趣的机会。所谓充分，固然不是绝对的，而是相对的，其相对的对象就是民族的要求。不过既属相对，当其发展和对社会文化作贡献的时候，对民族的要求势不能没有几分抹杀。家族主义下的中国人是不很了解个人的地位的，结果，所抹杀的不是民族的要求，而是一己的发展。不过今后的局势不同了。个人亦正有其重要的一层概念既因教育的发达而日就普遍，个人发展的要求也势必因经济能力的提高而日见迫切；到那时候，人口的增殖率行见自然低落，而人口的数量自然会受到限制。欧洲百年来的人口趋势就是这样来的，这些才是英法德意等国人口所发生恐慌的因，那生育节制以及堕胎等方法是一些缘罢了；有了因，缘自然会应运而生，似更无须乎故意的提倡。我们所愿望的是，有另一种原有的教化因素在，此种新的教化因素所产生的自然限制的趋势应不至于像不羁之马一般，流于奔放一途，使民族人口踏上英法德意等国目前已经踏上而急切倒退不来的故辙。不过只是愿望，无论如何虔诚，是不行的，我们还得有一番努力，即于修正旧有的教化因素而外，对新进的教化因素，也须加以有条件有节制的提倡，庶几双方活动的结果，可有彼此牵制之功，而无一方偏胜之弊。我所谓广义的人口数量政策，就是这一类的努力，这显然和西洋诸国所实行的狭义的数量政策大异其趣；不过关于狭义政策的失败，至少已是今日一部分人口学者的公论。

一八　人口品质与人口政策

人口品质的观念一向是建筑在经验之上的。在文化比较悠久的民族里，这种经验是极多的。在"人之云亡，邦国殄瘁"，或"不有君子，其能国乎"一类的经验之谈里，品质的涵义是很丰富的。到了近世，自生物与人类演化的学说发达以后，品质的观念更取得了学理的根据，生物演化的原因，就其大体而言，也就是人类品质递进或递退的原因。这种原因主要的有三个，一是变异，二是遗传，三是选择。关于这三个原因，我在此不预备作什么解释，因为它们早就成为受过中等教育以上的人的常识。不过，我要在此特别提醒一下，我们不讲求人口的品质则已，否则，就不能不随在参考到这三个因素；离开了这三个因素，人口品质的问题与政策是无从说起的。

人口品质的政策可以有两个，一是广义的与间接的，一是狭义的与直接的。前者着重在变异的鼓励与选择势力的控制，后者着重在流品的辨别与婚姻生育的控制，也就等于遗传的控制。我只说着重，而不说专重，因为无论广义狭义，直接间接，变异、遗传、选择的三个的因素都不能没有分。变异之所以值得鼓励，因为其间至少有一部分是可以世代嬗递而历久不替。选择之所以能行使，也根本因为品性有遗传的趋势，不因世代的嬗递而改变。而婚姻生育的控制，事实上也等于汰弱留强的一番选择功夫。既然如此，又何以要分广义狭义或间接直接的两个方面呢？因为，只讲广义与间接的政策，或失诸迟缓而不着边际，只讲狭义与直接的政策，则失诸操切偏隘而不近人情。就事实论，目前欧美各民族中，能兼筹并顾到这两方面的，可以说还没有，我们所能参考到的，往往只是一些狭义与直接的政策。例如，在美国，政府费了九牛二虎之力来限制各国的移民，而同时对于国内种种强有力的反选择的势力，至今还无法过问。再如，在国社党统治下的德国，一面竭力提倡妇女的三K运动及稗劣分子的绝育运动等，一面却又大规模的排斥犹太人，使他们在国境以内无立足之地。德美两国目前的人口品质政策，都可以说是留情于遗传的小者近者，而遗忘了变异与选择的大者远者。广义与间接的品质政策终究是一个文化与教育的政策，而狭义与直接的是一个政治法律的政策；在今日之下，一方面讲论人口品质的优生学说既还没有传播开来，而一方面在统治阶级里，有了科学的一知半解以后，便想操切与独断的施诸政治的人，或利用了科学的以至于假科学的一知半解，而想实现一种社会的冥想与民族的野心的人，又所在而有，这种局面或许是无可避免的。本书末尾一文所介绍的霍尔登的《遗传与政治》那本书就是为了这种局面写的。

广义与间接的人口品质政策可以说几乎是无所不包的；自然界以及文化界的种种势力，举凡可以奖励变异与推进积极的选择的，都可以网罗在这政策之内。一切所谓优境或改良环境的努力都可以和品质政策发生联系。一般的人不察，才以为优生和优境是截然相反的立场。其实不然。优生论者和优境论者所争持的不是环境的应不应改良，而是环境所以必须改良的理由与着手改良时所注重的对象。优境论者所注重的对象是个体，他认为环境一经改善，瘦弱的可以成为强壮，愚笨的可以化为聪明，夭折的可以变为寿考。优生论者却以为问题并不如是其简单，就个人论，能否有这些变化，要看个人先天本质之中有这些变化的可能没有，假若没有，无论环境改善到什么程度，还是不中用的。所以优生论者一面虽也未尝不主张为个人而改善环境，一面却特别注意到整个的民族与所由造成这民族的无数的血系或血统。瘦弱对强壮，愚笨对聪明，夭折对寿考，等等的品性，都有其血统的关系，这并不是说瘦弱、愚笨、夭折……的血统和强壮、聪明、寿考……的血统是截然两事，不过有的血统里正面和健康的品性比较多，而有的血统里反面和不健康的品性比较多，却是很寻常而容易指认的一个事实。环境一经改善之后，凡属正面与健康的品性不特可以不遭埋没，并且各得其充分发展与尽量向下代传递的机会。约言之，无论自然的环境或人为的环境自有其选择或淘汰的力量，自有其决定下一代人口中品性的支配和一般品质的高下的力量。所以说，优生论者与优境论者的主张环境改良虽同，而其所以主张的理由则异。

举两三个例子吧。水旱之灾所引起的饥荒的环境是亟应改善的，优境学者如此主张，优生学者也未尝不如此主张。不过前者的目的着重在个人生命的维护，个人经济生活的提高，以至于维护与提高后的团体生活的一般的维护与提高。优生论者却以为这种环境是一股很大的自然淘汰的势力，从单纯的自然的立场说，凡是经历过饥荒的人口与其子孙，对于饥荒的环境，因为淘汰的关系，可以有进一步的适应的能力，经历的次数越多，这种能力便越大。但是从文化与近代社会的立场说，这种淘汰是弊多而利少的。久经灾荒的人口，自私心比较强，逆来顺受的能力比较大，智力比较弱，体格的柔韧性虽增加，而刚果性则减缩。为什么？因为惟独有这种种品性的人口分子才能在这种环境里觅取一己的生存与血统的绵续，其没有这种品性的分子不是饿死，便是病死，其有几分傲气而不受嗟来之食的更不免走上自杀的一途，其眼光远些智力高些而又不甘于毁灭的则又移宅徙乡、别寻乐土去了（说详《人文生物学论丛》第三辑，《民族特性与民族卫生》* 中《第三篇》）。换言之，灾荒环境的影响所及，远不止于一部分人口分子的经济生活的低落，与一地方的文化生活的衰退，而根本可以侵蚀到民族的品质，灾荒的区域越广，灾荒的频数越多，这种侵蚀的程度越深。这种情形优生论者名之曰反选择。翻译《天演论》的严几道先生相信我们人口里有不少的恶劣的根性，如今三四十年以后，我们更发见了这种劣根性的一部分的解释，就是灾荒的反选择的作用。优生论者对于灾荒环境亦自有其迫切的优境论，不过他的优境论始终是从优生的观点出发的。

下面的例子是从社会与文化环境里随便找来的，我说随便，因为这例子很容易找，凡属一个比较历有年所的社会制度、风俗、习惯、标准、观念，无往而没有它的选择或反选择的力量。很好的一例是中国的家族制度。二三十年来，有识之士在这题目上发表的议论，以至于任情的讥弹的文字，不可谓不多了。但议论的分量虽多，总不出两个立场：一部分从个人出发，认为中国的家制阻遏了个人的自由发育，所以亟应推翻，或根本改造；一部分从社会出发，认为它妨碍了中国社会组织的扩展，文化生活的进步，以至于国家观念的发达。这些议论大致不错。不过有一个毛病，就是不公允。其所以不公允的缘故，正坐发议论的人仅仅认识了一个狭窄的优境的立场。从优境论的立场看，无论所欲改善的是个人的或社会一般

---

* 见《潘光旦文集》第3卷。——编者注

的环境，旧时的家制也许是有百罪而无一功。但若从优生论的立场出发，却可以得一个功罪参半的判断。中国家制对于民族的品质，我一向以为有维持相当水平的功，和毁损奇才异禀的罪，而获功获罪之由，也就是它的参杂的选择和反选择作用。旧时的家制在"不孝有三，无后为大"一类的信条之下，教人口中品质较好的分子始终能维持相当高的出生率，至少此种出生率并不低于品质比较低劣的分子，而没有演成近代西洋社会所深恐的所谓轩轾出生率（differential birthrate）的现象。这是它的选择的作用。同时，旧时家制下的社会与文化生活是很逼窄的，年代一多，此种逼窄的生活更不免陷入一种窠臼，不能自拔；品质比较平庸的人口分子，能自纳于这种窠臼的自不难保世滋大，垂裕后昆，但品质比较特出，即上文所称有奇才异禀的分子，便格格不相入了，格格不相入的结果，迟早不免于一个淘汰。这便是它的反选择的作用（说详拙作《家族制度与选择作用》*一文，入《论丛》第五辑，《民族兴衰各论》）。中国旧时的选举与科举制度也有同样的功罪，特别是在唐代以后的一千年以内，不过关于这一方面我目前不预备细说。总之，中国民族之有今日，即在今日列强角逐的世界，依然有不少挣扎与力争上游的力量，不能说不是家制与选制一类社会势力之赐；而各方面人才的不敷分配，一般组织能力的薄弱，一般开创的干才的消竭，公私分明的观念与守法精神的不易培养等等，也未始不是这一类的制度所遗留给我们的。

在文化方面我们再举一个比较近便的例，就是政治思想与政治体制。历来在这方面争持最力与最久的大抵不外两种主张，一是自由主义，一是集体主义，不过争持者的立场也始终没有越出优境论的范围，所不同的是前者着眼在个人，而后者在全般的社会罢了。我以为只从优境的立场说话，这争持是永无解决的一日的。但若改从人口品质或优生的立场说话，我以为自由思想与建筑在这思想上的政制显然的要较胜一筹。大抵集体政制之下，我们的团体生活可以有一时的安谧，以至一时的紧张兴奋，是无可怀疑的。但若企求比较长期的相安，尤其是比较持久的稳健的进步，那就只有自由的政制可以给我们。为什么？就因为只有在这种政制之下，人口中各式变异的品性与每一品性各种变异的程度，包括所谓奇才异禀的

---

* 见《潘光旦文集》第9卷。《民族兴衰各论》稿佚。——编者注

程度在内，才有繁荣与孳乳的余地，而社会生活与文化生活的进步无疑的是建筑在这种变异品性之上的。上文所引"人之云亡，邦国殄瘁"，"不有君子，其能国乎？"一类语句，我们大可以用这种立场来读，而取得更进一步的意义。目前主张集体主义与集体政制的正大有人在，他们并且动辄以自由主义的名号加诸于作反对或批评的论调的人；不过他们应当辨别，同一主张自由主义，为个人的发展而作的是一事，为民族品质的保养而作的是又一事，前者借口于天赋人权之说，不辨人品的高下，不顾个人对于社会的贡献的大小，一味以伸张个人的权益为事，固然有它的极大的流弊，但在后者，这种流弊是不可想象的。对于这种不分皂白一味排斥自由思想的人我只要请他们考虑很简单的一点：君主专制政体不能不说是旧式的集权政体的一种，假如清代末年的集权的力量再大一些，至于到一个可以消灭像孙中山先生一类的革命种子的程度。试问，还有革命可言么？还让我们今日有从事于抗战建国的大业的机会么？若说集体政制与集权不一样，我也承认不大一样，不过从君主个人的专制到社会集体的统制，其间距离并不很远，就人口品质一端而论，其为受压迫，遭箝制，以至于被淘汰，更是如出一辙。汤、武革命，有识者讥其为以暴易暴，近代有许多成功的政治革命运动，特别是为人口品质的前途设想，又何尝不如此？不过在成功者正当自庆其成功的时候，正在被患得患失的心理所蒙蔽的时候，不肯静心的加以思考罢了。

上文所举的不过是荦荦较大的一些例子。其实任何社会或文化势力，只要时间比较经久，无论其为一种宗教信仰、道德标准、法律成规、教育理想以至于哲学观念都可以发生正负两面的选择作用。广义与间接的人口品质政策，是轻易无法规定的，也许事实上根本无须明确的规定。不过在主持政教的人，一方面对于此种选择的理论如能有明白的认识，一方面于设教施政的时候，在在能从大处着眼，对于人口分子的思想作业，不拘泥于其小节，不作揠苗助长的举动，不以少数狭窄的轨范强其迁就，在不危害国家民族及社会安全的宽大的原则之下，避免任何强制与干涉的行为：果能如此，再益之以少许狭义与直接的人口品质政策，则民族虽大，犹之个人，也不难臻于"虽愚必明，虽柔必强"的境界。

至于狭义与直接的品质政策，问题就比较简单得多了。在广义政策一方面，我们到现在只有一些民族存亡兴替的经验可供参证，但在这狭义的方面，西洋各先进的国家已经多少有一些成规可资借镜，其实施后的成败利钝，也已经相当的明显，可以容我们抉择取舍，特别是在所谓消极的优生一方面，即限制稗劣分子的婚姻生育一方面。狭义政策的内容大要不出三点，一是人口中流品的识别，二是优秀的流品或中上分子的婚姻生育的鼓励，三就是中下流品的婚姻生育的限制以至于禁绝。

流品的辨识显然是第一个步骤。人口分子的良莠不齐与此种现象的大体上必有其先天遗传的根据，人类遗传学发展到今日之下，我想是无须再加引证的。问题的要点是在如何辨别与如何比较明确与公允的断定。大抵这种辨别与断定的工作，在体格品性方面比较易，而在心理品性方面比较难，在中下的流品比较易，而在中上的流品比较难，在个人方面比较易，而在家世方面比较难。不过并不是不可能。自心理测验的方法发明以来，我们对于各种心理品性，自一般的智力以至于特殊的才能及个别的意志情绪，多少都已有一些量断的方法，在智力方面这种方法并且经相当的标准化。根据了这种方法，英美等等国家对于其人口的品质也已经有过一些初步的调查或估计，例如美国在十年前白宫方面所派出的委员会得到如下的一个结论：人口中低能的分子占到全人口的百分之十五，其中百分之二对国家社会是绝对的一个负担。对于中上的流品，各国一般的调查虽还似乎没有，但在德美等国，在第一次欧洲大战以后，即有所谓高才儿童的简选与高才儿童专校或专班的设立，足见中上流品的鉴定，也是我们的能力所可以几及的事。中国以前的科举制度，所做的又何尝不是这种鉴定的工作。目前主持政教的人，诚能在这方面加以探讨，拿旧时的科举制度做一个基础，再参以近代品性心理学与人才研究所已获得的结论，加以修正扩充，说不定一个簇新的人口品质鉴别的政策，就可以从这种探讨中产生出来。目前的学校制度，固然也有它的鉴别的效用，但标准太不一致，辨别得不够细密，人口分子进入学校的机会也不够普遍，学校制度对于所谓道德的品性，其注意力之薄弱尤在以前科举制度之下。有此种种缺点，学校制度，至少就目前的情形而论，至多只能做鉴别政策的一个辅助的力量，而不克负荷其全部以至于大部分的责任。至于目前的考试制度，虽也不无此种功用，但其贡献尤在学校制度之下。它的最大的功能似乎在专替政府遴选吏才，让喜欢从政的人也可从此得一进身之阶，至于一般流品的抉择，它是无力过问的。总之，学校制度可以鉴别一部分智力较强的人，考试制度可以选择一部分干才较高的人，但流品的辨认与断定又奚止智力与干才两端而已呢？

至于家世或血系方面的调查，目前最感困难的一点是资料的缺乏。旧式的家谱到今日已成告朔的饩羊，全无实际的用处，中国如此，西洋也未尝不如此。不过西洋新式的家谱学，经优生学者的一番努力以后，已经奠定了基础，关于记载的范围、方法、节目、以及记载的汇存与相互参证等等，都已经有了不少的公认的原则。在各先进国家，公私方面也已经有专门机关的设立，从事于家谱资料的搜集与研究，例如美国长岛冷泉港的优生学纪录馆，在这方面已经有了三十年的努力。我们若能把两晋、六朝、以及唐代推崇谱学的精神恢复过来，在中央一方面，依照六朝梁代以后的故事，专设一个图谱局一类的组织，在地方方面，采取清代史学家章学诚氏"州县设志科，而志科兼收谱科"的拟议，再参之以西洋近代在这方面的种种贡献，对私家的撰述仍复尽量与以提倡鼓励，积年稍久，对于人口中流品的变迁与血系的维持，自然会有一个亲切的认识，而谱学经此提倡与整理之后，人口分子对于婚姻生育的行为，纵直接不为民族品质计，而为家族品质计，也不期然而然的会谨慎将事，目前那种草率儿戏的举动，行见一扫而空。到那时候，人口的流品，特别是中上的一端，也就会不鉴别而自鉴别，无劳国家的过分的垂注了。两晋六朝的流品之分，自有它很大的流弊，特别是在社会生活一方面，逮其末流，甚至于也发生过不少反选择的作用；不过这是有原因的，对于流品的认识不够与不正确，此其一；九品中正的制度把流品统制得过于严密，过于狭窄，此其二；今后流品的鉴别，对于这两点自无法抄袭，也不应抄袭，那也就不至于发生同样的流弊了。

狭义政策的第二方面是中上分子婚姻与生育的鼓励。这一点，和上文所已讨论的广义的政策一样，也是无法与无须严密规定的；并且，只要广义的政策有着落，只要狭义政策的第一方面，即流品的辨别，有成效，这种鼓励是势所必然的事。我在上文《人口数量与人口政策》一文里已经讨论到过，假如社会与文化的选择势力不加调整，但凭法律的制裁，金钱的奖劝一类狭隘与直接的方法是不中用的，德意法比等国对于一般的人口，包括中流以至于比较中下的流品在内，犹且不中用；何况个人的智力较高、眼光较远、功名心较大、而活动能力较繁变的中上流品呢？

狭义政策的第三方面是全部人口品质政策最简单的一方面，规定既最较容易，实施也最少困难。对于中下的流品，优生论者目前所主张的有效的应付方法不外三个，一是节育，二是隔离，三是绝育。节育的对象是中下而不甚下的流品，其对于中上以及中流之有局部的遗传病态或变态的分子，也未始不适用。节育是私人的行为，事实上应由个人根据了自我的认识而加以抉择，初非国家所能强制。不过优生教育发达到相当程度以后，这种自我的认识，即在稍有智力的人，也不难获得，这在欧美比较先进的国家已有过不少的实例。到那时候国家为未来世代的公安计，再从旁加以政策的提挈，是很可以的。隔离也是目前已经比较流行的一种政策，特别是在美国。这和绝育一样，是专为特别稗劣的人口分子而设的。隔离有两个缺点，一是两性分隔以后，不能有婚姻室家之好，二是公帑的耗费太大；它的唯一的优点是万一诊断有错误，还有挽回的余地。至于绝育便不然了。绝育是要施行外科手术的，在男子行输精管割术，在女子行输卵管割术，一经手术那就断者不可复续，无可挽回了。不过它有几个优点，一是经过手术的人依然可以结婚，在性生活方面也全无妨碍，其能从事于简单的手艺或粗糙的工作的依然可以执业；他不但多少可以有一些经济的生产，并且可以省却国家一大笔养济的经费。因此，绝育的方法在狭义与消极的人口品质政策里的地位，近年来已日见重要；在德美两国，并且执行得已有相应成效，特别是在美国的加利福尼亚州（详见下文《第五篇》中《美国加州优生绝育的经验》一文）。这三种方法，我们都可以酌量的采用，固然，在采用以前，充分的智识上的准备是必须的，那也就属于流品的鉴别范围以内了。

人口品质政策的重要性，我想我无须再加申说，特别是在抗战的今日与抗战终了后的将来。战争是有严重的选择作用的，正负两面都有，而负的一面为多，这我在上面《抗战与选择》一文里已经讨论过。为民族的生存计，抗战是无可避免的，也是绝对不应避免的，因此，因抗战而引起的反选择作用也属我们分有应得，丝毫不应推诿。但一旦抗战圆满结束，此种反选择的创痕，亟应设法救疗，设法补充，教人口的品质不但回复到战前原有的水平，更从而超越这水平以上，岂不更是一件责无旁贷的事？我以前在别处说过，我们目前抗战的大业以及其他建国的业务，所用的都是我们的祖宗遗留下来的民族的本钱，人口的数量是一般的本钱，人口中较好的品质更是特别有价值的本钱；抗战以后，我们务必要把这笔本钱捞回来，并且要本上加利，以至于利上加利。要达到这个目的，非有一个健全的人口品质的政策不为功。

一九　人口流动与人口政策

　　人口流动的一个名词是须要相当的说明的。一般的见解以为人口流动指的是移民一类的事实，例如，抗战开始以来，沦陷区的民众向西南各省迁移的活动。这固然是不错，但这只是人口流动的方式的一种，其它的方式还有。最赅括的说，这种方式至少有两个或三个。一是空间有形的流动，地域间的移民属之，农村与都市间或旧称为都鄙间的移民也属于这一类。二是空间无形的流动，人口分子对于职业的选择与更换就是一种比较无形的流动。三是人口分子在社会地位上的升降，或阶级间的升降；阶级一名词是目前许多人所讳言的，不过无论讳与不讳，阶级的现象总是存在的，至少社会地位总有优劣高下之分。这第三类的流动方式西洋社会学者叫做"社会流动"；不过这名词并没有什么特别的好处，加上社会两字之后，并不足以把它和其它的流动方式截然划分，其它的流动方式又何尝没有它们的社会性质呢？至于把社会流动翻译成"社会变动"，那就更不妥了。二、三两类流动的方式，虽属比较的无形，在以前未尝不看重人口品质的中国人却也相当的认识；这从"流"字的传统的用法里就可以看出来；"九流三教"的"流"字暗示着第二类的流动；"流品"和"未入流"的"流"所表现的更属清楚，"未入流"的人口分子也就是流动能力最小的分子，初不论此种能力之小，是因为先天品质的限制，抑或后天社会的制裁。

　　依据上文的说法，一方面以数量与品质的概念为经，一方面以地域、阶级、职业等事实的条件为纬，一个比较完整的人口流动政策就至少得包括下列的几个部分：一是关于地域间数量的调剂的；二是关于地域间品质的支配的；三是关于职业间人才的分布的；四是关于阶级间流品的升降的自由的。下文拟就前三部分分别加以讨论，至于第四部分，留待将来做另一篇文字的题材。

　　一、因调剂人口数量而促成的人口流动在中国历史上是数见不鲜的；

在集权政制的旧时代里，这一方面的流动政策似乎特别的容易推行。这种流动政策有的是因为经济或食粮关系的，例如《孟子》上所讲的魏惠王的"移民河东移粟河内"的政策，又如《周礼·地官》与《秋官》上所提的"移民就谷"与"移民通财"的政策。有的为军事与国防的关系，例如历代屯田，谪戍一类移民实边的政策。又有特别有政治意味的流动政策，例如汉代刘敬与主父偃等所条陈的徙豪杰名家入居关中与茂陵的办法。这种政治意味的政策又往往和迁都有关，例如，北魏自邺迁洛阳，人口从行者四十万户。不过这一类为了实边或为了强本弱末之计而执行的流动政策，其间总有几分品质的选择，而不尽是数量上的调剂了。政府强制的人口流动，大抵到了近代反不甚多见，自明代洪、永年间有过一番大规模的实边运动以后，似乎就不再有过；从此所有的这方面的流动，十九是人口分子自动的，在数目上也比较零碎，谈不上什么政策。

不过在事实上这种政策还很有它的地位，过分强制的任何政策现在固然不再适用，但政府依然可以用些鼓励或限制的力量，使人口数量在地域间的分布，取得一个更平衡与公允的状态。所谓平衡与公允，一方面当然要看经济与生产的环境能不能支持某一数量的人口，一方面也要看政治、文化、以及国防等等方面的需要。例如东北辽、吉、黑、热、察省，西南的滇、黔、桂、西康四省，事实上还可以容纳比目前更大的人口数量，在抗战以前，我们早就可以鼓励一部分人口的移殖，在抗战以后，似更有加以奖励的必要。东北几省的沦陷，与其说沦陷于日俄战争前后外交与内政的失败，无宁说是沦陷于人口政策的不立。以辽、吉、黑三省之大而且富，到"九·一八"事变为止，只有得人口三千万人，而这三千万的数量，一部分是明代移民的子孙，一部分是清代开禁前后自动出关、越边、或渡海的流民与其后裔。明代的移民虽属卫所政策的结果，而自清代以迄民国初年，其间说不上丝毫国家政策的援助，要有一毫政策关系的话，那关系正和援助完全相反；谁都知道在清代末叶以前，一切海外和出关的移民是在所严禁的。东北的地广人稀，这是最大的原因了；而其最大的恶果便是引起了强邻的觊觎，终于造成了"九·一八"以还的局面。法国侵占越南以后，对于云南的野心，一部分也未始不是这种情形所唤起的。

黄河流域中部与西部的各省，近代以来，都是输出移民的区域，这显然是频年水旱之灾所促成的。要教这几省增加人口，无论增加之法是由于繁殖或移殖，势非先把自然环境根本加以改进不可，这其间所需要的政策势必是比较间接的了。黄河及其它河道的整顿、水渠的建筑、森林的再造、以及其他足以防御水旱之灾的种种设施，都应当在这政策之内，至少这一类的设施应以恢复人口的适度的繁荣为最终目的之一。我们都知道这些省区在天然富源上原不亚于许多长江流域和南方的各省区，设或不然，它们在唐宋以前，决不能维持一个大量的人口与高度的文化，而历朝也决不会选择它们做首都的所在地。陕西山西的黄土何尝不肥沃？何尝不能生产大量的食粮？要不是因为历代的因循泄沓，把水利一类的大政遗误下来，就何至于有百孔千疮的今日？《老残游记》的作者把黄河比做一条长满了疮痍和贴满了烂膏药的大腿，可见历代治河的官吏，例如河道总督之类，于讲究筵席一道之外，于肠肥脑满之余，只晓得贴烂膏药，结果是：膏药越贴得多，溃疡越来得大，而流域里的人口向南别寻乐土的越见得众，一幅逐年必须重演的"流民图"越演越见得惨苦。一旦抗战结束而建国的大业从新开始，假若我们对黄河的水利再不能切实整顿，我们对北方省区间人口流动的调整，就根本不必抱什么希望，甚至于对于一般的人口政策，也最好缄口不谈，因为黄河的殃祸所至，不但影响了人口的流动，并且侵蚀了人口的本质，这是我在上文关于《人口品质》的一文里已经说过的。近代作家里有人很有趣的指点出来过，中国的民族生活的休戚和水的关系实在是太密切了，所以，政治的治字，经济的济字，法律的法字，没有一个不从水，假如我们对水没有办法，特别是我们祖居的黄河流域的水，结果是民族生活只有一个不治、不济、与不法的归宿，固不仅人口流动在数量上无从调整的一端而已。（据我所知，最先指出这一层来的是许地山先生，许先生于二年前在香港大学作古，弥可悼惜，不过这一点关于水的发见已大足以纪念许先生了。）这一层我们希望主持政教的人要特别的加以认识，而亟迫的开始加以整理，好在时至今日，这方面的专门智识与技术已经大见增加，当不至于再像前代一般的一筹莫展；他们应知只有实际的改进环境的工作，才可以鼓励一部分散布在其他国境以内的民族分子作返归祖居的考虑，只是高唱"开发西北"一类的口号与表演"民族扫墓"一类的戏文是绝对的不发生效力的。

　　海外移民的运动或华侨问题也应属于这一部分的人口流动政策。闽粤两省比较硗瘠的区域里，其剩余的人口相率向海外移殖，这固然一则由于滨海的关系，再则由于海外经济势力的诱引，三则由于人口分子中总有一部分在品质上有好动善移的性格，但最先与主要的动机之一总因为地方的生产力有限，不足以维持他们，或不能使他们充分的发展，所以向外移殖的行为多少可以在人口数量上收几分调剂的效果。在这一方面，我们是一向没有什么政策的；在民国以前我们只有消极的禁止政策，近年以来，特别自侨务委员会设立以后，我们算是和已在海外的华侨，有了一些联系，但除了"怀柔"的一层而外，其它更积极的措施还谈不到。政府和侨民的关系似乎至今还是很片面的，我们每年只见到几万万的巨款和捐款从海外源源汇入，却不见到有什么深恩厚泽从国家流播出去，这种片面的局势是绝对无法维持的，在列强殖民地政策日益强化之下，特别是在敌人的南进政策加速度的推进之下，假如我们目前再不能有一个积极的对策，海外移民运动的运命，大概在我们许多人的生命的历程里，可以眼见它告一个终结。（这句话真是不幸而言中了，并且因为国际战局的剧变，同盟国初期的失利，海外移民运动的终结，竟至于特别提前的来临；而三十一年初夏以后大批侨民归国时的狼狈与可怜的情状，也不幸的很足以坐实我所说关于"国家深恩厚泽"的话！）

在这个积极的对策里，我以为有两点应当特别注意。一是原有侨民的团结力与组织力的增加。敌人南进政策的第一个策士，堤林数卫，评论华侨的经济活动，说他们单枪匹马的个人能力虽有余，而通力合作的团体能力则极形缺乏；这种评论的涵义是显而易见的，就是，敌人的南进政策一旦在南洋立足，华侨与华侨的企业是极容易各个击破而摧毁净尽的。如果这评论是对的，而我相信是大致不错的，则当务之急无疑的应是侨民中间团结力、组织力、与合作能力的加意培植，而此种培植的工作非有政府的提挈赞助不为功。团体与合作力的增加显然可以有两大效果，可以和敌人的南进政策对抗不过是效果的一个，其他一个，其重要性也正复相似，就是，可以向列强殖民地的统治权力争取合法的政治和其他的权益，从而进一步的巩固我们侨居的地位。二是促进我们海外移民的数量。欧洲许多观察家很公平的承认华侨和各国殖民地的关系是互利的。美国的人类学家甄克士（Jenks）和优生学家普本拿（Popenoe）承认对于菲律宾的开发与建国，华侨的血统有很大的贡献；澳洲的地理学家泰勒（Taylor）承认澳洲的北部、昆士兰一带，地跨热带，白人体格不合，土著智能太低、惰性太大，都无力开发，只有华侨能够开发；这一类的学者大都主张容许适量的中国人向这些地带移殖。三年抗战的结果之一，已经把我们的国际地位提高了许多，而此种地位又和英美等民主国家——也就是和华侨生活最密切的几个国家——最有关系，我们应当趁这千载一时的机会，根据了上文所提的互利的原则，要求这些国家修正他们的移民法令。

二、关于地域间品质的调剂的一部分政策，可以两方面说：一是较大的区域，如中国的南北部，或各大河流域，或省区间的；二是都鄙间的。

对于区域间的品质调剂政策，在以前不能说完全没有，不过不失诸偏颇，便失诸零碎。秦汉强本弱末的政策，便是偏颇的一例。此种政策的大弊，在特别注意畿辅的中心，而忽略边远的省分，名为强本弱末，终成头重脚轻。历代谪戍或充军的制度有同样的弊病，也可以算这政策的一部分。近世明清两朝，官员分发，例须违避乡土的省邑，无意中也有几分品质调剂的功用，但此种功用，除了京官而外，恐怕是很小的，就因为它过于零碎，包括的人数既不多，官员卸任以后，是否居留不去，又属完全自由抉择，而非政策所能过问。不过我相信，七八百年以来，北方的人才虽呈一般的凋落之象，而以前首都所在地的河北一省，始终能维持相当的水平，直接是许多京官宦游不去之赐，而间接是这种政策之赐。

不过就大体说，品质方面的这种人口流动是完全受了自然环境与文化环境的摆布，而没有受政策的节制的。南方的卑湿烟瘴，即在一千年以前，以至于直到晚近，特别是就滇黔等省分说，限制了品质较好的人口，以至于一般的人口，向南方散布。到了北方的灾荒的环境越来越坏，胡族的侵陵越来越厉害，中国的政治重心越来越不能在北方立足，于是品质方面的人口的向南活动才越来越活跃；抗战以还，大批人口向西南的活动还可以看作这全部过程的一部分。要而言之，中国的人文中心以及政治中心的自西北而东南，更自东南而西南的全部历程是这种人口的流动的一个必然的结果，而人口流动的本身又是为了适应历代天灾外祸的一个必然的结果，这其间可以说丝毫没有政策的关系；在天灾外祸的环境无法根本改善以前，这种政策也确乎无从树立。不过这种流浪式的或渔牧式的人口流动所造成的人才分布的局面是显然的很不健全的。北宋以前，人才最大的几个中心是在黄河流域，宋代以后，这些中心移到了长江流域，特别是太湖流域，秦汉时代头重脚轻的弊虽去，接踵而来的却是一种局部不全麻痹的病态，在不全麻痹状态之下，要希望整个民族国家的健全发展是不可能的。并且这种不全麻痹的状态，不但在较大的区域之间可以找到，即在省与省之间，以至一省以内的部分之间，也可以发见，例如苏南之于苏北，浙西之与浙东（据习惯的说法，以钱塘江富春江为界，其实是浙东北之于浙西南）；这种不平衡的状态的关系虽较小，但未始不是健全发展的一个障碍则一。

关于都鄙间的品质方面的人口流动，我在上面《论疏散人口》一文里已经详细讨论过，在此无须多说。都市是有向乡村吸收比较优秀的人口分子的能力的，但它只知吸收，不知维护，不特不能维护，并且善于毁灭。换言之，都市是有很大的反选择的作用的，都市越大，这种作用越强烈。这种作用我们以前本不大怕；国家既有一般的重农政策于上，较高的流品又自有其"耕读世业"和"林泉啸傲"的生活理想于下，这种作用虽始终存在，却还不至于太大。到都市化运动正如火如荼的今日，情形便不然了。西洋关心民族品质的人士对于这问题目前也正在大声疾呼，亟图补救，想"迎头赶上"西洋文化的我们又何能默尔呢？

在这方面应有的人口流动政策，显然又是比较广义而间接的。人民有行动与居住的自由，是国法所承认的，自不便横加干涉。不得已，就又得求诸于环境的迁善了。这种迁善的努力不外两部分，一是一般自然环境与文物环境的改进，二是教育方面的提撕警觉。大抵区域间的流动的调整有借于第一种的努力者为多，而都鄙的流动的调整有借于第二种的努力者为大。抗战必胜以后，外祸的环境是势在必改的；科学的技能发达以后，天灾的环境也自有改进的希望，再益之以交通的利便，到那时候，全国的各区域虽未必尽成乐土，至少苦乐不均的程度可以末减，文化高下的悬殊也可以改观，而品质方面的人口流动也自会取得一个比较平衡的新趋势。都鄙间的流品当然也得靠环境的改良，特别是乡村的环境，不过教育方面的努力更是刻不容缓的事，因为此种改良的工作就得靠乡村中比较优秀的分子的提倡与努力，必须先把没有离开乡村的此种分子留住，才可以进一步的希望把已经离去的吸引回来。近年来乡土教材的逐渐充实便是一个很好的现象，大可以做这种广义政策的一部分。环境并不能根本改造一个人，但在稍有智力的人却有选择环境的能力与被好环境吸收而去的趋势，孔子讲"里仁"的道理，孟母有三迁的经验，环境一经改善，流品较好的分子自不劝而留，不招而至。

三、关于职业间的比较优秀分子的流动或人才分布，我们的政策所应根据的也无非是一个平衡发展的原则。健全的社会发展当然靠人口分子间适当的分工合作，而适当的分工合作最大的条件是每一种分业中都得有些上流的人才，庶几此业与彼业之间，在价值上不至发生过分的高下，而在社会的视听里也不至于太分轩轾。中国以前太看重读书人，太尊敬读书人做官，于是士与仕的两个职业或一个职业取得了超越寻常的地位，而人口中比较优秀的分子便几乎扫数的流入读书与仕宦的一途，结果，仕宦既有了人满之患，而其他职业更吃了人才寥落的亏。士、农、工、商、兵的四民或五民，其地位的高下就等于列举的先后，越先价值越高，越后价值越低；事实更告诉我们：只有士的价值最真实，其余根本就是一些糊口之计，只有其低限度的经济的地位，而没有文化与社会的地位。当年太史公把《货殖列传》放在全部列传之后，据说已经有他的贬薄的微意，不过到了后世官史里，货殖的人才便根本没有进列传的资格，即此一端，已足征风气之所趋了。结果是，治人与食于人的分子相对的越来越多，食人与治于人的分子相对的越来越少，根据了孟子大人小人的区别，或君子野人的区别，所谓大人或君子十分之八九终于集中在读书仕宦的一个职业里，而其余职业的分子悉数是所谓小人或野人；小人或野人是不会有文化与社会地位的；二三千年来，这些名词尽管不很流行，而一般的看法却始终没有改变。论者说中国文化着重在生活浮面的格式，而缺乏实质的生活条件做衬托；我一向认为这评论是很对的，而其所以有这种"空头"的状态的一大原因，就是各大职业之间的人口流动失诸过于偏注。

西洋也未尝没有过同似的情形。在基督教全盛或占绝对优势的时代，一家之中，比较优秀的子弟几乎没有一个不以加入教会工作为最大的荣誉；结果也正复相同，教会是发达了，畸形的发达了，教会以外的职业却无一不呈人才凋敝的现象（法律一项是比较的例外，但当初也只有教会所制定的法律，所以也未始不是教会职业的一部分）。教会的职业事实上又对于高级的流品只能吸收，而不能维持，每一世代之中，独身的主义与诫命在祭坛上所贡献的最多与最大的牺牲就是这种流品。宗教文化与教会事业最繁荣的一段西洋史，也就是史家所称为"黑暗时代"的一段西洋史，这一点貌似矛盾的事实是不容易解释的，除非我们一面承认当时职业间流品的分配太不平衡，一面更承认教会职业的反选择作用。西洋这种职业间流品的支配到近代而一变。就美国而论，近在四五十年前，最崇高的终身事业还是读神学与当牧师，当时吸收第一流人才最多的无疑的是牧师的职业；但到了最近，似乎当牧师的只是一些第二流第三流的人才，第一流的人才已经从牧师职业里解放出来而逐渐分布到其他职业里去。这一点说不定和近年来美国百业的突飞猛进很有几分关系。不过，职业间流品分布的平衡状态终究是不容易维持的；最近美国那种"富商崇拜"的新趋势也是一样的要不得。

根据上文所述的经验，可知在这方面我们也应当有一些广义的政策。这政策可以分经权两方面说。经常的是，我们在一切较大的职业里，总得吸引、维持、与培养相当数量的高级的流品。我并不相信罗素所提出过的职业平等论，职业是有大小粗细高下之分的；三百六十行尽管行行出状元，那状元的价值决不能完全相同。不过有两层我们不能不承认：一是各种较大的职业，或与经济的生产有关，或与秩序的维持有关，或与教化的创造有关，或与生活的美化有关……，都是任何时地缺少不来的，在他们中间我们不容易也不应当强分什么轩轾。二是同一职业之中可以容纳各级流品的人，自设计的工程师到专用体力的粗工，从农业专家到挑泥担粪的农夫，其间可以包容很多的流品；这种种流品都少不得，都可以各尽所能的有所贡献，不过下级的流品不怕找不到，而高级的流品是否找得到，就得看这种政策的有无了。这政策所依据的最大的原则，就是承认各种较大的职业，在今日复杂的社会生活之下，各有各的效用；同时，为人口分子的个人一方面设想，承认一切才能技艺对社会与文化都可以有贡献，贡献的大小完全要看他的才能技艺可能发展的程度而定，而社会与国家决不勉强的就各种才能技艺定下一个价值的表格来。这一段话是可以和上面《人口品质与人口政策》一文里所提的"变异的鼓励"一端相呼应的。

但为矫正目前已有的不平衡的状态起见，一种权宜的政策也有它的地位。近来中央教育当局的特别注重理工两科，就可以看作这样的一个政策。我们已往对理工的科目太不注意了，我们甚至于把他们看做致远恐泥的"小道"与坏人心术的"机巧"；我们要把这种观念改变过来，非得权宜的对理工科目特别的加以提倡鼓励不可。音乐的艺术日前也有同样的需要。不过，话应当说回来，这只不过是一个权宜的与暂时的办法，一切矫枉的努力的最后目的无非是求一个比较持久的正直，一切权宜的措置求一个经常，一切偏颇的设施求一个平衡。要不然，这一类的努力就成为头痛医头、脚痛医脚的勾当，于全体的长久治安没有几许补益。我们教育当局一定得用这样一个眼光来衡量与裁制他们的这一类的政策，日后才不至发生新的流弊。他们不但自己应当有这种眼光，更应当教接受政策的实施的人民体谅到这种眼光；否则，一个抑彼扬此的政策标榜于上，一种丰兹啬彼的风气便不免养成于下，政策尽管是暂时的，而风气却是比较持久的，比较广被的，势必牵动到各种职业的社会地位而影响到不同的职业分子的生存与传世的机会，等到反选择的作用发生以后，再要求比较永久的平衡发展，就很困难了。这一方应有的广义政策，若再推而广之，也就成为国家应有的文化政策；尚文尚质、尚文尚武一类的政策，固有其一时的补偏救弊的功用，但与其任其自然，到了相当时期之后，必须改换风气，另立一个崇尚的对象，何如放远眼光，从长计虑，能比较永久的维持一个文武不偏废与文质彬彬的平衡状态？

　　抗战开始以来，上文所讨论的三类人口的流动都增加了速率，成为一种波动的现象，不止是平时的流动而已。但就大体说，这种波动还是抗战的局势所造成的一种现象，其间政策的成分极少。沦陷区以内民众的救济、难童的搜集与保养、沦陷区内青年移入内地的招徕、青年的不准进入某某区域等等，虽都算是一部分的政策，至少都用一些政治的力量来推行，但大都没有通盘的计划，有的连所以必须推行的意义也不很清楚，只是为一时政治的方便，不能不推行罢了。不过人口的流动，无论是那一类，一方面有自然与文化的环境里的种种势力从外面推挽，一方面有内在的好动善移、自求位育、物寻其类的倾向从里面驱策，假如我们对这种内在的力量没有亲切的体会，同时对外缘的势力不加以适当的调整，这一种零星的政策是没有多大用处的。要调整外缘的力量，也许是抗战结束后建国大业的一部分，目前不易措手，但要了解人口流动的性质和它对于国计民生民族运命的关系，与夫在这方面必须有一个宽大的政策的理由，抗战过程本身所给与我们的机会，是无上而不容放过的。

二〇　人口政策的一个先决问题

　　在抗战以前，国人对于本国的人口问题，除了极少数的专家以外，大都是随便说说的。抗战开始以后,特别是到了最近的一两年,大家鉴于抗战过程中大量的壮丁的损失,以及一部分优秀青年的为国牺牲,于是才逐渐感觉到这问题的迫切。去年(三十年)春天,八中全会通过的许多议案中,有一个是"奖励生育,提倡优生,发扬民族,以固国本"案。行政中枢设立社会部以后,部中不久就组织了一个人口政策研究委员会,一年以来,不断的在检讨抗战一旦胜利以后行将留交给我们的最艰巨的这一个问题。政府与学校机关,近年来对于人口的普查、生死婚姻的登记,也特别注意,例如清华大学国情普查研究所三年来在昆明一带所做的调查与统计工作。一两年来,公私团体举办刊物,或约人演讲,关于这个问题的稿件与讲题也似乎一天多似一天。若不是因为大家感觉到这问题的迫切,我相信这一类的活动是轻易不会发生的。

不过我们若加分析,可知这种迫切的感觉并不太普通,对于这问题所感觉到迫切的部分也很不一致。有的人,特别是服膺中山先生的民族主义的许多朋友们,所感觉到迫切的,是一个人口数量的问题。在抗战以前许多年,中山先生在民族主义的演讲里,已经深深的感觉到我们的出生率不如别的民族,认为有提倡增加的必要。抗战以来,这种感觉的深刻势必加上许多倍数。有的人,特别是一向主张生育节制的一班朋友们,在抗战前,认为限制人口的增殖是当代中国的第一要图,到了抗战开始以后,也只认为我们应当维持一个适量的人口,而不应漫无限制的增加;固然,多大的一个人口才配叫做适量,这一班朋友们,以至于西洋的许多人口学的权威,一时也无法加以断定。有的人,特别是少数对于优生学或民族健康问题有兴趣的人,则在抗战前后始终认为无论一般的人口数量应增加也罢,应减少也罢,应维持现状也罢,人口中本质比较优秀与壮健的那一部分无论如何应当增加,经过了抗战的损失以后,这种增加的必要,自更见得显然。最后还有一种人,特别是许多和家庭生活关系日见疏远的有知识的女朋友们,我们从她们的言论与行动上,至少可以推论到一个第四种的感觉,就是认为人口在量和质上都没有了不得的问题,她们既不主张一般的增加,认为但须减少死亡率与收养无家可归的儿童便行,更不主张优秀分子的增加,认为这种分子在这时候正应当替社会国家效力,不应当被生男育女的勾当所纠缠不清。

我个人的感觉属于第三种。我不反对增加人口,也不反对减少人口,也不反对维持现有的数量,不过我们不能不问:所增加、所减少、所维持的是人口中的什么一些部分?如果所增加的是中上的分子,所减少的是中下的分子,所维持的是大量中材的分子,我认为谁也不会反对,至少我是不反对的。如果一面主张一般的增加,而实际所增加的只是中下的分子,或一面主张一般的减少,而实际所减少的只是中上的分子,那危险就非常之大;我认为上文所引有第一种与第四种迫切感觉的人所持的见解便会引起这种危险,并且事实上这种危险已经存在。

何以说这种危险已经存在了呢?例如去年八中全会所通过的那个议案,据我个人的了解,所谓奖励生育,决不是一般的奖励,而是有限制的、有条件的奖励,就是奖励中上分子的生育,所以下文会有提倡优生、发扬民族、巩固国本一套的话;如果所奖励的是一般的无限制的生育,而所得的结果是一般的不分皂白的增加,则不但根本违反了优生的原则,并且只有替民族国家添上许多问题,而绝对收不到发扬与巩固的效果。我个人认为那个议案只能有这样一个解释,就是和上文第三种迫切的感觉最能呼应的解释。可惜其他关心国是的人未必都这样解释,至少被分发到这个议案而应该负责草拟详细办法的许多朋友们没有能这样解释。据闻当初这议案是交给中央党部的全国妇女工作讨论会去草拟办法的,结果是这个团体*,并且准备向政府提出在精神上我认为是截然相反的一些意见来。三十年八月十四日重庆的《大公报》登载着一段消息说:"兹悉因该讨论会之参加者及妇女运动委员会,皆以切实抚育现有儿童,较诸奖励生育更为切要,故将前提案暂行搁置。闻今后将从收养流浪儿童、禁止溺婴、堕胎、避孕诸方面努力;并建议政府多量启用妇女界人才。咸以培养幼小,终不如呼唤若干万有能力之妇女参加抗建工作为能应急需云"。随后不久,有一位大概是讨论会中负责的人在新组织的《妇女月刊》上发表了一篇稿子,认为人口政策的当务之急是在竭力设法减低死亡率,特别是婴儿死亡率。

我很希望《大公报》所登的消息是传闻之误。如果是真确的,那问题就非常之大。小而言之,这样一个消息充分的暴露中国智识界妇女的智识太欠缺、责任心太薄弱、而"从而为之词"的能力却又很大。大而言之,

---

* 本文初载于1942年8月27日昆明《中央日报》,此处另有几字:"不但没有照做"。——编者注

如果消息中所主张的各点全都见诸实行的话，民族的健康程度上就不免发生极恶劣的影响。我不反对，我想谁也不会反对，收养流浪儿童，和禁止溺婴、打胎、和避孕方法的滥用，我们也很主张婴儿死亡率的减少。不过这是一些消极的措施，对于一般人口数量的增加与维持，也许有少许补助，但是对于人口中本质优良的分子的增加与维持，可以说是等于杯水车薪，不济于事。近代西洋优生学家把选择分为两类，一是死亡选择，二是生殖选择，认为死亡选择虽应设法减少到无可再减少的地步，生殖选择终究是最积极最有效的提高民族品质的方法。有两位很不客气的说："一部分从事于卫生与医学防护的人尽管把近年来的进步宣传得很热闹，其实是不相干的。换言之，婴儿的死亡，一大部分是由于内在的缺陷，由于脆弱的气质，由于精质上的不适宜于生存。因此，从优生学的立场看，婴儿死亡对于民族的损失，毕竟是有限的"（美国普本拿与约翰孙二氏合著的《应用优生学》，第五章）。约而言之，民族健康程度的维持与提高，有赖于健康分子的出生率的增加的，比有赖于一般人口中的婴幼死亡率的减少的，要密切得多。中国的生活环境太坏，特别是自从抗战开始以还，我们在引用这一类西洋的理论时，也许在适用的程度上要加以修正，但这种理论的精意是不分畛域的。

　　知识界妇女所发表的这一类见解，诚如《大公报》消息所传，还有其他很严重的语病。我们要问，是不是人口中的女子，可以像他们所希望的那样分工，一部分管生育，一部分管教养，一部分专门从事于和生养不甚相干的抗建工作？假若真可以分工，应该分工，我们更要问，究竟那一种女子宜乎管生育，那一种宜乎管教养，又那一种是两不相宜，而只宜乎抗建工作？我们读了那一段消息，觉得据一班妇女界先进的看法，似乎有能力的妇女是最适宜于抗建工作，而不宜乎、至少是犯不着，生养幼小，反过来不就等于说，生养幼小一类的未能免俗的细事，最好是让没有能力或能力稍差的妇女为之，其最令人难于索解的一点是，好像生育与抚养幼小算不得抗建工作的一部分，甚而至于与抗建工作不相干。我们却以为抗建工作最基本的条件就是生育与抚养幼小，特别是有能力的男女分子的生育与抚养幼小。今日知识界妇女认为生养幼小并非当务之急，或并非抗建工作的核心部分，乃是因为上一代的妇女已经把这生育劬劳的责任负了去。若不是她们曾经负过这种责任，试问，现在又有谁来抗战？谁来建国？更有谁来发挥这一类生养幼小与抗建工作不甚相干的错误的议论？如今到了我们这一辈，却想直接间接有形无形的诿卸这种责任，只图一时个人在社会界与文化界中自由的活动与充分的表见，根本忘记了抗战的工作有止境，建国的努力无穷期，而此种无穷期的努力在后一辈以至于许多世代里将不知需要多少有能力的民族优良分子！我们未尝不承认，在目前的社会状况之下，有能力的女子要结婚，是有极大的困难的；要她们提高出生率，更是谈何容易。不过我们应当有的态度，是充分认识这种困难，竭力设法加以解决而不应当"从而为之辞"。

我们一面看到人口政策的要图，特别是在抗建期内，是在提高优良分子的出生率，而一面又不幸的看到妇女界的一班领袖，即一班特别优良而有能力的妇女，正借了抗建工作的大名义，来推诿这种提高出生率的责任，所以我们认为目前且慢提人口政策的本身，而应当努力于一个先决问题。这问题就是优生教育的问题。

这先决问题的细节目应属于学校教育的范围。我不预备在这里说。我只预备提出两点，一是教认识，二是教责任。什么是优生或民族卫生？遗传和环境之间，究竟有什么关系，什么比较？什么是人类或民族分子间的差等现象？什么叫做流品？流品的不齐是从何而来的？又什么叫做选择或淘汰？民族盛衰的种种因素之中，选择或淘汰的力量究有多大？能大致答复这几个题目，一个人对于优生的学术算是有认识了。有了认识，他就决不会认为只要禁止避孕、打胎、溺婴，以及收养流浪的儿童，减少婴幼的死亡，便已尽了扶植人口的能事。智识的取得是第一步，责任心的培养与怀抱是第二步，是更重要的一步。中国人原是最富有这种责任的，我们以前负责任的对象是家族，我们这种责任心所蔚成的美德叫做孝，我们如今但须把家族的对象换做民族，把对于家族的小孝转移为对于民族的大孝，民族中所有优良健壮的分子，特别是有能力接受教育的分子，诚能了解这种责任，能日惕夕属于民族祖业的不绝如缕，于前途建国工作的在在需要大量的人才，从而各自努力于健全婚姻的选择，美满家庭的组织，康强子女的生、养、教，则先决问题能解决的一日，也就是人口国策确立的一日，也就是国运隆昌的基础得以奠定的一日。

二一　社会行政与优生

　　人口学分为两部分，一是关于人口数量的，一是关于人口品质的。人口品质的部分又分为两方面，一是先天遗传的，二是后天教养出来的；先后天之分，应以成孕做界线，而不以生产做界线。成孕以前品质的改进属于优生学术的范围，成孕以后品质的发展属于优境学术的范围，寻常一切改良环境、提高生活、发扬才能、纠正习惯的学术都在这范围以内。要改进先天的品质，到目前为止，我们知道只有一条路，就是选择或淘汰。人口分子的本质大有不齐，就现成的本质良好的分子，经由婚姻生育的两条途径，加以鼓励，许其繁殖，叫做积极的优生学术；就现成的本质卑劣的分子，在婚姻生育的行为上，加以限制，甚至于加以禁止，叫做消极的优生学术。积极与消极的两方面都做得有相当成绩以后，即应该蕃殖的分子终于蕃殖，而应该受淘汰的分子终于遭遇了淘汰，那又叫做正选择；倒过来叫做反选择。民族的健康与保世滋大建筑在正选择之上，而反选择则可以召衰微与沦亡的大祸。

　　根据了上文的一段话，我们可以很容易的推论到优生学术和一切行政的关系，而和社会行政的关系綦切尤其显然。普通一般的行政以及社会行政的目的全都在改良或促进国民的生活，不过，在优生学术发达以前，所谓生活改进往往只限于国民个人或国民团体的一时的或当代的福利，而并不瞻顾到未来的世代，或因不明优生原理的缘故，表面上以为瞻顾到了，而实际上并没有，甚至于可以得到完全相反的结果（说详上文《民族健康释义》一文）。

　　就国民个人或国民团体的当代生活而论，我们很容易承认一切社政的设施大都是有利的，而就未来的世代而论，即就民族的前途而论，究竟利害如何，祸福如何，就得看情形说话了。我们举一个很简单的例子说。慈善事业是社政中间很重要的一种。在不了解优生原理的前代，一切公私慈善事业，一切所谓"好事"，所谓义举，体天地好生之德，维持与扶植了不少的人。从受惠的各个个人看来，这当然是再好没有。从社会与公安的立场看，这就不一定完全有利了，因为其中确有一部分的分子是不值得扶植的，或扶植的结果徒然增加了当代社会的负担。再从民族的观点看，那扶植的结果简直是弊多于利，因为所扶植的往往不止是一些疲癃残缺的个人，而是一些疲癃残缺的血统；扶植得越周到，则不但这一类的个人越有苟延生命的权利，并且越能够取得长养子孙的机会，而根据祖孙父子大致相肖的原则，这一类的子孙往往成为后来世代的慈善事业的对象。如此，慈善事业办得越多，越普遍，则后来世代慈善事业的需要便越大，社会的负担便一年大似一年，而民族的健康便一代不如一代。

上文说的还是理论，我们再举一个关于慈善事业的实例。在十九世纪末年，在意大利的北部，阿尔卑斯山的山麓，有一个乞丐的渊薮，那地点叫做爱奥斯达（Aosta），是一个有名的长养乞丐的市镇。这市镇上大量乞丐的得以维持滋大，靠的是两种力量，一是登山游客的慷慨，二是天主教神父的慈悲。游客的施舍扶植了他们的物质的生活，求乞而来的一钱半文，维持温饱固然不足，苟延残喘，绰乎有余。天主教的神父则一面根据了"贫穷的人有福了"的教义，在精神生活上加以鼓励，一面更觉得凡属上帝的子民都有蕃育的权利与义务，不辞劳瘁的替他们撮合，于是爱奥斯达的乞丐人口便越来越大，成为一个特区。当时的游山客人中间有一位美国的教育家与优生学家叫做乔登（D. S. Jordan），他也是一个痌瘝在抱的人，一面目击乞丐们的穷愁潦倒，一面也觉察到当地政府的一筹莫展，坐看乞丐人口的日益膨胀，他就替他们出了一个很简单的主意，就是，对乞丐们的一切努力应只做到一个赡养个人生命使尽其天年的地步，而绝对不让他们结婚，即男女乞丐应绝对隔离，自由的接触既有所不容，神父的撮合更在所必禁。这主张居然得到了当地政府的采纳。于是，到三四十年以后，到乔氏第三次游山的时候，爱奥斯达的乞丐居然只剩寥寥可数的几个老太婆了。

乔氏和一般优生学家的理论是这样的，乞丐不一定有种，但乞丐的所以造成，后天的环境而外，自有种种卑劣的品性先打上了底子，而此种品性是先天遗传的，要减少乞丐的社会病态现象，必先限制这种品性的遗传，所以就不能不采用隔离与禁育的一条路。这当然是专指已成痼疾状态的丐乞现象而言，其他零星与临时的丐乞行为，例如天灾人祸以后的难民的行乞，自不在内。无论如何，自从乔氏做了这一次真正的"好事"以后，从事于慈善事业的人已经逐渐取得了一个新的观念，就是，慈善事业的最后目的，是在减少后来世代对于慈善事业的需要，也可以说，慈善事业的最大效用,不在救济若干个人,而在救济民族,使不因一部分卑劣分子的加多、卑劣血统的蕃衍,而日趋于衰颓危亡之境。

上文云云,可以说是全部属于消极优生的一方面。在积极一方面的理论也是一样的。一部分的社会行政是以人口中比较中上的分子做对象的,或非与中上分子合作提携不能成事的;对于这一类的分子,社政的目的也应当比目前更进一步,个人的成功,团体的效率,固然重要,但若一味注力于此,而于民族健康的前途,不随时加以提醒警觉,则个人一己的乐利越多,成功越大,民族健康所受的威胁便越严重,社会一时的效率越提高,一时的生活越热闹,民族前途的命运便越容易走上松懈与冷落的境界。这决不是一些耸听的危言,而是有理论与事实的根据的。在理论上,个人一己的兴趣,社会一时的福利,和民族永久的健全发展,是有几分不可避免的冲突的,这自从斯宾塞尔以来,我们已经一天比一天看得清楚。在事实方面,英、美、苏联等国家便是一些前车之鉴;这些国家,或在个人幸福方面,或在集体效能方面,都有过显著的成功,但在纵贯时间与世代的民族健康的一方面,他们的问题的严重,或犹在我们之上,这些国家里谈优生学的人事实上也已经看出这一点来。

说得更直接与清楚一些,就是一切社政的设施,不但要提高个人的乐利,增加团体的效能,更要保证人口中一切中上分子的血统可以绵延勿替;即于一己的成功,一时的安居乐业而外,更要于无形中培植他们对于子女的兴趣,使能兼筹并顾,甚至于不得已时宁愿牺牲前者,而特别维护后者。关于这一点,我于七年前即写有《优生与社会设计》* 一文,现在恕不多赘(入《论丛》第五辑,《民族兴衰各论》中)。

至于直接提高优生的社会行政,或在积极方面鼓励优秀分子的婚姻生育,或在消极方面限制卑劣分子的婚姻生育,这关系自更显然,可以勿论。

二二 《南洋移民与其乡土的社会》

七八年前,太平洋国际学会委托清华大学教授陈达先生做一种关于南

---

* 见《潘光旦文集》第9卷。《民族兴衰各论》稿佚。——编者注

洋华侨的研究。特别要注意到侨民所由产生的地域里，因侨民的关系，所发生的社会与文化的变迁。本文所要介绍的就是这一番研究的结果。原书是用英文写成的，题目是 *Emigrant Communities in South China*，另外有一个比较长的副题*；主题与副题合起来的大意，就等于《南洋移民与其乡土的社会》。陈先生这一种研究，在相似的题目之下，曾先用中文写出，交商务印书馆出版**。不过这次的英文本并不是那中文本的译本。

全书本论凡十章，分论环境与种族、文化特性、社会变迁、生计、衣食与住、家制、教育、健康与习惯、社会组织与事业、宗教。又篇首绪论一章，专叙本书的缘起、方法、与布局。篇末附录三种，其中关于南洋移民史料及华侨教育的各一种，虽入附录，其重要性并不在本论之下。

全书有一个总的骨干，就是著者的环境三方面说：一是自然环境，第一章属之，二是社会与经济环境，第二至第九章属之，三是精神环境，第十章属之。把宗教信仰特别提出来，作为环境的一方面，是很有意义的。这第三种环境在人生所占的地位，固然因人因时代而异，但谁都不会没有它的成分，在任何时代里我们都可以换汤不换药的找到它；有时候它可以成为一个人的环境中最庞大的部分，甚至于把其它两种环境都挤到背景里去；欧洲中古时代整天憧憬着天国式极乐世界的宗教家，和比较近代的隐身在象牙之塔里的理想家，便是这种人的极端的例子了。若再进一步，那例子就得到疯人院里去找。但无论此种环境的成分大小如何，常态与变态的程度如何，就在这环境中讨生活的人说，其真实性与其足以激发行为的力量，却是与其它两种环境一样的。所以把它列作人生总环境的一个方面，是很有它的价值的。

不过这环境三方面之说也有它的欠缺。严格的说，只有第一方面是比较纯粹的环境；第二方面与第三方面名为环境，实际上一半也是人类在第一方面力求位育的表示与结果。此种表示与结果，就后起的世代说，无疑的是环境的一部分，但就作此表示与得此结果的当世的人说，它们不能算做环境。如果把这些都算做环境，结果就不免发生一种危险，就是只注意环境，而忽略了人，只注意人在环境中位育的成果，而忽略了位育的起因

---

* Chen, Ta, *Emigrant Communities in South China*, *a study of overseas migration and its influence on standards of living and social change*, Shanghai, Kelly, 1939. ——编者注

** 《南洋华侨与闽粤社会》，长沙，商务印书馆，1938年。——编者注

与动力。

我对于陈先生这本书，觉到可以提出评论的只有一点。华侨生活的研究，不论是在南洋侨寓地的生活，或在闽粤出生地的一种回响的生活，应当不止是一种位育的研究（a study in adaptation），而也是一种位育力的研究（a study in adaptability），陈先生的这本书，当位育的研究看，无疑的是有余，当位育力的研究看，则显然的不足。

海外移民运动的因素不一而足，而大要不出三类：一是地理的，二是生物的，三是文化的。对于一、三两类因素，陈先生都有很充分的讨论，对第二类则可以说没有。它在第一章固然讨论到种族，但种族原有二义，一是动物分类的种族，二是血系优劣的种族；只就第一义说，种族一点的讨论和移民运动的发生与发展没有什么因果的关系，即不能有什么解释的价值，而陈先生所注意到的恰好只是这第一义。在讨论社会变迁的一章里（页四九），陈先生说到移民与社会变迁的关系，也只提到地理与文化两方面的因素。在生计的一章里，讨论到侨民职业的变迁时（页六九）似乎只承认此种变迁与传统习惯、家庭地位、早年教育、及侨居环境等因素有关，而个人的智能兴趣，似乎不关宏旨。在健康与习惯一章里，讲到吸食鸦片的癖习时，陈先生引医药界流行的见地，认为此种癖习足以减缩寿命（页一八八）；其实还有一种见地近来也日见通行，就是，身心脆弱而有夭折倾向的人才容易染上这种恶癖，其身心健康的人，间或有此恶癖也未必夭折。在宗教的一章里，著者一面承认许多华侨对祖国社会的改造颇有一种百折不回的热诚，一面又指出这种热诚的源泉不止一个，例如这种人的"社会精神或公益精神的真实性"，又如侨居时代深受磨折后的一种觉悟与反响的心理；而最重要的则为"中国传统文化里潜藏着的一种精神的动力"（页二二七），这显然又只是一个文化环境的解释；所谓"社会精神"是可以有生物的涵义的，但不清楚。又同章内讨论到早年侨民死亡率的高与此种高死亡率与宗教信仰的关系时，著者说，"历年以来，疾病与精力衰耗把那些因种种理由而不合水土的分子给收拾了去"（页二三四）；其实只就水土不合一端而言，除了生物的理由而外，并无很多的其他的理由。我们举出这些例子来，并不是说著者的见地在每一个例子上一定有什么错误，不过是要表示他对于生物的因素似乎没有充分的考虑到罢了，至少没有给它一个和地理因素或文化因素同样的地位和相类的待遇。

著者当然并没有完全忘记生物的因素。完全忘怀是不可能的。例如，他说"从上文我们不妨推论到，在志愿出国的移民中间，有相当大的一部分对商业有一种天然的才能"（页七〇）。讨论华侨汇款的一节里，著者又提到"中国人的投机的倾向"（页七四）。说到出国青年华侨的教育训练极感缺乏时，著者说，幸而，"就大多数说，他们都是一些富有冒险精神的精干的青年"（页一五二）。著者又提到闽粤产生华侨的区域，目前教育虽落伍，生活虽穷困，以前也出过不少的人才，而蓬门荜户的人也往往富有天生的智慧与善用其经验的能力（页一六八）。在暹罗，在菲律宾，在爪哇等侨商集中的地域，著者又承认纯血与混血的华侨中间，出过不少的人才与领袖，还引了不止一位的别的作家，来充实其说（页二六四、二六六、二六八、二七六）。著者说到菲律宾的华侨零卖商时，说"他们冒险进取的精神是出名的"（页二六四）。客家的华侨本不在本书研究范围以内，但著者也顺便说到"客家人是天生的农业家"（页二六八）。著者又引一位荷兰的矿冶工程师的话说，第一代到爪哇的华工都是一些强干的工人，而无须监督的，但到了第二代，在血统上虽无变动，体力却退步了（页二六八）；这一点事实，不但是生物学的，并且含有自然选择的意义。

有一部分资料，著者从文化的立场认为无法解释的，作此书评的人以为从生物的立场，也许可以找到一些解释。著者在本书里，到处将产生侨民多的甲区域和不大产生的乙区域两相对照，以示前者要比后者为进步，为富足，为现代化。不过就医药卫生一点论，调查的结果似乎恰好与著者的期望相反。同样的经过抽样调查的一百户人家里，在产生侨民多的甲区域方面，这一百家中只有五十二家声称一年中有过关于医药卫生的支出，而在不大产生或不产生侨民的乙区域方面，则有此种支出的，反而有到七十五户；又就相对的支出的金额论，在甲方只占总支出的百分之一·二到一·六，而在乙方，要占到百分之五·七。完全从文化的影响说，这一点是很费解的，因为费解，著者以为也许材料太少，不足为抽取结论的根据。然则在别的方面，一样一百户人家，又何以不嫌少呢？不过就生物方面说，安知甲区域不是一个比较健康而疾病率较少的区域，乙区域比较活力不足而疾病率较高的区域？疾病率既有高低，医药方面的用途自不免有大小了。

作此书评的人一向是看重生物的因素的。所以上文云云，也许是他的成见，也许不是。移民是人口流动的一种，人口流动是有它的生物的解释的。那些以"流浪欲"（Wanderlust）作解释的人，未免失诸刻画，失诸过于主观；以主观的心理作用解释超主观的行为，是高明些的社会科学家所不赞许的。不过流品是天生的不齐的，好动善移的分子与安土重迁的分子不属于同一的流品，也未始不是显而易见的一桩事实。所谓好动善移的性格，也就是比较能冒险、肯进取的性格，闽粤沿海的所以多出侨民，侨民在南洋之所以多所成就，产生侨民的区域的所以比较进步与现代化，侨民中所以多百折不回的改革家与革命家，都可以在这方面寻求一部分的解释。我们更可以追溯一步的说，闽粤的人口大部分本是中土的移民的子孙，他们祖宗的好动善移的性格已经教他们从中土逐渐推移到东南海滨，如今做子孙的又继续这推移的趋势，而分殖到南洋各地。每一次的移动固然都有它的自然环境与文化环境的推挽的力量，但这种力量只是一些推挽的力量，只是一些缘，而不是因，因是生物的，种族的，即上文所云第二义的种族的。这种说法恐怕太过看重生物的因素，未必为陈先生所赞同。但无论如何，假若陈先生能把地理、生物、文化三种因素同样的看待，他这番的研究一定更要见得圆满。

第四篇　优生与家庭

二三　新母教

三月八日是妇女节，四月四日是儿童节，五月八日是母亲节；两个月之间，先后有此三大节日，是富有意义的。当初有人规定这三个节日的时候，是否就用过一番心，我不得而知。不过，有妇女斯有儿童，有儿童斯有母亲，有此三种人格，民族的生命斯有前途，民族的健康斯有保障；三个节日最初规定的时候，也许没有人用过这样的一番心，规定以后，也许也没有人把三个节日，或三个中的任何两个，拼合起来，用类似的眼光加以论列。不过，我们不妨根据所谓"礼以义起"的原则，坚决的认为把三个节日放在一起，并且很合自然、很合逻辑的排定了一个次序，决不是偶然的，而有深长的民族意义存乎其间。

所谓礼以义起的看法，是一种合乎情理的看法；情理始终存在，也许以前的人没有看到，或没有十分看到，或只是不自觉的经验到，到了后来，才有人看到，看清楚，于是对于某一种观念或习惯给一个新的或比较新鲜的解释。民族文化里这一类的观念与习惯，即"以义起"的"礼"，真是非常之多，如今我们把三个节日，用民族的眼光，联系了看，不过是千百例中的一例罢了。

到现在为止，节日虽多，却还没有"男子节"与"父亲节"，以后大概也不会得有。没有这两个节日，而偏有妇女节与母亲节，这一层就富有"礼以义起"的意味，而所谓义，不是别的，就是民族之义。儿童的生、养、教，有人以为完全是国家之事，有人以为是父母应当平均负担的任务。不过，平心静气的说，国家与父亲，对于这样一件大事，固然脱不了很重要的干系，但主要的责任终究是在家庭与做母亲的妇女的肩膀上。苏联的佛塞烈爱夫认为这是女子身上生物学的悲剧的一部分而是无可避免的。无可避免是一个事实，至于是不是悲剧，却要看一个人的立场了。从个人主义的立场看，这也许是一个悲剧，因为这种责任不免剥夺了一个女子自由发展与获取功名利禄的一部分的机会；而从民族的立场看，却是一出喜剧、近乎"荣归""团圆"性质的一出喜庆剧。女子而能体念到这个民族的立场，大公为公，推小己以成大我，认为一己的辛劳和民族的保世滋大有不可须臾离的关系，从而从最大的贡献以至于牺牲中觅取最富厚的快乐，则以悲剧开场的，也终有以喜剧收场的一日。其以世界人生为本属一大悲剧，无可挽救，亦无须挽救者，自又当别论。

三十一年四月四日那一天，我曾应昆明广播电台之约，广播"新母教"一题。这题目对于上文所说的三大节日，可以说都适用，特别是对于后两个节日，儿童节那天我既用口说了，如今应《云南日报》之约，借母亲节的机会，把它用文字再说一遍。

我认为新母教应当有五个段落。第一个段落是择教之教，第二个是择父之教，第三个是胎养之教，第四个是保育之教，第五个是品格之教。五个段落是顺着来的。

什么是择教之教？教育是一桩最大最难的事业，母教又是这桩事业里最最基本的部分。如今要全国国民中比较健全的女子人人负起母教的责任来，她们在事先是不是应当有些充分的准备？现在这种准备有没有？可以说完全没有。现在高中和高中以上的所谓教育，只教人如何做一番社会事业，说得小一点，只教人如何找一种职业，再小一点，只教人学一套吃饭本领，并没有教人如何做父母，更没有教女子如何做母亲。师范教育也是一样的不着边际，它只教人如何做别人家的儿女的老师，没有教人如何做母亲，做自己的子女的老师。这样，一面教女子实行新母教，一面却又丝毫不给她准备，不是等于教"盲人骑瞎马，夜半临深池"么？所以我以为如果国家真要实行新母教，而全国凡属健全的女子真想做健全的母亲的话，她们第一件事是应当向国家要求一种"母道"的教育，要求在高中和高中以上的学校里添设种种和新母教有关系的课程。"学养子而后嫁"在从前是一句笑话，从新母教的立场看，却是一条原则，一条金科玉律。儿女的生、养、教是非于结婚以前有充分的学习不可的。这就是我所谓"择教之教"。我们在高中和高中以上的青年，特别是女青年，要有这种坚决的要求，要选择她们所认为最有意义最有价值的教育，要认定做父母，特别是做母亲，应有充分的学识与态度上的准备。

第二个段落是择父之教。要有好的母教，先得有好的家庭生活，要有好的家庭生活，先得有好的夫妇。《中庸》上说：天地之道，造端乎夫妇，真是一点也不错的。所以一个女子在结婚以后想做一个好母亲，想实行新母教，第一要郑重的选择她的配偶，一定要选择一个家世清白、身体健康、品貌端正、智能优秀、情绪稳称、意志坚定的男子做配偶。惟有两个身心品性都比较健全的人所组织的家庭才会成为一个健全的家庭，也惟有这种家庭环境之中才能实行新母教。如果一个"巧妇不能为无米之炊"，如果一个"巧妻常伴拙夫眠"，是人世间最可以伤心的事，例如《西清散记》里所讲的贺双卿女士一般，那末其它的一切，包括新母教在内，便无从谈起，就是勉强的做，也是事倍而功半的。所以新母教的第二个段落是要在婚前替子女选择一个良好的父亲，替子女在生前选择一部分的良好的血统或遗传，替子女在生后供给一部分的良好的榜样与家庭导师。有了好遗传好榜样做张本，再谈母教，不就可以收事半而功倍的效果么？这就是我所谓的"择父之教"。择父之教大部分是属于所谓优生学的范围，表面上好像是和教育没有关系，其实良好的遗传是一切教育的基础，特别是母道教育，所以不能不认为新母教的一个段落。目前教育事业的一大通病，正坐办教育的人对于这方面注意得不够。

第三个段落是胎养之教。我提到这段落的用意只在打破几千年来中外古今所共有的一种迷信。我说胎养之教，我不说胎教。胎教就是这种迷信。胎儿在娘肚子里是无法施教的，孕妇在生活里所接受的种种印象，取得的种种经验，好的不能教胎儿好，坏的也不能教胎儿坏，可以说和胎儿全不相干。婴儿生出来缺嘴，决不是因为母亲在怀孕期内看见了兔子；儿童有音乐兴趣与天才，也决不是因为母亲在怀孕期内多练了几天钢琴；这一类好坏的品性是在遗传本质里早就存在了的，即使不见到兔子，不练习钢琴，也一样的会表现出来。所以胎教之教，是已经过去的了，胎教之教，丝毫没有科学的根据。不过胎养之教并没有过去，胎养之教有很大的科学根据。胎儿所需要于母亲的，一是保护，二是营养，保护不周密，营养不适当，都可以影响胎儿的健全发育。如果孕妇有不良好的习惯，不规则的生活常态，不和谐的家人关系，以至于饮食起居没有节制，喜怒哀乐的表现没有分寸，则势必影响到胎儿的安全和营养，一旦出世，多少要成为以前所谓"先天不足"的人（其实还是"后天失调"，是后天初期的失调)。

　　第四是保育之教。这是就儿童出世以后而进入小学校以前的一个时期说的。我说小学校,而不说幼稚园,因为我认为幼稚教育应该是家庭教育的一部分,而不应另成一个段落。关于这个段落,我只准备提出一个原则,就是自养与自教的原则。在自养的原则之下,一个母亲如果自己有奶,第一最好不用代乳品,因为就营养的品质而论,天下没有一样东西敌得过自己的母亲的奶。从避免传染病的机会来说,奶头上的喂养比奶瓶上的喂养也不知要高明得多少倍。第二最好不要用奶妈,一则因为奶妈的奶大概不会比自己的奶好,说不定其中还带着传染病的种子,再则奶妈的知识程度和生活习惯大概也不会比自己母亲的好,婴儿虽小,无形中总不免有几分模仿。(详见拙作《中国之家庭问题》* 一书)我们常听人说,吃谁的奶就像谁,这一层和奶妈的选择有关系,和吃乳时候的模仿也有关系,是不能不提防的。在自教的原则之下,奶妈自然更用不得,你说她不管教,只管养,事实上她是教了,并且教下许多要不得的习惯。第二、保姆也最好不请,做保姆的也许是一个专家,假定在目前的中国已经有这种很进步的人物的话,因为就儿童的幸福而论,天下没有一样东西可以敌得上、比得上母亲的爱,一分的母爱,比起十分的专家的知识来,价值要大得多,何况如果我们能照着上面所说的择教之教的一番理论做去的话,结果每一个母亲都可以做一个教养的专家呢。第三、我们最好不要把儿童送进所谓托儿所,特别是中国式的托儿所,我们根本用不着这一类的托儿所。那是一种有几个钱的人躲懒的方法,推诿责任的方法,和对于新母教有兴趣的人完全没有缘分。就是国家来办这种托儿所,我们自己不用花钱,好像端的为我们减轻负担,我们也不感激,我们也不放心,我们良心上要觉得对不起子女。子女的个性,只有父母最知道,而只有母亲知道得最清楚,托儿所一类的办法也许可以在集体生活方面,或所谓社会化生活方面,给儿童一些初期的训练。但我们知道人的性格是两方面的,社会化也要,个别的修养也要;国家文化所期望于我们的,也是这两方面的并行与协调的发展;一个儿童的社会化的训练,将来的机会正多,从小学校读书起一直到学成服务,无非是这种机会,而个性的发见与启迪,应该是家

---

* 见《潘光旦文集》第1卷。——编者注

庭教育的一个责任，也唯有家庭教育，唯有母亲，最能尽这个责任，教家庭以外的人来做，并且和别人家的子女混在一起做，总有几分隔靴搔痒。

大家现在都在歌颂苏俄的制度。对于苏俄的儿童教养，大家也都在那里不断的称赞，但称赞的人未必都知道苏俄的底细，在苏俄，关于儿童教养所贴的标语、所喊的口号里，我们知道，就有这一类的话：

"牛奶是牛吃的，人奶才是人吃的"。

"天下没有一件东西敌得过母亲的爱"。列宁夫人就是喊这一类口号喊得最响的一个人。苏俄的托儿所，所谓 crèche，也和我们所想象的不同，这些托儿所是为女工人在工厂旁边临时设立的，在白天，女工人得按了时间、停了工作、跑出来喂奶，喂自己的奶；到了晚上，还得把自己的孩子抱回家去。这不是正合着自养自教的原则么？（详见哈勒女士《苏俄的妇女》，Fannina Halle，*Women in Soviet Russia*.）

第五个段落是品格之教。这是就儿童入小学校以后以至于成年的一个时期说的。目前的学校教育，就一切的步骤说，最大的贡献是知识的灌输，而最大的缺乏是品格的陶冶，这是谁都晓得的，也是谁也想不出办法来加以改正的。在没有改正之前，家庭是唯一陶冶品格的场合；即使学校教育有一天真正能实施品格教育，家庭还是逃不了它的责任，换言之，品格教育的最大的责任还是在家庭以内，还是母教的中心部分，实际上，家庭教育就等于品格教育，母教就是品格之教。上天下地、三教九流的无尽藏的智识自有学校在教，社会在教，本来就用不着家庭来教，用不着母亲来教。我们除非完全没有读过中国历史，否则，就知道古代有过多少的人才是母亲教出来的，而这些人才的所以成为人才、与所以被称为人才，是因为他们在品格上高人一等。战国时代的孟子、王孙贾，后汉的范滂，东晋的陶侃，宋朝的欧阳修、苏轼、岳飞，都是最好的例子。王孙贾的母亲、范母、岳母，教的是忠，孟母教的是信，陶母教的是廉，欧母教的是节，孟母、欧母、苏母教的也是苦学。

儿童时代不教，家里最可敬爱而最能明了儿童个性的人不教，而留到青年以后才教，让不很相干的老师、学校来教，让儿童对着校训，或在开月会与纪念周的时候，把"礼、义、廉、耻"，把"忠、孝、仁、爱、信、义、和、平"一类的大方块字看得烂熟，试问又有什么用处。

第四段落的保育之教与第五段落的品格之教里，还有两三点应当特别提出的。第一点和第二点也是两个原则，第三点是母教的一个实际的方面。第一点是榜样的原则。品格教育，在全部教育里，本来最难，但也是最容易，它用不着多说话，它用不着许多的书本，更用不着什么仪器材料。它所需要的就是一个榜样；如果做家长的人的一言一动，或不言不动，他的操守、出处、语默，无论对人的，或对物的，都能守着相当的道德标准，儿童在前面如此，不在前面也是如此，始终一贯的如此，这就是品格教育，儿童是最能模仿的动物，结果也自然而然会收到不教而自教的效果。关于这一点，不用说，父亲的地位差不多是和母亲的一样的重要。

第二点是一个距离的原则。人与人的关系，一面讲究相亲相爱，一面也要讲究适当的距离。所以朋友之间，要亲而不狎，夫妻之间，要相敬如宾。唯有平时能讲究距离，临事才能真正的相亲相爱。在母亲与子女之间，这原则自然是特别的重要。唯其有距离，所以亲爱之中能互相尊重；唯其有距离，所以在实行母教的时候，母亲可以客观的看出子女的长处和子女的短处；唯其有距离，做母亲的才不会溺爱，不至于像孟子所说的"莫知其子之恶"，才能于物质的除奶之后，让子女可以取得精神上的除奶的机会，才不至于吞灭了子女的人格，教子女的人格成为自己的人格的一部分。我们应当知道精神病的一种，叫做桃花痴的，是根本因为母亲过于溺爱所致，以至于虽然到了发生异性爱而应当结婚的年龄，一个青年在精神上还是撒脱不了他的母亲。父女之间也有同样的可能性，也是应当提防的。

第三点是性的教育。这是一个大问题。性教育不能在学校里教，更不能成为一种课程。最适当的教师是父母，而最适当的指示的环境是家庭。子女成熟到那一种程度，发生那一种程度的疑问，被问的人应当根据了日常接触的动植物的材料，以至于人类自身的材料，按着程度加以答复，加以解释，不太多，也不太少，老老实实的，简简单单的，到子女暂时不再提出问题为止。这是要准备的，要功夫的，要涵养的，要有聪明能随机应变、触景生情的。试问一个中小学的老师，自己还没有成婚，能担当起这个责任么？即使已经成婚，生有子女，他肯随时随地花费这种功夫么！两性的教育，在全部的儿童教育里，目前最不受人理会，而其重要性却又不在任何部分之下，从小处说，个人毕生的幸福和它有关，从大处说，整个民族的运命便拿它做基础。谁能负起这一部分的责任来，谁就是民族复兴的最大的功臣，而这种功臣，除了健全的父母而外，谁也不够资格。

我把五个段落说完了。但说话易，实行难。在实行新母教以前，我们有三个先决的条件：第一要做母亲的自己认识，自己主张，就是母亲的职业、母教的责任，是社会上最高的职业、最大的责任。我以前说过，假定男子是创造文化产生财富的人，那女子就是创造创造文化的人的人，和产生产生财富的人的人。能这样看，母教的责任自然是高于一切了。第二个先决条件是要政府和负民族教育之责任的人充分的认识，而主张、而加以规定的。就是男女教育，在高中与高中以上，应当大致的分化，而不应当完全混同。这个要求和上面所说的新母教的第一个段落，择教之教，互相呼应。女子教育大体上不从男子教育分化出来，女子便永远得不到做母亲的准备，提不起结婚成家、生男育女的意志和兴趣，还谈什么新母教呢？第三个先决条件是要全国做父亲的人了解而帮忙的。他们要知道结婚成家，不止是他和妻子的终身大事，而也是他的子女的终身大事，而从民族的休戚关系看，更是民族的终天大事，因为如果子女的遗传和教育有欠缺，一时受累的不过是一家一代，而长期受累的是整个的社会、整个的国家、以至于未来世代的民族。他更应当了解，在民族演化的机构里，在女子的最深沉的本能的认识里，他，做男子的，做父亲的，拆穿了说，不过是一个工具，恋爱、婚姻、与家庭是运用这工具的一些方法，而产生、养育、与教导健全的子女才是真正的目的。他如果知情达理的话，他应当从旁做一个良好的工具，而不应当以目的自居，而妄自尊大。

二四　妇女与儿童

已过的三月八日是妇女节，未来的四月四日是儿童节；在这两个很有意义的日子中间，应该有人说几句应时节而未必合时宜的话。

妇女与儿童是两种有密切的有机关系的人，三八与四四两个节日的先后呼应，可以看做这有机关系的一个表示。不过，不知大家感觉到过没有，这有机关系近来很有脱节的危险。完全的脱节当然是不容易发生的，要有的话，结果无异民族自杀。不过这一种方式的民族自杀的实例在人类史里也不是完全没有。希腊、罗马的灭亡，原因虽多，其中最致命的一个就是这有机关系的不能维持。

所谓有机关系，我们可以用三个字概括起来：生、养、教。生，显而易见是妇女的责任居多，在这一点上要讲男女平权，事实上是不可能的，除非真有一天，生物学可以发展到一个程度，实行所谓体外生殖，就是，像体素的培植一般，让男女两性的生殖细胞，在玻璃管与玻璃缸的人工环境内，配合发育起来。生产时节的辛苦，也不是男子所可分减的。在一部分文化简单的民族里，有所谓"产公"的制度，就是在生产以后，丈夫替妻子坐蓐，起居饮食，像产妇一般的受人服侍；据说广西的僚人中间就有这种制度。不过这究竟只有象征的意义，而丝毫不能减轻产妇的痛苦。

养，至少是初期的养，就自然所安排的说，当然也是妇女的一种辛劳；哺乳的功能，少则几个月，多则一二年，亦不是男子所能替代的。子生三年然后免于父母之怀，虽则父母并称，终究是母的责任重大，所以才有"母氏劬劳"一类不胜其感激的语句。

教，在以前一向是看做男子的任务。"养不教，父之过"，即或易子而教，或父子之间不责善，而另请严师管教，最后的责任总在做父亲的身上。在女子教育不发达甚或根本没有女子教育的当日，这也是很自然的。不过就在以前，儿童最初八九年里生活的训练与习惯的养成，其实还是在母亲的手里；历史上有不少的人物把他们的成功归到母教身上，足征以前虽无女子教育，而女子在家庭中的教育影响并不在少。没有女子教育的时代犹且如此，有了女子教育的今后，我们对家庭教育的期望不应该更大么？

上文说的是妇女与儿童间本有与应有的三种有机关系。所谓脱节，又是怎样解释呢？就生的一层说，许多女子视生育为畏途，越是受过教育的，越是醉心于平等自由与经济独立一类学说的，越是不肯走上婚姻生产的一条路；即使勉强结婚了，一方面因为这种见解的关系，一方面也因为年龄关系，子女自然不会多，或根本没有。

独身、迟婚、与少生子女或不生子女，不但是近代少数妇女的个别的经验，并且已经成为一种时髦的风气。英国有一位提倡民族健康的学者，某次参观一个女子中学，问起毕业生出路的好坏，校长某女士答复说，大约可以分为三类，第一类是成功的，第二类无所谓，第三类——校长加上一口叹气说——是不成材的，学者问她什么叫做不成材，又何必要叹气，她解释着说，她们结婚了！无疑的这位校长先生自己是不结婚的，否则又怎样可以做新妇女的表率呢？

这位校长的见地，无疑的也是很多新妇女的见地，这位校长的模范教育，无疑的也已经产生了不少的果子，不要说在先进的英美，在中国也正布满着这果子的种子。让我也举一个不要指得太明白的例子。有一个妇女的组织，里面工作人员的不说明的资格之一是"未婚"，一旦成婚了，这人员最好是自动的告退，至少也以暂时不生子女为宜，否则她虽照常供职，她在精神上一定异常不痛快，同事中间会向她发出这一类有趣的问题，例如，你好好的为什么要结婚呢？你怎么生起孩子来了呢？你怎么又生一个了呢？好像她是天下第一个喜欢多事的人！

第二种的有机关系，养，近来也是越来越不时髦，在所谓上流阶级的妇女中间，更其如此。从另一方面看，这一点倒不是维新，而是复古。记得《礼记·内则》上说，"大夫之子有食母，士之妻自养其子"，所谓食母，大概就是奶妈，在民治主义的今日，以前大夫阶级以上的权利当然要公诸大众，不足为怪！不过所谓食母自己，当然也有她的子女，这些子女的营养问题，民治主义虽则发达，也只有付诸不论不议了。

自己哺乳，我们叫做自养；倩人或其它外力哺乳，我们叫做它养。它养可以有许多方式，用食母不过是一种罢了。用食母往往有许多人事上的麻烦，例如检验乳母身体与乳汁之类，于是马牛羊的乳汁以及各式各样层出不穷的代乳品便成解放近代妇女的第一恩物；从此，做母亲的，没有乳汁，固然有恃无恐，有乳汁，也不妨自由堵塞，任其涸竭了！

对于第三种的有机关系，教，我们暂时不欲深责。教育为母亲责任的说法，以前没有，至少在理论上没有确立，至于今日，虽有提倡的价值，也还没有人认真的提倡过。不过，就近来的趋势而论，这方面的不健康，也是很显然的。要是养的风气是它养，教的趋势自然不免是它教了。在"社会化"的好听的名词之下，儿童脱离家庭环境与加入学校环境的年龄越来越早，便是这趋势的一个表示。大都市里所谓托儿所或慈幼院的创设，也是一个表示，并且更有意义。这种受付托的机关是养教兼施的，所以一个切心于解放的妇女，除了生产非亲临其事不可外，其它一切都不妨委之于人，而妇女与儿童间的有机关系，更是不绝如缕了。

生育是妇女的本能，母道是妇女的天性，上文再三说的有机关系原是建筑在这本能与天性之上的。如今一定有人要问，信如上文云云，妇女方面的天性又怎样得到满足的呢？这里有一个答复。熟悉基督教教义的人，知道有所谓替代的得救论（vicarious redemption）。我们的答复不妨叫做替代的满足论（vicarious satisfaction）。近代一大部分的妇女职业就富有这种替代的功用，例如医术、看护术，尤其在产科一方面的医术与看护，各式各样的社会服务、教学等等。教学的替代价值尤其是大。

不过，替代终究是替代。就妇女本人论，它的满足的力量固然有它的限制，否则西洋社会里，老处女的问题论理是不应当发生的。就民族健康的一般的立场来看，这种替代更是弊多利少。民族健康所要求的：民族中比较优强的分子要自生、自养、自教，如今的趋势是，生的是一部分人，养与教又是一部分人或两部分人。有教养能力的分子，照理应当多生一些子女，而事实是少生或不生；他们的教养能力又何所施呢？一大部分就施在根本不值得大加教养或教养不出多大结果的别人家的子女身上。目前许多从事于教学、医事卫生、社会工作的妇女就是这种舍己耘人的民族分子；努力于妇女运动的固然是她们，热心于慈幼工作的也未尝不是她们，不过，热闹了一大顿，对民族健康在前途，又有几许帮助呢？

我以前曾经写过两篇短稿，分别指出妇女运动是没有下文的，而慈幼工作却是不管上文的（入《论丛》第四辑，《优生闲话》*）。妇女运动者熙来攘往了几十年，因为不婚、迟婚、不育、少育的缘故对于民族的健全程度，不但没有增加，反而有所减损，甚至于把下一代可以推进妇女运动的人才原料都给打了折扣，不等于没有下文么？目前的慈幼工作只不过是一种建筑在感伤主义上的慈善事业，来者不拒，往者不追，对于儿童的家世来历，既在所不问，对于如何改进婚姻与家庭等等制度，来增加品质比较优秀的儿童，而使不生则已，生必得所养、得所教，而无须乎好事之辈如慈幼运动者的栖栖皇皇，唯恐其工作的不能扩大，不能普及，自更在不论不议之列。这种不问上文的态度，势必至于把下文闹到一个不可收拾的地步。这不问上下文的现象，也就是本文所称的脱节的现象。

要纠正这些现象或不健全的趋势，还是要从妇女运动入手。我们目前需要一种新的妇女运动；新的妇女运动应当注意下列的三点：

第一要看清男女分化的科学事实，承认子女的生、养、教是妇女无可

---

* 《优生闲话》稿佚。——编者注

避免的任务，从而坦白的与勇往的担当起来。

第二要转换价值的观念。以前极端的妇女运动家瞧不起生、养、教的事业，尤其要是这事业是在本人的家庭以内；她们一口咬定创造文化与产生财富才是人做的事。这种错误的观念根本得转变一下。试问若无生、养、教的事业，又何来创造文化与产生财富的人。假若大体说来，男子是创造文化与产生财富的人，妇女岂不就是造就这种人的人，其责任岂不更重，荣誉岂不更大？

第三要改变运动的目标。以前的目标是个人的解放与发展，今后的目标应当是民族健康的推进。民族健康的根本条件决不是外铄的公共卫生，而是内在的遗传良好，而遗传的良好端赖民族中中上分子能维持与增加他们的数量，此外更没有第二条路径。

妇女运动转入正轨以后，儿童与慈幼的问题自然是迎刃而解，因为脱节了的，到那时候自然会联系起来。欧美自大战以后，妇女运动已经能按照上述的三点而逐渐纠正，详见蒲士（Booth）、卢道维畸（Ludovici）一类作家的著述。温和一些的妇女运动家和对妇女运动表示同情的人，不论在大战前后，也始终没有把妇女与儿童的问题隔绝了看，例如爱伦凯与霭理士。就是很多人认为最理想的苏俄也始终没有放弃"自养"的原则；苏俄的托儿所比我们宁、平、沪、粤一带的托儿所要"落伍"得多；"牛奶是牛吃的，人奶才是人吃的"标语，初见于卢道维畸的《妇女的将来与将来的妇女》一书，而实行大规模的加以宣传黏贴的却是苏俄的工厂所附设的托儿所。这种种情形，显而易见和专拾二三十年前人家牙慧的中国妇女运动，大有不同。我们就是为"迎头赶上"（！）人家计，我们也得在这三八节与四四节的当儿，想一些改进的办法，又何况这是我们民族的健康正遭遇着空前严重的测验与试探的时代。

二五　关于妇女问题的讨论

作者在《今日评论》上初次发表上文《妇女与儿童》一文以后，半年之中，得先后读到张敬女士的《智识界妇女的自白》、林同济先生的《优生与民族》、陈佩兰女士的《妇女与儿童抑父母与儿童》等三篇文字*，都是对拙作的一种答复；抛砖引玉，问一得三，荣幸之余，不能不续有论列。

　　拙作《妇女与儿童》原是一篇应时节的文字，三月八日是妇女节，四月四日是儿童节，拙作是四月二日发表的，为的是要把这两种人物联系起来，把他们原有与应有的有机关系指点出来。任何两种人物之间可以发生联系，也多少总有几分有机的关系可寻，假定儿童节前后有一个男子节、或丈夫节、或父亲节，我们应时说话，我们也多少可以把男子、丈夫、或父亲对儿童的关系，指点一些出来。固然，我们大都承认，那几位答复拙文的作家也未尝不承认，这种关系，比起妇女、妻子、母亲的来，不免要疏远一点。这一层应时节的微意，三位作家里的两位似乎都没有能充分的理会；所以张女士一则曰，"潘先生忽略了病因……囫囵的把错误……推在妇女的身上，这一点不能不辩"；再则曰，"……维系民族健康的枢纽，不能说全在妇女一身"；陈女士也说，在"男女均治"的原则之下，"对儿童而言，何必假设妇女与儿童或者男子与儿童，实际上还是父母与儿童"；又说，对于儿童生、养、教的义务，"是具有父母资格的人所应认清的现代家庭教育的意义，更不是此推彼诿，或是互相辩难"所能解决的。其实作者在《妇女与儿童》里实际上所说的是：生、养、教之事，"生，显而易见是妇女的责任居多"；"养，至少是初期的养……当然也是妇女的一种辛劳……子生三年，然后免于父母之怀，虽则父母并称，终究是母的责任重大"；"教，……就在以前，儿童最初八九年里生活的训练与习惯的养成……是在母亲的手里……。没有女子教育的时代犹且如此，有了女子教育的今后，我们对家庭教育的期望不应该更大么？"作者并没有把生、养、教的责任完全推在妇女身上，更没有意思把不负这种责任的罪过全都归给妇女，而认为男子可以置身事外，是显而易见、不容误解的。作者是一个已婚而有子女的人，实际上分担此种责任者，亦且有十多年的历史，理论上固未尝推诿，事实上更未敢推诿；自信在这方面的主张见地大部分是从经验中得来，与高谈理论者稍有不同，这是要请读者与几位作家谅察的。

　　《妇女与儿童》一文无疑的牵涉到整个的妇女问题与作者对于这问题

---

* 见《今日评论》第1卷、第2卷，1939年。——编者注

的通盘的见解。不过周刊的文字不但最受时间的限制，也受空间的限制，三四千字的篇幅里，这种通盘的见解，当然是无法介绍到的。换言之，作者不能不假定，一般的读者，在他们的常识里，多少也有这种见解，或对于作者十年来在这方面所尝再三论列的，已经有过相当的认识。如今这几位作家的文稿既已多少证明这些假定是一相情愿的，作者很愿意再借一次《今日评论》的篇幅，把他对于整个妇女问题的见解简括的说明一番。

大约五年以前，北平各界的妇女团体成立一个联合会，联合会开成立会的时候，曾约作者到场讲演；那一次讲演的大意多少代表着作者对于妇女问题整个的看法*。人有人格；人格不是一个笼统的东西，它至少有三个方面：一是一人所以同于别人的通性，二是一人所以异于别人的个性，三是男女所以互异的性别。一个健全的人格是这三方面有均衡与协调的发展的人格，社会生活的健全的程度便是视这种人格的多少为转移。通性、个性、性别是尽人而具的，不过三方面的先天的禀受与后天的培植又往往因人而异；就某一个人论，也许三方面都有充分的天赋与发展，也许三方面之某一方面或两方面特别发达，成一种偏倚的现象；偏倚的人格是不健全的，这种人格多的社会也是不健全的。偏倚的发展到达相当深的程度以后，尤其要是这种发展是由于外缘的压力，例如由于文教的强制，社会就不免发生问题。

妇女问题就是这样来的。妇女是人，自有她的人格，这人格当然也有三方面，通性、个性、女性。妇女中的女性固然需要发展，但是她的通性与个性何尝不需要发展？在中古时代的欧洲，宗教曾经一度怀疑过女子究属有没有灵魂，并且曾经把这问题在宗教会议提出讨论过。许多宗教始终把妇女看作魔鬼或与魔鬼类似的东西；基督教有一度便有这种看法；在中国，戒淫的教们把女子看做"带肉骷髅""蒙衣漏厕"，相去也不很远。把女子看作魔鬼的文化，也曾一度大反其所为，把女子看作天仙与安琪儿一流的东西，从而加以顶礼膜拜。无论把妇女当作神仙、或当作魔鬼、蛇蝎、与缺乏灵魂的东西，总是一样的否认了她的通性一方面的人格。

在西洋与中国，女子的个性，除了绝少数的例外外，也曾遭遇到抹杀。这在女子教育方面，当然是最容易看出来，也是谁都已相当的承认

---

* 参见《北平晨报·妇女青年》，1934 年 12 月 1 日，题为《妇女问题总检讨》，讲演记录未经讲者审阅。——编者注

的，可以无庸再事解释。

通性的否认与个性的抹杀终于引起了近代很大的一个社会问题，就是妇女问题。一个完整的人格，到此只剩得三分之一，其余三分之二完全为社会所漠视，并且长时期的一贯的受漠视，而受此漠视的人数，在任何世代里，要占全人口的半数或半数以上，试问问题的发生又如何可以始终幸免。

讨论到此段落为止，作者以为答复《妇女与儿童》一文的几位作者都不难表示同意。张女士明知故问的说："女人若是仅为生小孩，养小孩，教小孩而活着，何必深求造诣，何必博学多能！"不错，女子不仅为生、养、教小孩而活着，女子也有其深求造诣、博学多能的必要，正因为她有她的通性和个性。林先生的话更暗示着女子同样的有通性与个性，不宜忽视。他问着说，"中国民族的生理与心理，颓萎到今天的田地，是不是直接间接都与个性的被压——尤其是女性的被压——发生最根本的因果关系呢？"我们对这问题很可以作一个肯定的答复，不过"女性"二字，若改为"女子的个性"字样，便妥贴了。林先生又说："民族健康的推进，大前提还是女性的解放。根本的原则是人格尊严的树立与社会机会的平等。不消说，所谓人格尊严绝不是女性男化；所谓机会平等并不必是男女同工"。这话说得最好，可知林先生不但注意到通性的存在，并且又承认了性别之性的不可抹杀。陈女士再三申说的"人权"是兼括通性与个性而言的："先说到人权吧！两性除了生理机构微有不同外，是同具着人的品格、人的欲望、人的才智、和人的壮志。他或她都要过着具有人的意义的生活"。两性的生理机构究属是微有不同或大有不同，我们姑且存而不论，陈女士的其余几句话是谁也不容否认的；所云品格、欲望、与人的意义的生活，大抵与通性有关，所云才智与壮志则与个性有关了。

不过下面要说的话，几位作家，尤其是两位女士，怕就未必十分同意了。近代的妇女解放运动，不用说，是为解决妇女问题而发的。不过因为它犯了和历史刚好相反的错误，它表面上虽对妇女问题不无解决之功，实际上却只是把妇女问题改换了一个方式。问题的存在还是和以前一样。以前的错误是只看见了妇女的女性，即妇女的性别之性，而漠视了妇女人格的通性与个性；解放运动发轫以来的错误是单单重视通性与个性的部分，而忽略了妇女所以不同于男子的性别。陈女士的一稿里有"矫枉过正"的一段观察,所指大约也就是这一点。她在评论张女士那篇文字的话里说:"女性……缘男权高压的可畏,男子二三其德的可伤,不平则鸣,久压思伸,加以社会的机构,教育的制度,在在可以造成矫枉过正的病因"。又引西洋最近的经验说,"欧西人士正在竭力补救矫枉过正的错误"。从只承认性别之性到几乎完全否认性别之性与其涵蓄的种种功能,当然是一种矫枉过正,而"过"的错误与"不及"的错误实在相等。不过陈女士虽有此种认识,而本人依然不免于蹈袭此种错误,便令人难以索解了。她讨论所谓人权的时候,便说:"两性除了生理机构微有不同外"云云,微有不同的微字是很成问题的。生物学家告诉我们说,男女两人的分别,是深入腠理的,男子身体所由组织成的细胞便和女子的不同;又说,假若以普通生物分类的标准相绳,男女简直不妨分为两个不同的种!所以,微有不同的判断,如其解作"即极微处亦有不同"则可,解作"不同处至为微细不值得深切注意",便不为事实所许可了。陈女士又说:"合乎人道的观念,践乎人道的行动,肩着人世的重任,干着人群的工作,只凭才智旨趣为主体,原无性别之可分……"——这不更是一派十足的只承认通性与个性而抹杀性别之性的矫枉过正的话么?林先生所了解的"人格尊严,绝不是女性男化,机会均等,不必是男女同工",毕竟要和平中正一些。

总之,目前的妇女问题决不是一个单纯的问题。我们尽管承认,就一部分的妇女而论,解放的程度还不够,通性与个性的发展受着严重的桎梏——到如今依然成为问题的一部分。我们也不能不承认,就另一部分的妇女而论,解放的程度也许够了,也许已经过了火,通性与个性发展的结果竟然把女子所以为女子的事实都给一笔勾销了——这又何尝不成为问题的一部分?同是问题的一部分,认识前一部分的人尽有,而窥见后一部分的人还少;问题的严重性一半也就在于此;就一般的社会说,以至于就受过高等教育的一部分人说,我们对整个的妇女问题,至今还没有充分的认识。

这种不认识是无庸讳言的。当代的所谓女子教育便建筑在此种不认识之上。就忽略女性之性一端说,我们对当代的女子教育下一个"无知"或"盲目"的评语,也不为过。陈女士是家庭教育的专家,所以我们在她的议论里,还寻到一两句"……社会的机构,教育的制度,在在可以造成矫枉过正的病因"的话;至若张女士,在这一点上的态度就比较不易捉摸了。她说，"我国现今的大中学女生，她们所学得的，多半和男生一样……她们用了多年的光阴，学成以后，莫非无所应用、无所表现的就归隐了不成？"这是问得很对的，不过张女士根本没有说明，这种女子教育究属合事理不合事理；就她全段文字的语气说，似乎她也未尝不感觉到此种教育实在有些不大合理（观段末"潜心学问也许能将天赋的妇女母性通通斫丧了"之语，益信），但就"归隐不成"一类的语句说，她又似乎很有些将错就错的意思。无疑的，今日智识界的妇女，尤其是那些能作自白的妇女，多少已经自觉，她们像希腊神话里的赫居里斯（Hercules）一样，已经走上了一条歧路的叉口，所以才会有这一类彷徨的语气。

根据人格三方面的理论，作者决不会主张"把妇女，受了教育，尤其是受了高等教育，连同在社会上好不容易才挤得一个小角落立足的妇女，统统赶回家去，关在家里，让社会上一切的事业完全归男子一手来经营"。这是大可以请张女士及其它智识界的妇女放心的。事实上，在《妇女与儿童》里，作者也似乎没有妄作主张到此种地步。不过，站在民族健康的立场说话，作者不能不希望一切优强秀异的妇女，像同样的男子一样，能走上婚姻生育与教养子女的一条路；她们在走上之后，能否兼筹并顾到社会事业或文化事业，那就全凭她们的兴趣与精力，任何人都不能加以理论上或事实上的限制。上文也说过人格三方面的禀受，因人而有强弱的不同；一个通性、个性、女性、或母性比较平衡发展的妇女当然是比较难得的健全分子，民族希望她要"有后"，是极有理由的，因为民族自身的"有后"就建筑在此等人的"有后"之上。一个女性或母性特强的妇女也许用不着什么外力的诱掖，便会踏上婚姻与生、养、教的路；反之，一个个性特强的妇女，即有有力的劝诱，怕也不生效果。这都是很自然的，张女士也曾很有见地的讨论到此。不过就民族前途的需要来说，假若所求只是人口在数量上的增加，则只须母性特强的妇女人人尽她的天职，于事已是；但若所求为人口品质的提高，则最大的问题便在如何运用标本兼治的方法，使个性强而母性未必强的妇女也能把子女的生、养、教认作她们一生最大的任务。这是目前优生学的很大的一个问题。

即不为民族的前途设想，而为智识界妇女阶级的将来设想，为妇女解放运动的命运设想，上文的一段推论也是很适用的。智识界的妇女不要增加与扩大她们的力量则已，妇女运动不想维持其活力于不败则已，否则第一个条件便在永久培植有高级智能足以获取智识而推进运动的妇女种子。根据物从其类的原则，此种种子的维持，一小部分固然可以靠征求吸引，一大部分总得靠智识界妇女自身肯不躲避生、养、教的艰辛任务。换言之，个性特强的妇女总须能稍稍抑制她们的个性于一时，才有希望遗留与维持此种个性于百世。设或不然，也许这一世代里，妇女的智识活动与争取公道的活动，虽盛极一时，到下一世代，忽然销声匿迹起来，而奄有天下的，像运动未发轫以前一样，依然是一班女性与母性特强而在男子手里受尽了委曲不敢喘一口气的女子，这又何苦来呢？作者以前曾经有机会讨论到这一点，也曾经在妇女出版界方面挑起不少的反响，不过，无论反响如何，智识界与有领袖才力的妇女总得同时认清与力行"运动不忘生育"与"生育不忘运动"的原则，妇女问题的解决与民族健康的维持，才得有所利赖。

第五篇　优生在外国

二六　法国的人口奖励政策

二十八年七月杪法国的政府官报公布了一种新的《家事法》。据路透社的拍发，内容大要有下列的几点：一、独身及没有子女的夫妇，概须向政府缴纳一种特别税，没有子女的鳏夫寡妇和离婚者也须缴纳，这笔特税的总数预算约合英金六百万镑。二、结婚后两年中产生子女的家庭，可以逐年领受二千至三千法郎的奖金，一直可以维持到子女长大（十四岁到十七岁不等）。三、女子结婚后留居家中照料子女的也可以领受一种奖金。四、农民夫妇留乡十年以上的，可以向政府称贷，其金额自五千法郎至二万法郎不等。二、三、四，三种的奖金或贷金，即以特税取得的六百万镑来充用。

法国这次颁布的新家事法，和意、德、比等国先后颁行的这一类的公私法规一样，对读者不免引起两个问题：一是意义的问题，二是效用的问题。

这一类法规的用意是很显明的，就是在直接间接的鼓励生育，增加人口。上文所述的四点里，一、二两点是直接的；三、四两点是比较间接的。法国人口增加的速率，从十九世纪的中叶起，即呈衰落之象；从那时候起，关心民族前途的法国人就表示着急，于是有组织了团体，大声疾呼，来唤起国人的注意的，也有著成专书，来研求生育率所以降低的理由与所以改正的方法。从一八八七到一九一一年，豪夏（Rocharq）、格勒蒙（Clément）和贝尔底容（Bertillon）等先后在同一个题目——《法国的人口减少》——上，发表了三本作品。但这些似乎都没有能产生什么显著的影响，法国人口增加的速率继续的往下跌落，到欧洲大战终止的前后几年里人口总量到达一个不加而减、不进而退的境界。这种跌落的趋势，若不设法挽救，势必至于愈演愈烈，最后或许会招致民族的沦亡。有一个以促进人口增殖为宗旨的团体曾经做过两个估计，一以一九二九及一九三〇年法国全国的生育率做根据，一以塞因州（巴黎所属之州）同年期内的生育率做根据；所得的两宗数字如下：

	第一估计	第二估计（均以百万为单位）
1929	40.746	40.746
1935	40.966	40.230
1940	40.926	39.320
1945	40.654	38.277
1950	40.404	37.282
1955	40.232	36.255
1960	40.114	35.077
1965	39.965	33.727
1970	39.689	32.227
1975	39.307	30.640
1980	38.905	29.013

根据上文的估计，可知法国的人口问题的确是相当的严重。四十年后法国的人口会从四千万光景降到三千八百余万，甚至于到二千九百万，抵不过我们中国一个普通的省区。照第一个估计，情形还可以乐视，因为所减的不过二百万；照第二估计，就很可以悲观了，因为所减的多至一千二百万；这种大量的减少事实上也确乎很可能。塞因州的生育率低，当然是受了巴黎的影响，在都市化运动及工商业发达的国家，这影响是可以推广的，这种影响的推广就会引起一般的生育率的降落，而一千二百万的人口减缩是可以在意料中的。

法国人对于这种人口减杀的趋势与其所引起的隐忧，除了做些宣传工作以外，当然还有他们的切实的防杜与挽救的努力。换言之，这一次新的《家事法》（这名称怕未必妥当，但未见原文，不敢擅加改定）是有渊源的，不是突如其来的。法国人鼓励生育的努力，大致可以分做三个时期。第一个时期是私家试办家庭津贴的时期。到第二时期里，这种津贴办法终于归国家统制，而成为一个制度。这一次的新法令的颁布，不妨说是第三期的开始；此后政府对生育的鼓励，可以采一种直接的金钱奖励的方式，而不必完全假手于工厂一类的私家组织了。对于第一第二两个时期，我们不妨略作介绍。

法国的家庭津贴实滥觞于一八五四年阿麦尔（Hamel）氏所办的工厂。一八六二年，海军部对低级的海军士兵，也制定过一种津贴办法，士兵有十几岁以下的子女的，多一个子女即可以多领一份津贴，其金额为一天十个桑丁。一八九一年，教皇里奥第三的新法令对于这方面的舆论的推动，也有几分积极的影响。但家庭津贴逐渐成为一种社会运动，则在欧洲大战开始以后。一九一六年柔亚（Joya）工程公司的劳马纳（Romanet）氏规定了一种津贴员工的办法。一九一七年，政府鉴于物价的高涨，对年俸在四千五百法郎以下的下级官吏也规定了一种津贴，凡有年在十六岁以下的子女的，每年于正俸之外，为每一个子女可以多得一百法郎。到欧战终了时，大多数的地方下级官吏也得到了同样的待遇。

工业方面的家庭津贴，也推广得很快；在一九一八年还经过一度办法上的修正。起初此种津贴是由厂方直接付与员工的家庭的，在这办法之下，狡黠些的厂主往往拒绝雇用有子女的员工，因而无形中省去一笔支出。修正的办法是由厂主特别提出一笔款子，存放一边，这笔款子的大小，视员工的总额为转移，初不论员工的有无子女，员工添子女时，所得津贴即由这笔款子中提付，而不再经厂主之手。这种款子叫做平衡基金，不久也就很通行了。平衡基金的办法，起初只限于一二厂家的，推广之后，又大都以一种工业或一个区域做单位，即享受同一种基金的津贴的是同一种工业的工人或同一区域里的工人，不分厂别。这可以说是一期里的发展的情形。

政府的参加家庭津贴的办法，始于一九一七年的下级官吏的津贴，已见上文。此种官办的津贴后来就逐渐推广到各种国营的公用事业方面，例如铁道。但这可以说政府抄了工厂的文章，政府等于厂家，而官吏等于工人；至于政府干预厂家的津贴办法，用法律的手段来强制未采用津贴办法的厂家采用此种办法，或已采用的厂家作进一步的修正，使办法渐归整齐划一，则是一九二二年起才有的事。一九二二与一九二三年两年之间，政府规定了几种法律，颁给州立及国营的公用事业机关，规定凡属和它们发生营业关系的厂家，如尚未采用津贴办法，都得在契约内加上家庭津贴的条文，否则不与往来，即不委托此种厂家办什么业务，例如建造房屋或定制家具等等。这种强制的办法到一九二八年也就很普遍的办通了。

从一九二〇年起，议会方面也时常有人提出使家庭津贴的办法归于划一化与普遍化的问题；普遍化，指的是使法国境内所有的工商企业对它们的员工全部实行家庭津贴的待遇；划一化，指的是办法的完全归于一致。

以数学家而兼政治家的博恩卡瑞（Poincaré）就是提倡这一点最有力的一人。经过好几年的酝酿与商讨，一个通盘的划一的法案终于在一九三一到一九三二年间经议会的两院通过；至于正式的颁布，则在一九三三年的十月。这计划的要点不外：一、对流行已久的家庭津贴制度予以法律上的认可；二、此种制度应逐渐扩广，使适用于一切工商企业；三、私人厂家对一种工业或一个区域以内的平衡基金，概须发生联系关系，毋得例外；四、凡属员工，无论职位大小，薪额多寡，但须有尚须扶养之子女，皆有享受津贴的权利；五、所谓尚须扶养的子女指年龄在十四岁以下的子女，若子女在校读书或习艺为学徒，则可以展限至十六岁。最后这一点和最近颁布的《家事法》相同，不过最近的又多延展了一年。这划一的办法实行以后，就一九三四年间的成绩说，共计有五九五六六三个工商业机关和四百一十五万的员工受到这办法的支配；这些员工的津贴总额约有十三万七千五百万法郎。最近三四年内，这些数目当然是有增无减，但一时还无从参考。这些便是第二期内的发展情形。

在这两个时期的发展里，有一点很重要的事实值得我们注意，就是，此种津贴的用意，起初倒并不直接在鼓励生育。一八五四年到一九一七年间的私家和政府所零星举办的津贴，目的是在使工人与下级官吏的生活程度不因物价高涨而趋于低落。一直要到一九一九年，在欧战已经收拾去大量的壮丁以后，奖励生育的动机才越来越明显，终于成为津贴制度的唯一的动机。最近所颁的《家事法》，用意完全在此，是一望而知的。

不过用意是一事，效果往往又是一事。家庭津贴的用意虽然是在人口的增殖，但实行以后，人口是否真能增加，却还是一个问题。一般的法国人是笃信这种办法有很大的效力的，但专家的发见，到最近为止，似乎还没有能够坐实这种信念。法国关于家庭津贴的中央委员会及较大的厂家如密西林公司（Michelin）都先后发表过一些数字，证明津贴是有效的，证明凡属领受津贴的家庭，其生育率要比一般人口为高，并且有逐年提高的趋势。但专家的研究认为这种数字是不足为凭的，因为其间有选择的影响。一个工厂特别多的区域，所吸收与容留的人口当然都是一些年富力强的分子，一个大工厂里的工人，也当然是一些正在壮年的丁口，换言之，他们大都是一些正在生殖年龄期内的人。这是第一种的选择影响。一个有平衡基金的工业区域，或一个有特优的津贴额的厂家，无形中更会吸收一些多生子女的工人，即，子女多的工人家庭，很自然的会向此种区域移徙，向此种工厂觅取工作。这是第二种的选择影响。所以除非家庭津贴的办法通行到一个真正普遍与划一的境界，而工厂人口与一般人口的年龄组别又经过一番统计的校正，这种比较的数字是不会有意义的。

再就法国近年来一般的生育量而论，研究人口的专家也以为家庭津贴的制度，即使有良好的影响，至多也只能稍稍缓和生育率低降的趋势罢了。下列的是法国一九二六至一九三四年间逐年的婴儿出生数：

1926	767475	1931	733909
1927	743833	1932	722246
1928	749347	1933	682680
1929	730060	1934	677365
1930	749953		

从这一宗数字里，我们可以看见两点：一、*家庭津贴大体上无补于生育量的逐渐减杀；从一九二七至一九三一年，出生数虽曾维持一个稳定的程度，但一九三二年起又突然降落，而一九三二年正是家庭津贴制度因得到政府的推动而归于普遍化与划一化的一年！

家庭津贴对人口增加不会有很大的效果，人口论者以为还有一个理论上的原因，就是，津贴的金额不大，一方面既根本不足以打动多生子女的欲望，另一方面，对子女的养育，也不能有多大补助的力量。就一部分下级官吏取得的津贴而论，他的年俸是九千法郎，津贴是一子（或女）每年六百法郎，二子一千六百二十法郎，三子三千一百八十法郎。就百分比言之，一子所得为正俸的百分之七的津贴，二子所得为百分之十八，三子所得为百分之三十五。骤然看去，这种额外的进项不算少，但人口论者就英国的经验而论，以为一子的培植费，至少须为正俸的百分之二十二的额外进项才不至于牵动一家的生活程度，而三子则须百分之六十一。如今以七与二十二相比，以三十五与六十一相比，所差岂不甚远？换言之，一个低级官吏的家庭，即使得到了津贴，还须竭力的节约，才可以勉强维持一个以至于三个的子女；我们替他着想，他若切心于维持初结婚时代的生活程

＊ 原文缺"二、"——编者注

度，还是以不生子女为宜。至于大多数的工人，所得的津贴，既相对的与绝对的都比下级官吏为少，其不能得到多大鼓励的影响，更可以不言而喻了。

上文关于效用的一些话还只是就人口数量一方面说的。若就人口品质一方面说，可以提出的疑问便更多。不过提倡家庭津贴的人目的既只在增加数量，尚无暇顾到提高品质，我们姑且不加讨论。

用意如彼，而成效如此，法国人对家庭津贴制度的期望如彼之大，而取得的结果如此之小，岂不是心劳日拙？是的。生儿育女之事，其间虽有自然的倾向，以及在精神上的幸福的酬报，但终究是一种很费心力的工作；而从社会与民族的立场看，也的确是一件很重大的负担；在个人主义畸形发达的今日，这副担子的分量尤其是见得沉重。试问这种心理，这种畏缩以至于厌憎的心理，又岂是少数金钱所可驱遣的？假定金钱真有此种通神的能力，试问，十九世纪下半叶以来欧美各大国的轩轾生育率的现象又从何而发生的。何以在这现象之下，往往越是有产业的人子女越少，而越是穷苦的阶级子女越多？何以西洋社会学家会有"大房子里住小家庭，小房子里住大家庭"一类俏皮的话？家庭津贴的制度既完全建筑在金钱原则之上：其结果只足以缓和生活程度低落的趋势，而不足以鼓励生育，实在是早就可以料到的。

为鼓励生育计，法国和其它人口有降落趋势的国家，于家庭津贴而外，当然还规定了许多别的办法，例如打胎的禁止、节育智识的不许传播、产妇的摄护、婴儿的保育等等。这些，有的完全无效，有的为效极微。例如一九一一年，法国有人估计过，认为那一年出生的活的婴儿虽有七十万个，打落的胎儿倒有八十万个，可见法律的禁止，和金钱的奖励一样，也是一种极少效用的治标方法。妇婴的保健，对婴儿死亡率的减少，是有效果的，但并不大，就法国历年的情形而论，婴儿死亡率即使减少十分之十，其对于人口的贡献，还敌不过生育率的一个十分之一的提高。（最近中国智识妇女界主张减少婴儿死亡率，认为只此一端已足以维持以至于增加中国的人口；这种主张我以为不是一种出于不懂人口学的"无知"，便是一种诿卸责任的"设词"，观此益信。）

最近法国颁布的《家事法》所规定的几点，比起以前的种种设施来，不能不说是一个进步。一、二两点，一面收税，一面给奖，奖额虽较前为大，但始终没有脱离用金钱来直接鼓励的旧法，恐怕前途还是不会有多大的结果。三、四两点，一则奖励女子居家，一则劝诱男子归农力田；似乎更能搔着问题的痒处；大概立法的人已经看出来，生育一事，与其直接鼓吹，不如间接诱掖；女子真肯深居简出，以家事为前提，男子真肯力田，而放弃都市中舍本逐末的生活，人口的增加是一个不求而自至的结果。不过，为了要推进这两点，立法者仍不惜乞灵于金钱，可见他们还是只知道治标，不知道治本。

然则为人口减杀的国家着想，治本的方法又在那里呢？关于这一点，我们无须多说，但须回头一看中国民族在这方面的习惯是怎样的，就可以恍然了。在我们中国，生男育女，很不客气的是一种宗教。孝就是这种宗教，而不孝有三，无后为大，就是这宗教的第一个教条。只有宗教的势力，才能够教大多数的民族分子不敢轻易躲避生育的责任。伯道无儿，是人生第一个大遗憾；向平有愿，也是人生第一个大愿望；做老辈的，就是为子孙做马牛，也是在所甘心；试问若不是受了宗教精神的驱策，一个寻常的人肯牺牲自我到这般田地么？自我的牺牲，从另一方面看，固然也是一种损失，但家族的维持与民族生命的延长，直接间接的就建筑在这自我牺牲之上。中国民族之有今日，最大的一个原因，就是数千百年来，一大部分的民族分子甘心做过这种牛马；对日抗战能维持至两年以上，而我们还能有恃无恐，所恃的，最要紧的也就是这一点。这一类的话，要在十年二十年前说，不免触犯所谓新思潮的忌讳，但在需要大量人力来支持抗战的今日说，在西洋各大国正闹着人口饥荒的今日说，是应该有它的分量的。

总之，一件要靠一派宗教来维持的人类行为，又岂是一些金钱的津贴与法律的条文所能办到？为法国人着想，他们不妨先把中国的经验参考一遍，然后从长计议，再制定一个比较能治本的人口政策。我们中国人，更不妨借这个机会，对民族所以保世滋大以至于今日的种种教化的因缘，重新加以省察、研究、修正、补充，使此种因缘始终保维它们的活力与功用，否则，即使今日抗日胜利，五十年一百年后的中国人口，安知不踏上目前法国人口的旧辙？

二七　苏俄政治与人才淘汰

——《出勤在乌托邦中》一书的读后感

抗战以后，特别是海防、仰光两个西南交通的口子先后陷于敌手以后，我们在后方的人几乎看不到原板的西书，二十七年夏间总算在朋友处借到了罗素的一本新作品，叫做《权力，一个新的社会分析》（Bertrand Russell, *Power, A New Social Analysis*）；罗氏这本新书又打动了我寻觅另一本新书的兴趣，原来罗氏在这本书里引到美国合众社记者莱盎斯的一本书叫《出勤在乌托邦中》（Eugene Lyons, *Assignment in Utopia*），并且转载了莱氏的一节很有感慨的话，大意说：

> 狄克推多制下的民众生活，不啻受了一种无期徒刑的判决。什么样的无期徒刑呢？就是始终得表示着热诚的一种无期徒刑。这真是一种可以消磨精神的徒刑。他们要是有机会的话，他们一定是十二分的愿意，把他们的头钻进他们愁苦生活的核心，而暗地里舐他们的创伤。不过他们不敢，这种退缩的行为几乎就等于叛国。他们像队伍里的士兵一样，经过长途跋涉以后，已经是疲乏得要死了，但是还得齐齐整整的排列起来，准备着检阅。

我看了这一段话，就很想看莱氏的全书。三个月后在重庆，居然有机会借到这第二本书，尽三日之力，把全书六百多页从头至尾看了一遍。大约在此三年前，我另外看到过性质上很相仿佛的一本书，叫《我曾经是苏维埃的工作者》；著者是一对青年夫妇，姓斯密士，原是美国的共产党员，后来转移到俄国去，在工厂里当了三年机师，乘兴而往，败兴而归，归后便写成这本书，对于苏俄的社会主义的新试验的内幕，很不客气的下了一番批评，不止是批评，简直是揭穿。从他的议论里，读者得到一个印象，即，苏俄新试验所有的成绩，多少是装点出来的，而其实际的内幕，则往往比资本主义的国家还要来得不清明、不景气。这是一个讲究宣传的世界，有正面的宣传，也有反面的宣传，有善意的，也有恶意的；正面而善意的宣传，我们一向见过不少，我们固然不会完全相信；这种像斯氏夫妇的反面的论调，安知一部分不也是宣传呢？安知其中没有恶意的成分呢？这一类的怀疑，在要明了事实真相的读者，是一定不会没有的。三年以来，我就始终怀疑着这一点。不图如今又有莱氏好像是一鼻孔出气的这本书。

　　莱氏也是一个美国的共产党员，在新闻界努力了许多年，好容易找到一个机会，被合众社派遣到俄国去当记者。像斯氏一样，他也是打足了精神去的，也满心希望苏俄的实际的政治与经济设施可以坐实他童年以来所怀抱着的理想。但是他终于失望了，至少他的说法表示他失望了，不止是失望，简直是灰心。他在俄国住了六年，从一九二九到一九三四年。因为采访的关系，他似乎和俄国的党政要人接触得很多。他还见过斯太林，长谈过一两小时，他对斯氏个人的印象很不坏。但他总觉得俄国目前的试验是一个失败。六年的观察，把一二十年的希望打一个粉碎，在他自己也觉得不甘心，觉得太上当，太不好意思和盘托出的写出来给别人看，但不写又觉得太对不起自己，不写，他自己内心上的理想与现实的冲突始终无法清算，无法解除。为了这一点，他的确踌躇了很久；他一九三四年离开俄国，而这书到一九三八年才问世，这也是一个主要的理由。书中有一章，叫《讲出去不讲出去》（To Tell or Not to Tell），是专叙述这一番内心的争持的。不过，话得说回来，这是一个为宣传的风气所笼罩着的世界，莱氏又是一个以新闻事业起家的人，这种自白究属有几分意义，自白后所发表的种种议论又有多少价值，在五里雾中的我们就很不容易断定了。

　　无论如何，我们不妨把莱氏最有分量的一部分观察与议论介绍在后面。

　　一、莱氏认为苏俄目前的局势，可以用五六条原则的话来概括的说明，其中似乎更关重要的三条（三、四、五）我们译录如下：

　　　　人命只当人命看是不值钱的，它只不过是造成历史的一些原料。这个信念在苏俄统治的一批领袖中间，似乎是越来越牢不可破。生活自有其更大的目的，比起这种目的来，血与肉的地位似乎要卑微得多。为了要达到这种目的，为了维护真正的信仰，我们即使不免在这信仰的祭坛前面牺牲任何数量的生命，也是值得的。因此，为了拥护一种运动而发生的摧杀败坏的力量一天比一天增加，因此种力量的增加而养成的一种奇特的自豪的心理也一天比一天的发展；这种力量他们自己替起了一些名字，叫"布尔扎维克的残刻"或"列宁主义的坚忍"（Bolshevik ruthlessness 或 Leninist firmness）。

社会的出身，指的是普罗的或穷苦农民阶级的出身，成为个人价值与身份的唯一尺度。别处的人以富贵骄人，在俄国是拿这种出身骄人，并且骄得可怕，更可怕的是由骄人而凌人，凡是不属于这种出身的人都认为是属于"敌对"的血统，而例应在被凌之列；而这种敌对与凌蔑的心理后面又好像有一种"恐怖狂"在驱策似的。同一个政府，一方面夸张他大量的托儿所和幼稚园，一方面却教同样在锤子与镰刀下出生的成千成万的儿童不免于穷愁潦倒，以至于死亡，不为别的理由，单单为了血统上有他们所认为的沾污。这些儿童是不许入学校的，是不得不和它们的父母同被放逐的。祖宗的罪孽在苏俄的儿童身上，真是取得了报应；基督教所称的"原始的罪孽"是已经被宣告万劫不复的了。

　　阶级斗争是社会进步的至高无上的方法；凡是本来没有阶级和无须斗争的场合，他们会用人工的方法教它有，教它成为必须……总之，克兰姆林官方面比马克斯*自己要走得远得多。它更进一步种植了不少的温室里的阶级斗争。（以上三节，见原书页二〇五）

二、莱氏讲到智识人士对目前俄国的局面的态度，和因为这种态度，而遭受的待遇，说：

　　大多数的教育阶级的人士诚哉是犯了一个很深与无可救药的罪，就是怀疑。就大体说，他们认为克兰姆林一方面的种种努力是光怪陆离的，工业化的速率是一种推车撞壁的速率而势必失败的；全部试验所牺牲的人力与人的生命是野蛮的，所谓"怠工"的罪名，究其极，其实就是这种怀疑与腹诽的态度，再加上了物质生活的艰苦和思想生活的钳制所逼出来的种种心理上的不满，而这种态度与心理上的不满已足够教多少千人被拘禁、拷问、放逐、以至于判处死刑。（原书页三四六—三四七）

所谓多少千人被拘禁、拷问、放逐、以至于判处死刑，莱氏在他的书里也有不少的记载。上文说过他和苏俄党政的领袖都有往来，他叙到某人

---

* 即马克思。——编者注

的时候，假定这某人在他追叙的时候，已经遭遇这一类的不幸，他照例在正文的页底，加上一个注脚：于某年某月被拘、被放、或被处死。别的不说，单就处死一项说，我们可得如下的一些零星统计：

姓　氏	处死年月	生前地位或职位	罪　名
Sergei Trivas	1930 年	国际文化交谊会主席	不详
Riazantsev 及其它 47 人	1930 年 9 月 24 日	教授、农业经济专家、及粮食托辣斯主管人员	不详
姓氏不详 35 人	1933 年 3 月	农业专家	第一次五年计划之失败
Zinoviev	1936 年 8 月	革命元勋、列宁最密切之合作者	不详
Kamenev	同上	同上	不详
Smirnov	1936 年至 1937 年间	革命元勋、列宁最密切之合作者	不详
Piatakov	1937 年 1 月	同上	脱派*
Serebriakov	同上	同上，曾任党秘书	不详
Tukhachevsky, Putna, Yakir 及其它 5 人	1937 年 6 月	红军司令长官及军略家	不详

（按此次德国进攻俄国的初期里，德军所以未能长驱直入，是完全由于 Tukhachevsky 所预先布置下来的战略，但此种战略发生效力的时候，发明这战略的人的墓木已经拱了三年光景了。）

三、莱氏说到苏俄目前的局面所根据的社会思想事实上又并不很固定，而从这种不固定的情形里产生出来的问题自然不少。书中专有一章叫《修正了的社会主义》，中间对于平等观念的变迁，叙述得很详细，摘录如下：

　　这些以及其它有联带关系的改革有一个数学上所称的公分母，就是平等观念的放弃；收入的平等、生活程度的平等、社会权利的平等，终于都被放弃了。平等的事实当然从来没有存在过，在它处如此，在苏俄也如此。但它终是一个有发动行为的能力的理想，一个期于至善的鹄的，凡属文明的社会向来是认定了不放的。在新经济政策

---

* 即托派。——编者注

的时代，苏俄也认为这是一个最重要的理想，事实上，尽管不平等的现象和资本主义的国家一样的普遍，以至于比这种国家还要来得粗俗，这一颗社会主义的理想的明星，就是"各尽所能，各取所需"的中心思想，始终像日月经天似的，没有暗晦过。

但到了一九三一年的上半年，这理想是放弃了。……马克斯*和其它的社会主义的先知先觉都经过了一番新的解释；"党员的最高收入"的标准起先是提高了，后来也终于取消了；薪工的分级不但受了承认，并且变成一条非实行不可的规律。以前有许多歌颂平等主义的戏曲小说忽然变做不时髦的东西，甚至于"反动"的东西。许多外国人写的称赞俄国情形的书，说人民委员会的委员和街头挖沟的工人如何如何的平等的书，也过时了，也被认为太不近情理的瞎恭维。

费了一两年的文词（意识形态）上的偷天换日的功夫，终于把差等的现象确定为一个积极的布尔扎维克的德操。俄文里本有一个字叫uravnilovka意思等于"经济收入的平等化"，斯太林自己就把这两个字提出来，认为是一个可鄙的名词，其所代表的行为，在苏俄的道德标准之下，是一个非同小可的罪孽。也是斯太林自己，在一九三四年二月的一次演说里，把平等主义看做"布尔乔亚的一点蠢不可耐的自作聪明，在一个原始的禁欲主义者的宗派里，不妨有它的地位，但是在根据了马克斯*主义而组织的社会主义的社会里，是绝对的没有它的地位"。（以上三节文字见原书四一九到四二一页）

接着上面的引文，莱氏又有对于所谓辩证法唯物论极不客气的一段评论，我们在此不具引（页四二三）。莱氏自己原是这一派哲学的信徒，而终于发出这一类的议论，是不能不教人骇怪的。

四、莱氏书中还有专叙苏俄文化的一章，这一章的题目不妨译作《禁锢中的学术文化》。我们也摘录一部分的议论如下：

我在出勤的几年里，也曾不断的注意到一部分更重要的戏曲、影片、书籍、杂志，但没有敢希望碰到什么比较自出心裁的东西。文笔

---

* 即马克思。——编者注

的力量是有的，美也是有的，但思想的内容总是那么千篇一律、教人发腻、过于单纯的一套。在科学的园地里，例如地质学的研究、北极的探险工作等，因为诛索异端的人比较不容易进去，所以还可以找到一点自由研究与放胆探讨的精神。但一到近乎纯粹思想的各领域里，遇到凡是足以启发科学的怀疑态度的东西，或鼓励"危险的"好奇心的东西，我们便进了一个理智的富有恐怖的专制时代了。

所谓历史实在是一堆任情拼凑与随意修正的事实，目的在使它和克兰姆林所发出的政令不相抵触。所谓人类学一定得和一部分的政策相呼应，就是关于苏俄对各弱小民族的关系的政策。所谓心理学一定要和斯太林思想中的种种假定相符合（举一个例吧，全部福洛伊德派的心理学是一种禁忌，倒并不是因为苏俄的心理学家曾经加以驳斥，而是因为它根本和"党的阵线"冲突）。至于哲学，假定有人对于斯太林的辩证法唯物论有什么疑问，他所遭遇的危险，比中古黑暗时代提出地球究属平不平的问题的人所遭遇的还要担当不起。就在自然科学里，我们也有许多奇形怪状的东西，什么"列宁主义的外科医学"呀，"斯太林主义的数学"呀。在生物学方面也有不少所谓"意识形态"上的修正。

要有真正的文化，要有真正的理智的自由，必须科学家能大无畏的作些富有创造性的研究，必须艺术家能大无畏的产生些富有创造性的作品。但在目前的俄国，这些东西是想不得的，不可能的，除非一个人愿意自召杀身之祸。就在法国，在一七八九年的革命以前，我们多少还有得一点相对的自由；但在今日的苏俄，谁可以想象找到第二个福禄特尔，第二个迪特罗，来对苏俄的制度、标准、习惯，下一番不客气的攻击呢？就在帝俄的时代，我们也多少有一点同样的自由，但现在又那里去找一个托尔斯泰，或一个涂琴尼夫（Turgenyev）或一个萨尔蒂柯夫（Saltykov），来指摘当前的种种措施呢？不说指摘，就是对于这种种措施，胆敢作一个忠实与准确的叙述的人，我敢说还找不到。帝俄的检查机关可以不问，只要一个科学家艺术家取一个中立的态度，而不谈政事。但是对于苏俄的检查员，中立是最罪大恶极的一种行为；每一个科学家和艺术家总得拿出证据来证明他是积极的

在拥护党国的信条，……（以上三节见原书页四六七到四六九）

莱氏出勤的期间，也曾一再旅行到欧洲大陆，他对于德意等国所推行的主义，也一样的取深恶痛绝的态度，并且也有一番极不客气的批评（页六二一到六二三、六三九、六四七），我们不暇详细征引。他这种态度与批评究属对不对，是另一问题，不过他终究是一个美国人，是一向在比较自由的社会里生长的；因此，虽在早年对于集体主义有过一度热烈的信仰，终于不免归宿到自由主义，而替自由主义作说客——这一点是可以确定的。

我们在上文所介绍的只限于思想的一部分。莱氏对于苏俄民众生活的水深火热，几次五年计划的他所认为的实际的成绩，对于几番清党的内幕，等等，都有很详细的叙述，并且在叙述中夹上不少不平的呼吁。这种叙述与呼吁，假定莱氏读过《道德经》的话，他很可以套老子的笔调，归结一句说："主义不仁，以人命为刍狗！"

我们青年中间，有不少钦佩苏俄的新试验的人；他们所能看到的叙述苏俄各方面的成绩的书本也不少。但这一类作反面的论调的书似乎极难得遇见。我并不相信莱氏所观察到的完全是真相，但我对于把俄国情形描写得天花乱坠的作品，也不能不表示怀疑。大约最适当的立场是，把两方面的作品参证着看，而自己加以折中，也许事实的真相离此折中不远。我们总当再三记取，这是一个以宣传替代教育而以偏蔽为能事的世界，唯一可以信托的，恐怕还是我们自己的一些判断与折中的力量。

二八　美国优生绝育的经验之一斑
——二十八年来美国加州优生绝育的经验

这是一篇西文杂志论文的摘要，原文是美国戈士尼（E. S. Gosney）著的，载在《优生消息》（*Eugenical News*），第二十二卷第五期（即一九三七年九、十月号）。摘要可以分为三段，一、引言；二、癫狂者的绝育；三、低能者的绝育；四、结论。

一、从一九〇九年起，美国的加利福尼亚州开始推行优生绝育的法令。本州州境以内，凡属精神上有疾病或缺陷的人，而在州立的疗养或隔离机关里居住的，都可以受这法令的支配。

二十八年以来，到一九三六年十二月三十一日为止，在这法令之下，官方曾经施行过一万一千四百八十四次绝育的手术。对于研究所谓消极的优生学的人，无疑这是一批最大与最满意的资料了。

加州的人种改良社（Human Betterment Fundation），从一九二五年起，即着手就这批资料加以研究，到现在还在进行中。最初六千次手术或六千个绝育的例子的研究，是于一九二九年完成的。所得的结果曾经陆续写成专题的论文，在科学的刊物上发表，前后不下二十多次；这些论文的内容，后来又曾经由本文的作者戈士尼和普本拿（Paul Popenoe）合草成一本比较通俗的书，叫做《绝育与人种改良》（Sterilization for Human Betterment）。

到了一九三二年，绝育的例子增加到一万的时候，人种改良社又开始作第二度的综合研究。这一次的资料当然是更要丰富些；又因为这一万例子之内也包括最初的六千，所以对于第一度研究所得的结果，也可以有机会校正与补充。这第二度研究的结果，最近也已经收纳在一本不很大的专书里，题目就叫做《二十八年来加州绝育的经验》（Twenty-eight Years of Sterilization in California）。下文要介绍的就是这经验的一部分。

二、加州全部绝育的例子中间，三分之二是精神上有病的，即癫狂者。一地方的癫狂者往往很多，有的进疗养院，有的不进；有的进州立的疗养院，有的进私立的；进州立疗养院的，有只进过第一次的，也有进过不止一次的；只进一次的中间，有进而永久不出院的，也有进了相当时期便出院的。

这三分之二的例子便全都属于最后的一种，约占总数的四分之一，即每四个第一次进院而随后又出院的癫狂者之中，必有一个受过绝育的手术。就性别而言，男女差不多各占一半；平均的年龄是三十，即正在血气方刚的壮年。女子中间，三分之二是已经结过婚的；但男子结过婚的只有五分之一。

这些癫狂者的出身也很不一律；但人口的各部分中，产生得最多的，要推所谓非匠工或粗工的阶级；游手好闲，贪吃懒做，根本无法执业谋生的人中间，成分也是很大。这一点，第一度六千人的研究和第二度一万人的研究都能证明。美国别的州政府的绝育经验虽远不如加州之多，但各种关于癫狂者的研究中，所得的结论也复如此，即凡属加入精神病院的人，以人口中最下的几个社会的与经济的阶层为多。有人怕绝育的结果，或不免减少一个民族产生天才与领袖人物的力量；看了这一点，便知这种危险是可以说没有的，因为在这种民族分子的血统里，产生人才的力量根本就很渺小或甚至于没有。

我们两度的研究又坐实一点，就是，凡是对于绝育的经验接触得最多与了解得最清楚的人是没有不赞成绝育的政策的，了解得越多，赞成得越力，初不问这个人是不是一个优生学者，或对于优生学说，根本有没有认识。病人的本身，病人的家属戚串，地方官吏，医士与实施手术的外科专家，疗养院的职员与外勤的随察员（即追随已出院的病人而视察其病象之进退者），社会工作人员等等，都承认绝育是一种有价值的举措，是人口政策中应有的一个部分。这两度研究也告诉我们，二十八年的经验，无论在社会方面或受绝育手术的个人方面，实在没有什么可供指摘的恶果。

三、低能者就是上文所说的精神上有陷缺不全的人。这种人的数量虽大，在州立机关里留养的却很少，至于受绝育的待遇的自然是更少了。就大部分说，这种留养的低能者不出两类：一是低能程度很深，根本要别人当心的分子，一是低能程度不很深，但因其有为非作歹的倾向，已无法与普通社会相处的分子。

这后面的一类便是最适合于绝育的人。第一类便根本不宜出院，倒不是怕他们闯祸，乃是怕他们自己吃亏。第二类也不完全可以放出院门；我们得挑一部分低能程度比较浅，闯祸能力比较小的分子，然后施以手术，许其还归普通的社会。在还归以前，还得经过一些个别的训练，在还归以后，更须有专任的社会工作人员，随时视察他们的行动。总之，一切的努力是要使他们成为一些过得去的社会分子。

这些受绝育手术的低能者平均不到二十岁。他们的家庭环境大抵很坏，有三分之二是从所谓破碎的家庭里出来的，而所以破碎的主要理由是父母离异。他们的出身也不一，若以父亲的职业代表出身，则与癫狂者一样，也以粗工阶级为独多。这种低能者的家庭里，离异、分居、死亡等惨痛的经验虽多，他们的生殖能力还是很大，比起州境以内的其余的人口来，几乎要大到两倍。

绝育之后归还社会的低能者，自然不能做很复杂的工作，但他们能做的工作也尽有，公家替他们找安插的机会，也并不像初料的那般困难。他们的成绩也还不差；男子中间，十有九个可以教人满意；女子中间，百分之七十八的成绩至少是一个中平，只有百分之二十二是真正的不行。

绝育之后，低能的男女也不妨结婚。绝育的女子中间，到第二度研究开始时为止，便有百分之四十四是已经结了婚或结过婚的。这其中，过半数的婚礼是在绝育以后举行的，新娘的年龄平均是二十二岁。据调查所得，我们可以说，这些婚姻之中，百分之五十九是快乐的，三十一是不快乐的，百分之十在疑似之间，不能断定。我们知道在加州境内，每三桩婚姻里，必有一桩终于离异，即至少三分之一是不快乐的，如今低能而绝育者的婚姻，其不快乐的成分，并不比他们为多；足证绝育于婚姻生活并无妨碍。

我们对于绝育的女子的社会行为，包括性行为在内，也有过一番仔细的研究。九百六十六个这样的女子中间，只有二十一个，即百分之二，是绝对的不能和社会相处，而非受隔离的待遇不可的。

这一部分的结果和第一度研究所得的也很符合。第一度的研究，发现在绝育以前，每十二个低能的女子里，有九个有过胡乱的性行为，但经过绝育、训练与出院后的指导以后，十二个中只有一个发生过这种行为。人种改良社这一类的探讨也可以证明，性的犯罪行为至少决不会因绝育政策的推行而有所增加；这种政策，只要推行得好，有严密的组织，有周详的出院后的视察与指导工作，像二十八年来加州所厉行的一般，这种过虑也是可以不必有的。

四、不久以前，我们把优生的绝育看作一种新花样或新试验；这日子是过去的了。目前有绝育法令的邦国，全世界已有十二个，仅就美利坚合众国而论，则四十九邦中得二十九邦，这许多邦国的人口，约一万三千万人，便在这法令下讨生活，虽未必人人觉察此种法令的存在，然其直接间接受它的影响则一。绝育政策也是社会政策的一种，别的社会政策也许到如今还在吹吹打打的段落，而绝育政策则已久经推行与久经经验的盘驳，而认为可以确立。加州的丰富的经验，经人种改良社一再整理研究以后，尤足以发人深省。看了加州的成绩，可知绝育之道，决不是一种刑罚，而是一种保护，对遗传有欠缺的个人、对他们的家庭、对社会、对未来的种族，无往而不是一种保护。民族的最大的目的是保世滋大，绝育便是保世滋大的一个已经证明为可行的方法。

最早介绍绝育问题的一篇文字，大约是拙稿《美国绝育律的现状》，发表在民国十二年的某期的《申报·星期增刊》，现入《人文生物学论丛》第一辑*。在那时候，绝育的方法确乎还是一个新花样，新试验，提倡的人虽多，怀疑与期期以为不可的也不在少数。不图十五六年之后，形势竟然大变；在欧洲大陆，则在希特勒统治之下的德国，居然把绝育当作强种政策的一大支点，并且推行得异常努力；在美国，则更有加利福尼亚一州的惊人的成绩。这种政策与法令的优生价值究属如何，目下姑不具论；其不失为重要的人口政策与社会政策之一，而不容我们不注意，是可以无疑的。当此民族九死一生的时候，从而追寻民族元气与民族先天能力的人也似乎日以加多，至少对他们，这一篇简短的介绍，总有几分参看的价值。

二九　《遗传与政治》

十多年前我在《时事新报》的《书报春秋》栏里介绍过一本书，叫做《优生与政治》**，作者是英国人文主义者席勒（F. H. S. Schiller）。最近又读到一本新书，题目是《遗传与政治》，作者霍尔登教授（J. B. S. Haldane）也是一位英国人。似乎英国人喜欢做这一类从题目上看去有些牛头不对马嘴的书，讲政治理论的人不都熟悉白介特（Walter Bagehot）的那本名著《物理与政治》（译本似改称为《物理与政理》）么？

其实遗传与优生一类的学问和政治的关系是再密切没有的。从柏拉图写他的《理想国》起，一直到现在，在政治哲学家的眼光里，它始终是基本问题之一。无论政制的形式如何，最关紧要的总是实行这政制的人。旧式的国家至少要有良好的领袖，新式的国家更需要品质在一般水平以上的公民。人品的良窳，一半固由于环境与教育，一半却基于血统与遗传。

席勒写他的那本书的动机，是因为他觉得一班从政的人对于这方面太不措意了。或虽措意而见解异常错误，经不起经验与学理的盘驳。寻常的政治家也有发为种族改良的议论的，记得不多几年以前，有一位中国政治家主张用造林的方法来改善中国人种，说，大家在绿油油的环境里浸润久了，品质自然会日臻秀美。这种淑种的学说也许有它的道理，不过我们疑

---

*　见《潘光旦文集》第1卷。——编者注
**　见《潘光旦文集》第8卷，《西方实验主义者服膺中国旧制度》。——编者注

心至少峨嵋山里成群结队的猴子是一些例外。它们未免太对不起那绿油油的环境了！席勒的书一半是为这一类的政治家写的。

不过十年来，至少在西洋又出了一类新的政治家，就是，有了一些半生不熟的遗传与优生智识之后，喜欢对民众大作其威福的政治家。有人说犹太民族是一个劣等民族，他就硬把他们逐出国境以外，好比我们尧舜时代"流四凶族"一般。又有人说社会的下乘阶级里有许多痴顽的种子，他就制定法律，硬把他或她的输精管或输卵管割断。反过来，因为有人主张过，日耳曼民族是世界上最优良的民族，或今日的意大利人恰好就是古代罗马人的嫡裔，他就用尽奖励的方法，来增加这种民族分子的婚姻与生产。霍尔登教授的这本新书又是为这一类的新兴的政治家写的。

霍氏是一个生物化学家与植物遗传学家，最近在伦敦大学任教。因为他是一个生物化学家，他极看重环境；因为他是一个植物遗传学家，他也极看重遗传。他这本新书就在这"性""养"并重不分轩轾的科学的态度下写成的。全书六章，首章论流品的不齐与其所以不齐之故；第二章叙遗传的法则。这两章的目的专在供给一些基本的智识。第三章论遗传疾病或缺陷的由来，因而推论到消极的优生政策的效力；第四章论轩轾的生育率（即阶级流品间不同的生育率），因而推论到积极的优生政策的前途。他以为消极政策可以有几分效果，但无须乎采用绝育的严厉手段。以前主张取消腐刑的人所提"断者不可复续"的一层理由，霍氏也提到了。至于积极政策，他以为根本可以不要，事实上也不会收效。他说，一个时代里，越是受人推尊的一类人似乎越不容易留传子孙，遑论保世滋大，例如中古时代的神父阶级和当代有百千万家财的富翁阶级。这真是慨乎言之。不过平心而论，霍氏这种见地也有些矫枉过正。希特勒和墨索里尼所强制推行的鼓励政策固然大可訾议，一种比较借重舆论与教育的积极政策还是不妨提倡的。霍氏的议论无疑的是对德、意人口政策的一个反动。

第五、六两章论种族的同异与种族的倾轧问题，也是针对目前德国的种族武断政策而发，他认为种族之间是有分别的，但这种分别并非绝对的，而是相对的，是一个程度与统计的分别，而不是类别的分别；并且这种分别也不是一成不变的，乃是可用选择的力量而发生转移的。不过世界上绝少真正可以称为种族的民族，不特犹太人不成一个独立的种族，就是日耳曼人也不算是。目前纳粹党的排犹政策其实不过是在成见支配下的一种庸人自扰而已。至于种族通婚，霍氏认为不须禁止，也不必鼓励。对于霍氏的种族问题的讨论，我认为全部可以接受。

不过有一点我认为有说明的必要。操切的政治家，根据了一知半解的生物智识，来作威作福，固然大可叹息。不过我们要了解，一个政治家只是智识不足或智识错误，他的举措还不足以偾事，必也于智识不足或错误之上再加上充满了情感作用的成见，才会误尽天下苍生。讲到这一点，目前德国的人口与种族政策就和一二十年来遗传学与优生学的发展不十分相干了，十分相干的还是五六十年来作俑于戈必拿（Gobineau）与臧伯令（Chamberlain）一班人的种族武断主义，而臧氏所负的责任尤为重大。关于这层，可惜霍氏没有讨论到。

全书有四处提到中国和中国人。一处说到中国人口的生死率都高；第二处说中国人与日本人的平均智力不在白种人之下；第三处叙中西通婚的一个实例；最后一处讲到中国人与印第安人虽同属蒙古利亚种，而中国人的品质容或在印第安人之上，但是美国白种人对他们的态度的好坏很有出入，可见种族间的成见是基于情绪作用，而与客观的事实很不相干。

附录　图南日记

前　记

　　二十六年七月八日芦沟桥事变突发。自八日至二十七日，敌人军运日繁，备战日亟，而冀察当局，意向不一；和战不定，对中央号令，亦始终在若迎若拒之间。大学教育界及文物机关同人不忍缄默，日必会食聚谈，谋所以促当局猛省之道，寒螀之鸣，亦殊无裨实际。及二十七日，敌人要求宋、秦等退出平津，于是战议始决，而事已不可为矣。二十八日上午一战而北，下午主将出亡，二十九军全部南撤至长辛店，犹复诡作捷报，通国播传，用为放弃北平之掩护。

　　余本拟于七月中旬南行，先赴沪主持北大清华两校联合新生考试，再到赣参与庐山之会；值梅校长先期南行未返，校务冗杂，时局又日趋恶劣，一再延缓；至二十六日，始摒挡入城，将于夜车成行，而廊房忽报不守，平津交通断绝；二十七日上午，犹拟乘飞机赴青岛，再转上海，亦卒未果；下午，战议既定，战局展开，为学校前途计，亦自不容远离；莘斋与约，暂留城内骑河楼同学会，为校中探传消息。二十八日下午，犹与逵羽、良钊*二兄往秦市长公馆询问前方胜利实况！至晚八时，真相暴露，一时犹未敢为同寓师生告。是夕电话交驰，精神疲败，终宵不曾合眼。

　　二十九日上午，连日聚会之教育界同人皆悄然出走，不知所之。余亦于晨光熹微中离同学会，至**实秋寓，相对若楚囚对泣而已。旋同至宣外晨报馆看斯敏，并探时局急转直下之详况。又至各重要城门观察一周，见秩序尚好，除警察胸章似已易"维持会"字样外，馀与平日不异；敌兵亦尚未进城。

---

　* 手稿此二字为"勉仲"。查良钊，字勉仲。——编者注
　** 手稿此处有"内务部街"字样。——编者注

下午，决归校省视。实秋为雇一相熟之汽车，设不相熟，此际自万不宜*作出城之尝试。途经二十九军大本营之西苑，顿呈人去楼空之象，只二三拾荒者踯躅其间；不满一月以前，余不尝在此为四千受训之大中学生讲"民族与武备"一题乎？今"武备"安在；"民族"又将焉往？一时悲从中来，为之饮泣不已。至校，西大门半闭，校警上身皆不穿制服；自大门至南院桥头，闲人三三两两，若有所觊觎；同人挈眷向城内移徙者，正陆续出发。芦沟桥事变以来，校长住宅成校防会办公处，余直趋而入，则庶务科同人方在书房搬运什物，箱翻箧倒，秩序甚乱，私念敌人未取我子，我已不得不自毁其巢，不禁放声大恸。旋至办公楼，知莃斋亦以连日聚会出头之故，已于清晨至它处暂避，校务暂由正之、芝生维持；芝生本居城内，至是派车接归。（二兄于前此教育界中人活动，以限于每校二人故，未曾参加，前途或较易于应付，故有此定议。至其它校务会议中人，校长、岱孙、一樵，皆赴庐山之会未返，一樵本将休假，不作归计，校长阻京，岱孙阻津。）

至是余亦归。知午前败讯证实后，全校精神解体，顿入混乱状态，而因工役校警全体走领储蓄金之故，一时戒备尽弛，园外莠民，乘机闯入，西院住宅，有被劫者；幸赖福田、正宣出而竭力镇压，未酿更大祸变；余入校时道旁所遇之闲杂人等，皆伺机未得而犹未甘散去者也。至校警制服半卸，则为避敌机注目故，实出福田意，至是，余语福田即令穿上，为应付莠民计，纸老虎盖有万不宜戳穿者。至晚，秩序始复，但全校已呈十分萧索之象。

七月三十日至八月四日，西直门紧闭，仅敌人及西籍人可以出入；盖西北郊尚有未及退却之二十九军散兵与反正之冀东保安队，敌兵正忙于搜击，"维持会"与敌人两方俱雅不欲其窜入城内也。莃斋暂避期间，校事多不接头，余亟欲速其归来，曾三次尝试进城，皆归失败。第一次为三十日，至黄庄，被敌兵阻止折回；时海淀一带满布敌兵，貌若在休息中，实则正作搜击保安队之准备，设余等前进至西直门而终不免于折回者，则将适逢其会，前途必有不堪设想者；涛每**之女仆与鸣岐***之厨子，是日几

---

* 手稿此字为"肯"。——编者注

** 手稿此处为"陈涛每"，即陈铨，时为清华大学教授。——编者注

*** 手稿此处为"赵鸣岐"，即赵凤喈，时为清华大学教授。——编者注

遭不测,即一例也。第二次已逾黄庄而南,终亦废然而返;黄庄派出所巡警有横被杀戮者,所前陈尸八九具,望之惨然。第三次居然进抵西直门口,但终不得入,仅与佩弦通一平安电话而返。于时农事试验场驻有敌骑兵,时向街头巡逻盘问,借用电话之警察所亦雅不欲我等逗留过久。

八月五日以后,城门始渐开放。初每日只开四次,由"维持会"之警士司之;时敌兵已有少数入城,其一部分即分派在各城门警视。及南口战役开始,西路军运日繁,势必穿城而过,西直门始竟日不闭;于是出入者必经检查,其严密之程度,视前方军事之利钝而差。较后,则更视便衣队活跃之程度为移转。美富行之公共汽车,旋亦在意国旗之下,恢复行驶。检查虽严,西郊虽始终不靖,师生员役出入虽亦颇频繁,幸迄未发生重大事故。女生唐必安,携《大众知识》一类之刊物进城,曾被拘留盘问约三小时;余仆智奎,为介唐表嫂送一包袱进城,事前徇表嫂之意,未先一究其内容,及检查,忽发见无数信件,因亦遭扣留盘诘至数小时之久,幸信件皆平安家报,否则稍涉嫌疑,此仆性命即不保矣。学校小汽车出进则较自由,但余亦曾数数下车。

自七月二十九日至九月十四日,除因公私事务进城十余次,并曾在城内寄宿前后约有十日外,馀皆在校中居住。正之、芝生,则因须提前南下,于九月初即离校。茀斋于城门开放之第一日亦即返校,至九月十四日始与余相约同时离校。此一月半之中,就公事言,大约可分为二时期。第一期内,校务会议中剩馀之四人日必晤聚一室,办半日公事,夜则在校长之住宅与其它留校同人相见,并展读路透社消息,听取无线电播音;陷虏以后,犹不至沉闷抑郁以死者,赖有此耳。如此者适为一月。至八月杪,保管办法既经决定,保管人员亦既产生,于是校务会议中人名义上始告卸,正之、芝生因得摆脱,应召南下,而余与茀斋亦只须在幕后稍事策划,无复逐日办公之必要矣。

余初住南院世昌弟处,与茀斋住宅望衡对宇,逮后最冷落时,南院中硕果仅存者,即为余等守大门之二家,馀则张家之犬,李家之猫,赵家之鸽子鸡雏而已;猫狗无人饲养,则皆就食于我,每当饭罢,后门必有跟跄之影,厨下必有咆哮之声,皆是也。至第二时期,则相约迁居后工字厅东西两客室;至十四日悄然出校时,床头卧具,书桌陈设,举未移动,盖不欲作无谓之张扬也。于时绿荷未尽,丹桂初开,好景一年,于斯为最,设非南中电召，真有流连不忍去者。

此一月半中，心绪虽劣，书本生活则始终未辍。有三四事差可纪述。一为聚五六年来所作之短篇优生文稿而编次之为一集，曰《优生闲话》，凡百六十九篇，约二十万言；拟定为《人文生物学论丛》之第四辑，仍交商务出版。二为将《笔记小说大观》一书中剪贴而得之资料，分类编订，得二十余册。三为将此书再度快览一过，择尤剪存；此书本不拟保留，经两次爬梳以后，即归散失，亦不甚可惜矣；全书五百本，至九月中旬仅及一小半而止。四为对"巍科人物之血缘研究"一题，续有所获，计有清一代五百六十额中，入我网罗者，至此已达二百数十额，即约得百分之四十。

堂上于去年秋季由余侍同到平，一年以还，起居尚称顺适；事变发生后，亟欲送其回南，初拟俟余因公南行之便，伴送至京转沪，因循不果，至七月二十边，浡弟将免票寄到，始于二十二日就道，同行者有文英母子，昌弟护送至津，仆智奎则随车至京，一路照料。八月五日，得智奎自津来信，七日智奎自津归，始知堂上一路平安，方觉放心；智奎则因战事搁浅在津，又适依其兄居河北区，受惊不少，幸终亦安然归来。大哥及文英于七月底均有信发出，均至八月下旬始到。堂上于七月三十日即转沪，则余到湘后始确知之。

七月二十八日晨，敌机大举轰炸西苑；同日午前，二十九军与敌战沙河，炮弹有落入园内者；于是全校震惊。同人眷属初皆集中科学馆与图书馆之最下层，至晚，全体议定于次日晨由平绥路退大同太原。余眷*则更拟自太原趋卫辉，至华丰纱厂董亨衢伯处，曾以电话征余同意。芦沟变起，亨衢伯与前鼎兄嫂均曾来信约眷属到彼暂避，雪中送炭，弥可感激。既而知平绥晚车即已不通，只有作罢。二十九日晨一度混乱时，室人曾率诸儿到朗润园郭绍虞兄处暂驻，下午，复回寓，检取必需服用之物后，始入城，与伯伦一家同寓东四报房胡同景钺兄住宅，时景兄嫂避暑威海，犹未卜归计也。余是日回校时，本可返寓与家人一晤，惟一时风景全非，怆怀不已，卒卒未果。后被阻西直门时，欲由电话传达平安两字，亦未如愿。至五日城门开放，始获相见，别虽经旬，恍如隔世矣！回首十年以前

---

* 手稿此处有"与伯伦一家"字样。伯伦，雷海宗先生，时为清华大学教授。——编者注

国民革命军取淞沪，蕴藻滨大桥被毁，余困守政治大学，未得与家人通问一探休咎者，亦几有一周之久；抚今追昔，事若一辙，为之怃然。

留守之一月半中，校园外枪炮声未尝一日间断。初则有敌人对保安队之肃清战，大率在校园以南；后则有敌人与便衣队之游击战，初亦在南，后渐由东移而至北，而德胜门监犯之越狱实为之滥觞。车站有敌兵四五十人常川驻守，天丰煤栈屋顶且设有炮位，故劈拍声更频作。附近农民，颇有因便衣队嫌疑而被杀者。便衣队初亦颇骚扰，化学馆墙外之水磨村，即圆明园全盛时伶官眷属所居之地，曾被劫至两三次。村中居民十九为校工家属，至是皆移入园内暂避；阒无一人之西院住宅，一时顿复旧观，但稍有能力者终亦向城中陆续移徙以去。圆明园与迤东之大石桥曾一度为便衣队渊薮，多时至三四百人，中有散兵、流氓、越狱犯、共产党徒、东北学生等，前因左倾关系被学校辞退之某火夫确亦在内指挥。后敌人侦知，以轻机四架合力轰炸，亦殊无甚结果。余是日适入城，未得目睹，昌弟则曾清切见之，谓当敌机低飞掷弹时，颇若即以清华为目标也者；两园仅一墙之隔，自不免有此印象。惟一月半中所遇声响，就余一人之经验而言，当以七月三十一日之地雷轰炸声为最大。是日敌人将东门附近之路轨炸毁，余与正之适在秘书处办公，仓卒间颇疑大楼中炮，为之逡巡者移时；后工役在新南院余住屋后检获长约四五寸之碎轨若干段，始恍然于巨声之由来；碎段之一存昌弟处。正之宅后之电线为一碎段打断，新南院电话为之不通，后始终未能完全修复。

敌人于此时期中，对文化机关尚能尊重，对我校似更能力避骚扰，不知是何缘故；意者彼或以为我与美国之关系仍为二十年前之旧，而不能无所顾忌欤？然其对我人有形无形之辱侮亦正不一而足，平绥轨道未修复时，其运输车穿越校园而过，即走沿河马路，由东西大门出入；同人谓此殆无异腰斩！其随军之翻译等，率多久居我国之浪人，曾数度到校滋扰，有名石原者竟擅到会计科索看账目，查问存款，真可云肆无忌惮。幸此伧所属之部队旋即它调。继之者为一岩根部队，纪律较好，收取校卫队枪枝时，曾出收条一纸，谓事平后归还！职员同人在东门外饭店进食，值敌人搜索便衣队，有被侮辱者。最可痛之一事为庶务科农事股司事杜君之被害。杜君家居车站附近，每晨必进园办事；九月上旬某日，敌在城内捉差，将送往南口工作，途经清华园，车行甚缓，跳车图逃者甚多，杜君行经其地，被认为脱逃之一人，即惨遭毒手。杜君本为校工，因勤勉升司事，母老子幼，身后景象极惨，当日发见其遗体者，即为其七旬老母！后校中与以六个月之薪金，聊示追恤。余欲为叙死难经过，便它日就地立石，用垂久远，仓卒南行，至今未果；容俟农事股主任石让斋南来后再图之。

七月二十六日余离家将南行时，曾语室人，设有变故，即率诸儿走避，余书可勿问，第取余手录书目一册，留日后纪念可也。后余回校之第三日，始得闲将先世遗墨及家谱旧稿等，汇装一簏，于第一次进城时送存报房胡同寓所。及智奎自津归，始属其将全部藏书，逐日装存，一星期始毕，共二十八箱；先行护送入城妥藏，徐图南运*。忆明社屋后屈翁山送顾宁人诗，有"飘零且觅藏书洞，慷慨休听出塞歌"之句，竟若为今日我辈咏也！其它比较重要之物品，则于校方保管办法确定后始陆续搬运入城，余所珍爱之连理葫芦自在最先移存**之列。

学校保管办法与人员确定之数日中，南中一再有电报到津，并由在津之企孙兄转平，称北大、南开与我校已决定在湘合组一战时大学，促同人南下；无线电播音亦有同样之消息传来。于是同人集议，促正之与芝生二人先行，其它教授及一部分比较高级之职员则稍缓亦可陆续图南。天津青岛两地，并指请专人暂驻，任通讯与招待之责。芝生、正之用是于九月七日离平，十一日离津，属第一批。余与莆斋及昌弟于十四日离校，十六日离平，二十日离津，约当第三批。至余追叙此图南经过之今日，教职员同人到湘者已逾百人，仅就教授数量论，已占十分之九；同学分批南来者，亦且达七百人之谱。当此金瓯破缺之馀，犹能聚首一堂，维一缕弦歌于不绝，亦不幸中之大幸矣。平郊校产，在正宣、健君、凤笙、温德等五十余人苦心维护之下，一时当亦可告无虞。至家人暌隔，天各一方，情固可伤，事非得已，犹幸交通虽梗，音问可通；如天之福，敌人鉴于我民族实力之不可侮，国际正论之不可拗，及时悔祸，还我河山，则团聚之期，当亦不远也。

---

* "先行护送入城妥藏，徐图南运"句，手稿文字为："商之美籍教授温德先生，请其伴送入城，并即寄存其水月庵八号之住宅中；其同情心与爱护文物之意，令人感佩"。这批书后来并未南运，在抗日战争期间全部散失。——编者注

** 手稿此字为"藏"。——编者注

日　记

九月十六日，晴。六时起身。七时半到东车站，已极拥挤；余仆智奎押行李先到，但未见。与昌弟先购月台票上车；昌弟旋又返站视检查行李经过。头等车中客尚不多，但较好座位已被敌人包去，茶桌上置有卡片，名为预订，实同强占；七月二十九日以来，主客易位，已牢不可破，此犹其渺乎小焉之一例耳。昌弟去约半小时，始与荛斋同至，智奎亦随到；始知敌人检查行李情形虽极混乱，虚耗时间尚不多，最不堪者为打行李票之手续。行李房以七时一刻开门，至八时许，循例打出之票尚寥寥无几，经查看，方知员司有意留难，借此敲诈，旅客不从后门入贿，彼即不由前门出票。我等行李七件，闻终亦纳额外手续费一元八角，始获打出。荛斋又谓脚夫亦乘机聚敛，检查时彼亦曾被勒索一元。国难至此，尚有人如此趁火打劫，真可谓别有肺肝。中国若亡，必亡于此等所在，而不亡于武力之不如人。福田来站视我等行。

车于八时三刻开行。沿途有站必停，有至半小时者。永定门为出平关口，敌宪兵登车逐节查看，费时最多；它如丰台、廊房、杨村等站，敌粮械山积，运输特忙，耽搁亦久；其它小站亦大率有敌兵上下。统观全路，盖已完全成为敌人军事工具，其犹许我人乘坐者，一则格于《辛丑条约》，再则亦所以市恩耳。车上便衣之敌人亦多，有娴习华语者；荛斋坐饭车中，谓情形亦复尔尔。邻座客某，举止阔绰，对车役时或颐指气使，见敌人则足恭作诌笑，亦略能作日语；从多方面推测，当为北宁路一重要员司无疑。车上无事可做，瞌睡至三次之多；事先购得隔日《庸报》一份，偶一寓目，聊遣沉闷与免人过于注意而已。

下午五时半到天津老站。下车即紧随大众出站。自月台，过旱桥，出栅门收票处，一切如常，了无留难。至票房附近，两旁即见敌宪兵若干，但余亦未见其有何动作，盖一心脱离此种境地，即有亦或不易入目，更不欲多所顾盼，以自寻麻烦也。后荛斋语余，彼前后行之二旅客即被指出，截留。两旁伺立之敌宪兵，一司指点，一司截留，大抵被指点者必在被截留之列；但亦间有例外，昌弟谓彼亦为被指之一人，而亦安然出站。闻此种办法敌于八月十二日起实行，初时最注意青年学生，被扣者特多，但除盘问与拘禁外，并*不虐待，终亦释放，拘留最久者约为一月；但后亦无甚选择，大抵除携有儿女之有家人可以幸免外，馀皆有被指点截留之危险，即龙锺老者亦非例外。被诘问时，若故作聪明，如以**学校人员诡为商人等，则辞穷之顷，即为受辱之时，相识之***某君即曾以此自贻伊戚。

天津负责接洽者为周培源兄；事前并曾指定法租界十号路六国饭店为同人过津寓所，至是即坐该店之接客车到店。甫下车即遇远荣，亦新至者。旋培源亦到，谓适至站相迓，值大桥头过敌兵，到达稍迟，以至相左；稍谈后，约定晚八时到其寓所详商各事。晚饭后，了一来，述其初来时被扣留一小时之经过。

培源寓英租界中街福隆洋行楼上。了一去后，即与莘斋往访，议定二事，一为同人南行，如须先期领取旅费，须于十月五日前到津为之，过此须到湘后补领；所以为此定议者，缘培源亦须南行，不能久候也。二为南方汇款未到以前，旅费所出，应再向开滦矿务局王崇植兄处商拨。旋即同访崇植兄。回寓已近十一时。

此日旅途尚称平顺，在津友人皆为额手称庆。谓莘斋与余，虽非敌人欲得而甘心之人，但设抵津站时不免稍有盘问，而余等于姓名与职务诸端，又不欲撒谎，则截留与"押解"回平，恐无法避免，前途再欲图南，必更有戛戛乎难能者。培源曾于事前商诸王崇植兄，颇欲借开滦方面英人之力，到站将我等接出，后因英人亦怕多事，未果为之。

九月十七日，晴。上午，将外出，适之夫人来访，谓将于二十二日乘轮南下。到马大夫医院探企孙病。企孙患伤寒，但不剧，温度在华氏一○一与一○三之间，尚颇有起落，告以当安心静养，校事目下南北两地均已稍有办法，可以勿虑。至秀鹤图书馆，购马林诺斯基所著《野蛮人之性生活》一书，备长途阅读。于旅费事长沙续有电至。饭后到黎栈商务印书馆，购陈田所辑《明诗纪事》一部十册，价只二元一角，得此，长途更不虞无法排遣矣。看影戏一次。夜，培源来，悉岳州轮，因风迄未进口，改二十日启碇。饶树人兄来；知北大同人南下，比我校更多困难；树人离平

---

* 手稿此字为"尚"。——编者注
** 手稿此字圈去。——编者注
*** 此三字手稿为"我校会计科"。——编者注

已及一月，尚未成行。

九月十八日，雨，旋晴。午前看《明诗纪事》。下午观电影，主片为《马德里开出之末次车》，描画战争惨状及平民避地光景，颇逼真。今日适逢"九·一八"，而我等离平经验又与之颇相仿佛，观后益多感触，若在平时，尤其在不爱看戏之我，必不尔也。至天祥市场听刘宝全大鼓，悲歌慷慨，得些微印象而已；余固金星不入命者，到此借识其人，它非所望，至《老残游记》中所描绘之种切，更有不能领略者矣；余等到场已迟，不及二十分钟，即已曲终人散。出游天祥市场之其它部分，二层有旧书摊五六家，无甚可看之书；在平时闻南开大学藏书已有在市场出现者，遍询未得，咸称华租交界处检查尚严，片纸只字不容出入，遑言书本。* 夜饭罢，购方出笼之月饼三盒，以其一携赠培源兄嫂。

九月十九日，晴。晨起迟，早食奇饱，相约午食可省去，晚食可提前为之，夜则携月饼至英国花园赏中秋月；中秋月可赏，为其团圞也，从今去室家将日以远，而亦曰赏，人或笑其不识人世有伤感事，余则以为生姜汤自暖肚，亦正有其不容已者。至梨栈理发，遇平市社会局雷局长任内之秘书某君，为言雷于七月二十九日仓卒出亡状。雷名嗣尚，颇有识见，为事变前冀察政局中最能抗日之一人，教育界同人集会时，彼必列席报告最近消息，颇为同人所器重。又到天祥市场看旧书，卒购开明出版之《十三经经文》及其《索引》各一册，仅出资二元二角。与莆斋再度探企孙病，知较前更有起色，温度续有降落；告以明日须离津南下。午后开始作此《图南日记》，图南一词原出庄子，鹏鸟置身九万里之上，谋徙于南冥，余固不足以当之，惟"图南"与"逃难"，为一音之转，亦可谓为完全同音，曰图南，不曰逃难者，较蕴藉耳。** 成三四百字，即有*** 尚贤之内弟马君来访，谈河北**** 被难情形甚详。又看电影一次，片名《喜相逢》，亦只好作生姜汤看。又到市场买零星物品，备途中之用。归寓已将九时，分食月饼如约，公园看月之雅事只好作罢矣。培源送船票来。校友高君来寓送行。

---

  * 手稿此处有"在北安利"字样。——编者注
 ** 手稿此处另有一句："宋处士陈抟字图南；前尝见一南航闽广之海轮名'图南'。"——编者注
 *** 手稿此处有"方"字。——编者注
 **** 手稿此地名为"津市河北区"。——编者注

九月二十日,晴。五时即起身。五时半由客店汽车送至紫竹林,登太古公司驳船;搭客因岳州轮迟开两日故,倍形拥挤;皆席地坐,余等三人及了一兄嫂合占一角,与远荣兄嫂等相去亦不远。七时启碇,约十二时到塘沽。沿途颇平安;惟中流时有小轮满载敌兵西上;将近塘沽,又见有大营房正在建筑中,为触目可憎耳。驳船到后,照例应即靠大轮,将客人驳过。会有大批货物装舱,货船蚁附,直至下午五时,始获如愿,仍由码头转登,非直接靠驳。此五小时,虽有夜长梦多之感,究亦非完全虚过。耳目接触足资感喟者正复不止一事。

今日晴朗,天空不着片云,而驳船之上,桅樯轳轳而外,几无长物,足资隐蔽;抗日情绪,凡稍有血气者,当无不油然加烈。此一事也。

然乘客之中,沉着抗拒者究少,心猿意马、不耐久候者究多;有跋涉登岸后趋登大轮者,亦有以舢板为诞登大船之慈航者;于是呼船、争价、拉客人、抢行李,舟子间之攘夺,脚夫间之诟詈等中国码头上司空见惯之现象,纷然杂陈,直至四时光景,始告一段落,而驳船客人已十去其九矣。此次行旅本属逃难性质,而此四五小时中所目击者不啻为全部逃难过程之一缩影;余常谓国人寻常生活,如上火车,买车票,进电影场等,即大有逃难意味,何况今兹之真逃难乎!此又一事也。

塘沽当白河之口,一望平芜,鲜可驻目;河中风帆上下,亦无非敌方之人马粮械;大抵每一小轮必拖二三驳船,皆满载,其拥挤程度不亚于我;白河口外当更有巨大之运输舰,我等所见者不过运输手续之一小节而已。敌人军运,自十之八九为进口;间亦有出口者,最引人注目者为一大轮名长江丸,观其排水线印,似亦装载颇重;舷际栏杆上揭一长及寻丈之白布条曰,"北支派遣皇军战殁男子之遗灵",显示全船内容为兵士之遗体或其遗灰,其数量当必有可观已!敌人于此等所在本多隐秘,而于此特表襮之,岂其意以为津沽一隅水陆既已全入其掌握,可不复有所顾忌欤?抑尚有特殊之迷信存乎其间欤?——是则不可得而知矣。是又一事也。

若辈舍驳船而去之乘客果皆捷足先登乎?则又未也。货物装舱未竟,统舱客拟占用之甲板即不能腾出,则又不得不麇集码头,静候买办之发落;如是者亦且三四小时,其拥挤如故也,其为烈日熏蒸亦如故也。庸人自扰,大率类此。余始终主静待;公司遇我辈如货物,将我辈驳运而来,货物固块然不能自动，非靠驳无由入大船者，则公司必有所以发落我辈之一日，躁急又奚为者？同人颇韪余言，八九人者，皆守至五时始由小船拖靠大轮所靠之码头，再由码头登轮；同一守候，而拥挤之痛苦减少矣，上下舢板，跋涉浅滩之手脚省却矣，与舟子脚夫争闲气较铢锱之烦恼不自寻矣。

五时登岳州轮。自码头仰望，船上已若无立足之地，而码头上鹄候者尚大有人。余到达时，吊桥上无人上下，只船警一人把守；余欲上，船警呵止之曰，须六句钟始可；余厉声曰，甲板上之大众又于何时上船者耶？警语塞，余直冲而上，警亦无以阻；于是守候在码头者皆随余而上*。后有人语余，谓设非余先登，则馀众真将候至六时；揣彼警之意，亦无非欲趁火打劫，借留难之法赚些微外快而已，众人出钱买路既有所不甘，出头开路又有所不敢，于是只有等候之一法；及余至此僵局始打破云。其人言次颇壮余之勇气。由吊桥踏上船舷后，尚须走若干条七横八搭之跳板，始达甲板平面，余当时一鼓作气，居然履险如夷，事后亦颇自诧也。

在人丛中来复排挤而行，约十分钟，始发见余等所定之东官舱。舱在船尾极端，而余所得之铺位尤为极端之极端。全舱铺位凡十二，余等入时，早已被其他乘客之行李所塞满，余铺位地属下风，更于无形中成为天然堆栈；交涉良久，始由物主呼茶房稍稍撤去，撤至最后，居然腾出半席之地，以报余所出四十五元之代价；然入夜蛇行而入，仍不能无"身卧万山中"之感！

东官舱之芳邻为厕所；过此则又为厨房，除所谓大菜间之客人别有大菜可嚼外，全船千余人之饮食无不于焉仰给；于是二十四小时之间，所有煮水、焖饭、烧油锅所蒸发之热气，几全部顺风向东官舱输送；而油脂、酱醋、臭虾、咸鱼等诸色香味更袭人而来，不稍间歇，其全盛时，几可使人窒息。舱中有电扇，又有两三小窗，可得微风，以驱遣此热气与臭气，然余既安宅于层峦叠嶂之间，与世隔绝，亦殊不敢作非分想矣。部署粗定，探知大批行李之主人为某**，一行兄弟妯娌四人，又男孩及关系不详之少女各一人，全家虔奉基督教，将远赴云南传教，尽室以行，故行李多至五十余件！若辈

---

* 手稿此处另有一句："，了一兄嫂亦在其中"。——编者注
** 手稿此二字为"姓周"。——编者注

到滇省后，汉、回民族以及苗、瑶土著，果能被几许深恩厚泽，所不敢知，而我则已拜惠孔多矣！

夜九时许即入山高卧，明知不能入睡，但半榻而外，更有何我容身之地？

昌弟购统舱票，有票无铺，久觅不得。至夜始以八元之代价在船警卧室内得一榻地，而此船警者无他，即午后在吊桥拦住去路者也。呜呼，货贿往来，亦竟事有前定！世有续编《前定录》之好事者乎，其不遗此一例。

九月二十一日，晴*，至晚，微雨。晨三时启碇，起锚时之巨声与全船之颤动，可于半睡状态中微闻之。六时半即起。早餐仅进粥一盂，非关胃口，实有量出为入之意，盖与理财家所讲求者稍有不同。舟车中最不便之一事为大小便，余每出行，必有戒心，此番环境更非寻常可比，自尤不得不多作未雨之计；用心甚苦，但亦无可如何。粥后与莘斋出舱，并登上层甲板，居然尚有路可通；盖所谓统舱客人，经一夜之爬梳清理，已较前为整洁，不特芸芸众生已各有立锥之地，而蚕丛中亦已有鸟道可寻也。余步履虽艰，亦尚能来去自如。

上层甲板亦告客满，救生船亦成安乐窝。有全家占用一救生船者。余笑**曰，设有不测，此当为全船第一等舱位，大菜间不及也。最奇者，帆布制之大棚上亦有少数搭客拥被高卧，海风虽大，清梦不惊；美国牧师明恩溥称国人神经强韧，醒时随遇而安，倦时到处可睡，此不亦上好之一例欤？天气阴寒，上层尤甚，搭客已有穿皮背心者；以此与东官舱相比，真另一世界矣。

归舱阅《明诗纪事》；晚又出《野蛮人之性生活》读之，灯小光弱，勉尽数页即睡。将入滇传教之周君谓亦曾浏览及此，颇信此等野蛮人之行为大半为撒旦所劫持，故多荒谬绝伦。余唯唯否否。私念野蛮人之性生活每合情理，及与基督教之性伦理接触，或传教师强以其所自信者润饰之，矫正之，于是始坏。余甚为滇南之苗、瑶土著危之！

晚八时到烟台。因戒严故，须明晨方许登岸。

---

* 手稿此字为"阴"。——编者注

** 手稿此处有"语莘斋"三字。莘斋，沈履先生，时任清华大学秘书长。——编者注

九月二十二日，天放晴。七时起身；粥后，询明岳州船须午刻以后方能启行，即与茀斋、昌弟坐划子登岸。划子与悬梯不免动荡摇曳，余尚能应付裕如，一半亦缘坐困樊笼已逾一昼夜，求解脱之心甚切故也。至岸，即至青年会访总干事王振东兄。振东为言当地状况，谓战衅将开与初开时，形势亦颇紧张，迨后敌侨全体撤退，则又忽转沉寂，市民生活顿感舒泰，为烟台开埠以来所仅见；同时我方各种防御工作，亦得从容进行而无顾忌；为敌人设想，撤侨之举，实为失着。余等自码头来时，亦即有此印象。码头一带有守兵，但检查不严；防御工事不易见，但市街转角皆有电网与沙袋之布置；市容甚萧条，惟市民似尚能各安生理。酒排间及操神女生涯之各国女子亦尚未散去。振东谓本地富户绝少他徙者，以前有内战时则不尔。王崇植兄有一函件，托茀斋转交开滦分销处，即托振东饬役送去。振东有妹，民二十年余*参加山东夏令会时，彼亦为助余之一人，至是亦趋出相见。

　　余等旋至东华楼浴。适飞机警报至，擦背者舍余而去，谓将出窥究竟，既而不返，始知其实因胆怯避匿；后茀斋之擦背者出为代劳，始告蒇事；亦图南过程中一折趣剧也。浴罢，赴振东大罗天午餐之约。振东徇余等意，食品皆点当地产物，其中海参、蚌肉、及新登之葡萄二色，尤为鲜美**。此行除食浴外，又解决一要事；余已三日未大解，今日不能复忍，而轮船环境又绝不许可，至东华楼始获蹲而为之，虽大费力，亦真大解脱矣。

　　归舟已近十二时，振东送至码头始返。将半日来解脱经验为同舱者言之，皆大羡慕。上船时见传教师某***氏妯娌之一坐划子而去，颇讶其发动登岸之迟；后知此妇结婚未久，方入娠孕初期，不耐舟中生活，不得已将改由旱路南行，盖亦一于大牵惹中求小解脱者。

　　船于午后一时开行。新浴后更不耐舱中闷热，出至船头倚栏观海。舟沿成山角之北岸而行，右山左海，景色绝胜；烟台一带海水，色本碧绿，晴光映照，益见鲜明，水母成群，逆舟掠过，紫白相间，别饶意趣；小岛三五，棋布海中，宛如明镜上堆若干晶莹石块，其界画分明处即其

---

　　*　手稿此处有"来烟台"三字。——编者注
　**　手稿此处另有一句："；茀斋、昌弟均初次来烟，倍觉有味"。——编者注
***　手稿此字为"周"。——编者注

天然妍丽处。余语莆斋、昌弟，中国山水画无此一派，则以前画史乘桴浮海者少故也。四时半抵威海，旅客亦复不少，而行李尤夥，拉杂由舢板向大船抛送，归途竟为所塞，伫候良久，始因他人之扶掖，得归舱夜饭。

船头乘客亦甚拥挤，盖亦早成统舱之一部分。其中一角，约二三十人，为清华及他校同学，以及若辈之女友，因患难而得为进一步之交谊者。余曾授读之张生德澍等亦在其中[*]。张生言若辈初上船时，即以团体之力，占此船头一角地而有之，及工役出而需索，则众口一词曰，"已买船票，决不再出分文"；工役等亦无如之何。甚矣群力之不可不讲也，彼为茶房买办剥削至体无完肤者，皆工于自谋，一心但求一己之苟安，而不知有团体可恃者也；今昔教育之分野，民族竞存生活推陈出新之关键，其在斯乎？

在船头又遇向鸿儒君。十年前，向君为[**]政治大学预科生，曾听余讲授，至是相见，已不复省识，但觉面熟而已。十年前此日，余主政大校[***]务，国民革命军入淞沪，学校被收，师生星散，余即为办理结束之一人[****]，不图十年以后，余又不得不以主清大教务之人作暂时结束清大之不祥任务——人世几回伤往事，而往事者又复前后毕肖，则其可伤之程度不更强烈耶！向君楚人，字君实，任教河北法商学院，此次亦挈眷避地回南。

船于九时离威海。夜深人静后，独据官舱中共饭之圆桌，稍做功课；初则读《野蛮人之性生活》，继则续写此《图南日记》。同舱有四川口音之少妇一人，倚椅背假寐，久而不去，余颇讶其不知趣；后知彼实无铺可睡，至夜必以三椅合成一榻，而三椅之一今晚适为余所占有，不便启口，惟有静待，乃知处此种境地，不识相者实余，而非彼也。余亟将椅子让出，悄然就枕，追写日记，且待来朝。

九月二十三日，晴。今日可到青岛，晨午两餐进食较多，仍不外量出为入之意。上午，与同舱客人闲谈。同舱除莆斋、远荣一家、传教师某

---

[*] 手稿此处有句"，其女友为燕大新科毕业生"。——编者注
[**] 手稿此处有"国立"二字。——编者注
[***] 手稿此字为"教"。——编者注
[****] 手稿此句为："余与金井羊兄即为办理结束之人"。——编者注

氏*兄弟夫妇等外，尚有蜀人某**氏一家及其亲戚，成一避难单位。此单位人口众多，居东官舱者六人，其中二人无铺位，仅能捉空休息，昨所述之少妇即其一也。其主人为一五十余岁之老母，面目极清秀，谈锋亦健雅，少年时必为一美妇人。老母谈次颇赞许卢作孚氏在川省经营之各种事业，谓以民生公司轮船与此岳州轮相比，整洁利便，相去无殊天壤。其子某***，肄业清华工学院，因一二学程不及格今夏未能卒业，****惟国文尚好，字亦挺秀，青年中已为不可多得，或即得诸乃母之遗传欤？某**生新妇，声音笑貌，颇肖五姑母家适杭州南星桥凌氏之表妹。前日于驳船中见一少妇，与伯伦夫人极相似，弗斋亦谓然。余常谓两人若相肖，其相肖之方面必不止一二，而此二人者初不必属于同一血统；此二例者均有以实我说。

传教师某*兄弟夫妇三人之行动最惹人注目。某氏*本为南美洲英属几亚拿之华侨，于七年前归国；初在察哈尔北部传教，最近因上苍垂示，改赴滇南，其志可嘉，其情亦可悯矣。自东北转西南，长征万里，举室以行，妯娌二人，均有身孕，一幼子不及三龄，尚须保抱——为宗教信仰而不辞劳瘁若此，是志之可嘉者也。但知一己信仰之可贵，不知人亦有其可贵之信仰，而必欲强人就我，自信之至，情令智昏，此又情之可悯者一也。返国七年，中土语言，尚未娴习，祖邦教化，更自惘然，乃贸然欲为人说法，即滇中汉族，犹恐未能接纳，遑论回、苗，此可悯者二也。华夷生活，习惯不同，某氏*所习熟者，且为比较高级之英人生活，余观其食前必盥手，食已必漱口，一匙一箸，必入沸水而后用，一日之中，洗面至六七次，此种洁癖在西南民族杂处，瘴疠未除之地，不知又*****将何以维持，设或不能，则疾病之来，不知又将何以幸免，此可悯者三也。若辈在舱中，得间即向人说道，其妇尤热心，舟将至青岛时，彼亦以一种布道之刊物授余，并询余对基督教亦感兴趣否，余笑应曰，余本信徒。

---

* 手稿此处为"周氏"。——编者注
** 手稿此字为"王"。——编者注
*** 手稿此字处为"名载"二字。——编者注
**** 手稿此处有句："人品殊不及乃母，学问不论外，临事亦甚粗心，向弗斋借看某书之上册，竟全失洛；"——编者注
***** 手稿此字圈去。——编者注

妇之夫名某*，夫兄名某**，谓野蛮民族多受撒旦播弄者，即夫兄也。余尝叩彼等是否属内地会，夫兄亟辩曰，"否，否，余等不隶属任何教会，余等信传道之事，完全为上帝对个人之启示，与教会无干。"余自忖曰，舍察北而之滇南，自觉之上帝启示居半，不自觉之安全之动机恐亦居半也！

饭后收拾行李。二时抵青岛。余等船票，格于买办之私章，本买至香港，至此已无用，而传教师某氏***之一人只购得到青之统舱票，余即以票相赠；莳斋之票则赠与清华学生赵君****，以羡补不足，彼跖之徒之买办亦未见其计之必售也。外国语文系同事徐锡良兄，先期到青，招待过青同人，至是到码头相迓，轮船在大港靠岸时，彼已守候多时矣。

下船。驱车至中国旅行社招待所。浴；昨在烟台浴时，未换衣裳，身上发奇臭，不可复忍，而衣箱尚未取到，临时赶至市上购衬衣一套，勉强换上，尺寸称身与否，不暇问矣。*****购阅上海《申报》及汉口新分设之《大公报》，知故乡确已沦陷；先大父于洪杨乱时作诗，有句曰，"从兹萍梗无他恋，二百年来祖父坟"；此情此景，不图七十年之后，五年之间，又续演两次也！******

作书寄室人。清华第八级毕业同学扶学炼君来访，谓适因工程事自汉口来，知梅校长已到长沙，临时大学在积极筹备中。又遇在平汉路服务之工程师郎君，为言长辛店一带战况及黄河北岸我军设防情形。昌弟在船上受凉，下利，稍困顿；余等因决定在青逗留一日；莳斋初次到青，亦可借此游览。夜饭后，*******步行之海滨，由栈桥达回澜亭，海风甚劲，数日来秽浊之气，更经一番洗涤，为之一快。余久有志于劳山，向旅行社探问行程，则谓一日来回太嫌局促，且后山已入警备区域，须有官厅证件，

---

* 手稿此处为"罗伯"。——编者注

** 手稿此处为"查理"。——编者注

*** 手稿此处为"周氏"。——编者注

**** 手稿此处为"助教赵君士赞"。——编者注

***** 手稿此处另有句："换下之衣袜即交社役付洗，及晚间尚未送出，比追问，则谓袜只有一只，其一遍检未得，及告以余本一足，何来第二袜，彼始恍然；众人为之哄堂。"——编者注

****** 手稿此下接句："若只就倭祸而言，则三百年间，此已为第三次，明嘉靖间之一次，则有四世祖江山教谕士英公（旧谱作二世祖）避地安亭，流寓甚久，士英公与归太仆有光有深交，邑志与家乘似谓其谊在师友之间，或即避地有以促成之云。"——编者注

******* 手稿此处有"与莳斋、锡良"几字。——编者注

方许出入；只好作罢。第干戈扰攘如此，海岳*一隅，何日可重睹太平，容我辈徜徉其间，殊不可知耳。夜眠较早，半所以补连日之不足，半亦为明日畅观青岛地步。

九月二十四日，晴。晨起特早。** 写信二封，一寄浡弟，属转堂上、大哥，综述七月二十八日以来情况；一寄正宣。锡良为购定到长沙联票，卧铺票不在内，二等亦约须六十元。未早食，午食则提前为之。食罢，雇马车出游，言定每小时五角；即自中山路出至海滨，沿各浴场所在之海岸线绕行一匝，中经海滨公园、水族馆等，皆下车，*** 至德国废垒，始折而西，穿山东大学、中央公园，以入于敌侨工业中心之市街，最后仍归中山路，费时约三句钟。山大于昨日开学，但学生到者寥寥，究能维持几日，甚是问题；余六年前来此，今甫、太侔、一多、实秋等皆在，饯余于市上某京馆，一时热闹，何可再得？兹数人者后复以北平为集中之地，太侔于去年最后至；今番遭乱播迁，欢聚一席，不知又将卜诸何年何地矣。

敌侨中心之市街，除行人车辆外，几于绝无声息。商店、厂房、住宅，大门上皆贴有市政府与领事馆会封之封条，窗上则皆钉有木板；其他市街上敌人之产业亦莫不然。闻居留民撤退前，有饮泣者。夫安居乐业，人心所同，乃一旦因少数野心家之驱使宰割，不能不舍之而去，保障不可必得，还归不能豫期，此情此景，亦大可伤也。然休咎无门，惟人自召，今日之日人，犹之欧战时期之德人，甘心受野心家之鞭策者已久，驯服之性，已成为民族品质之一偏；惟其驯服之至，斯不能不受驯服之报；英人荷尔摩斯论此最详，余前作两民族之比较研究时尝具引之，不图至今日而此种相肖之比较，益觉其亲切有味也。然则为日本民族设身处地，可伤者又岂若干私人企业之放废而已哉！

游兴未阑，因复至栈桥，唤舢板泛至小青岛；小青岛者，今日通称之青岛所由得名者也。岛去岸约二里，望之如在目前，而扁舟打浆，亦须二十分钟始达，逆风则且倍之。今日风大，颠簸特甚，浪花时溅入舟中。岛面积虽小，近经市当局布置后，亦复颇有曲折，引人入胜。四围多大石

---

* 手稿此字为"岱"。——编者注
** 手稿此处另有一句："昌弟饱睡后即愈。"——编者注
*** 手稿此处另有句："水族馆在中国尚属创举，初办时，余尝在《华年》为文为之介绍。"——编者注

块，色泽斑文，盎然有古趣。兹蕞尔小岛，可视为青岛市之一大盆景，远观近玩，均有可取。*

归寓已五时以后。清华校友李庆善、汪煦二兄曾来访，后遇之于广东酒家，为述事变后母校情状及余等南行经过。关锡斌兄由清华学生处探知余来青，亦曾过访，知已外出，又唤车追踪，至废垒一带，犹不获见，又折回旅行社，留字而去，谓将再访。至是，果至，邀至广东酒家夜饭，谈甚欢。锡斌为余六七年前游广东时旧识，甚好学，于青年问题颇有探讨，近在青从事劳工教育，亦著成绩**。途经商务印书馆，自购《人文史观》两册，一赠锡斌，一寄振东，秀才人情，聊表谢忱，并志此行鸿爪而已。又遇北平研究院之崔敬伯及北平幼稚师范校长张雪门二兄于途，盖亦文化界同人之亟于图南者。敬伯在津时曾访余等不遇。

夜九时半登胶济车；锡良及扶学炼君均送至车上。二等卧车系美国"旅客"式，甚精致，与南满铁道者亦相似。十时启行，锡斌亦搭此车回寓，余视其下车后始就枕。睡不甚熟。

九月二十五日，阴。晨六时即起，阅《野蛮人之性生活》。八时车准时到济南。自晨至此，同行者咸惴惴有戒心，以为敌机轰炸，必卜昼不卜夜，而济南一地，必随兖州、邹县、济宁之后，为一大目标无疑。既而无事，则又额手相庆。至旅行社招待所候南下津浦车。寄室人一明信片。旅行社言车无定刻，有车即登，须守候，有即来告。同行者至此，单位已自三人增至八九人，即，了一兄嫂，远荣一家三人，及远荣嫂之友刘女士，已于无形中，与余等合而为一。此较大之单位，在胶济车上尝议定一旅途进止原则，曰，专搭夜车，夜车而跨及白昼，宁于中途下车，改搭后来之车；意谓光阴可不计，而安全总属第一义也。余对此原则虽不反对，单位中有宅眷，有生未及二月之婴儿，亦殊不便作异议，但余始终主赶路之原则，赶路亦正所以策万全之一道也。当此军事时期，铁道运输，随时可生问题，岂容我人从容抉择？至是同人亦咸知只有赶程之一法，抉择之权，不在我而在际会。余本拟走访青年会总干事郑仿桥兄，因须守候故，不果。

---

* 手稿此处另有一句："今日之游，皆由锡良作先导。"——编者注

** 手稿此处另有句："；五年前与其夫人言女士离婚，余不谓然，曾加规劝无效；其新夫人某，二三年前曾屡屡向《华年》投稿，但至今尤未获觌面，殆不欲余见之也"。——编者注

约十一时，得知适有一北上车，将折而南；当即驱车至站。昌弟捷足，又因旅行社之助，居然占得二等卧车室二间，一与远荣一家用，一则馀五人共之。预计明晨以前可抵徐州，因相约不添买卧车票，各以散坐论，后查票员亦不相强。

时适有伤兵车自北来，亦停站中，久不见发落，且亦若无人照料，仅少数青年会服务人员奔走供茶水；月台上间亦有人为轻伤士兵包扎。鲁省为军事最密迩之后方，而设备缺乏如此，舆论对韩复榘氏之时有烦言，亦不为无因矣。青年会干事袁君来晤，谓仿桥已赴前方战地青年会服务，如前数年长城战役之例；谈及省垣近况时，亦谓主席态度不甚宣明，故服务界虽欲为伤兵及其他方面努力，亦有不便过于热心之苦。可胜慨叹！有形似学生之人来募捐，谓将购备食品以犒伤兵；此等人来路不明，但亦不忍拒绝，余等捐洋一元；后悉茀斋在月台上已捐五元。续有来者，唯有谢绝。后方无组织、无设备，一任热心者、好事者、甚或趁火打劫者各行其是，此其明证也。

车于十二时许开行。我车与伤兵车并轨，历一小时之久，同人惧敌机或至，皆惴然，至是始释怀。晨起天阴，至是微雨，且阴霾四伏，有久雨之象，于是更认为天公作美，皆大欢喜。既而果如所期，自午至暮，滴沥者未尝或歇，直至九时到达徐州时，天边始露霁色，不半小时，而星河皎洁矣。痴人许愿，往往有如此巧合者！

沿途鲜可记述者。兖州、邹县、徐州，二日前皆曾遭袭击，小有死伤及损毁，但早经收拾，已无迹象可寻。到徐乘客，折而西上者为多，客室至无隙地。自九时下车至一时半再登车，始终只有在月台伫立或闲步。旅客不胜跋涉而病者亦不乏人，向鸿儒[*]君之夫人即为一例，余见其在月台上呕吐不已。购卧铺票，八人仅得六张，余与昌弟合一下铺。时站中盛传沧州保定俱不守，颇不敢信，惟消息既来自路局，又不能断为完全虚妄。有兵车自西开来，了一谓士兵言语，多其乡音，当系广西赴国难之队伍，将自徐北转者无疑。

九月二十六日，阴。一时，客车配备定当，即趋登。二时半开车，逾限一小时。即睡。

---

[*] 手稿此处为"向君实"。——编者注

车行甚缓,几于无站不停,无站不久候;七时一觉醒来,似尚未出江苏省界;又良久始达归德。四年前,余到开封太原演讲时,道出此途,他无可比较,地方治安今则差胜矣,此可于车站一带民间生活窥测得之。一路兵车络绎,皆东行;士兵精神健旺,惟所御殊嫌单薄,至北地作战,殊不相宜。一路续看《野蛮人之性生活》。

下午一时许抵开封,购阅报纸,沧州保定不守之讯尚未能证实。四时到郑州,到旅行社招待所如例;四年前余尝在此小住二日,*茶役某尚能相忆,主持者闽人某亦仍旧。与弗斋合拍一电与培源,并请其转两家在平眷属。守候至晚八时,始有南下快车自彰德开到,因附载伤兵故,倍形拥挤,亦不能预订卧铺。另有一慢车,自郑直接开出,乘客较少,但甚简陋,二等座悉为木板,卧铺可**不论。同人皆主搭快车,卧铺且待登车后再设法。

登车时情形混乱,同人皆失散,后始复聚。丁燮林兄之弟燮祜亦为同道之一人,事前以看守行李相托,彼则与旅行社中人先登,觅取卧铺;居然有成,惟已须拼凑,致了一、远荣两家伉俪俱不能同室;且人浮于铺,余与昌弟,弗斋与远荣,各共一铺。十时许始开车***。

九月二十七日,阴。晨起,车尚在河南境,近午,达信阳;饭罢,经****鸡公山区域,风景殊胜。车中遇孙伏园兄,谓一星期前北行,将至定县将平教会工作作一结束,距定县仅一站时,车即不能前进,守防兵士亦坚阻;既而知会中同人皆已出险,始折回至彰德,换车至此。并谓北行过郑时,曾遇正之、芝生南下。

下午六时半车抵汉口大智门。伏园兄在汉别有公干,因托其代电长沙,庶几明日有人到站照料。余等则迳行渡江,至粤汉路*****之徐家棚车站;开车原定八时,亦竟延展至十时以后。作短简寄平。二等卧铺已满,远荣一家觅得头等者,弗斋觅得三等者,了一兄嫂、余与昌弟未另设法,各据二人座之长椅权度一宵。伏园兄旋亦登车。

---

* 手稿此处另有一句:"并曾就沿途闻见作稿寄登《华年》;"——编者注
** 手稿此字为"且"。——编者注
*** 手稿此处另有一句:",即和衣睡"。——编者注
**** 手稿此处有:"武胜关及"几字。——编者注
***** 手稿此处有:"湘鄂段"几字。——编者注

九月二十八日，阴，至午有微雨。晨起，车犹在湖北省境；午刻到岳阳；兵车北上，益见频繁，交车停顿，有至一小时以上者。抵岳州时，车轴有损坏，停顿亦久。作便笺寄北平。遇级友李家琛兄，自大同、太原、石庄一路图南而来，为述每至一地，必遇轰炸，二十五日在武昌，亦然；未遭不测者，真大幸也。读《野蛮人之性生活》，方及半本，约三百页。与伏园兄各谈闻见，亦久。

余初次旅行湘鄂路，沿途足资目赏者自多；下午过汨罗江，即相传为屈灵均自沉处，端阳竞渡角黍之习所自昉也。车经洞庭湖畔，风景更好，诗人所称道不衰之水云乡，似维此地为足以当之。

六时半到长沙东站，延误至九小时以上。来站相迓者有李景羲、沈刚如、李洪谟诸兄等，戴中孚弟亦在。行李系自青岛打票迳至长沙者，最早亦须迟四五日方可到达。即呼车迳到北门外下麻园岭二十二号新园清华在长办事处，与先到之诸同人相见。梅校长暂寓湘雅新村*朱经农兄宅中，与莆斋定明晨往谒。**

《图南日记》，至此可以搁笔。此行共费时十三日，***较之后来者，一路已不能不谓十分顺利。平津为第一关口，所虑者为遭敌人截留；海轮为第二关口，所虑者为水火之厄，而火厄为甚，船役贪利，有别在厨房外设灶煮食营利者，灶之两旁皆客人行李，星火不戒，全船千数百人必无噍类。第三关为自青岛至长沙一路火车之被****袭击。此三关者居然皆安然度过；自二十五日至二十八日，并飞机警报亦未尝一度闻见；各站换车守候，亦未有逾五小时者。诚平安矣，诚幸运矣。然平安之经验亦即为平淡与平凡之经验，*****则其为幸不幸犹可容别一解释也。

---

* 手稿此处为："北大路湘雅新村三号"。——编者注

** 手稿此下接句："闻校务会议诸人将来即寓新园。园为前湘雅医院院长王子玕先生之产，建筑尚不及三年，各种新式设备应有尽有，下层作办公室，上层作寓所，均极相宜。呜呼，新园则新矣，其旧如之何？"——编者注

*** 手稿此处另有句："舟车凡六七换：北宁路、岳州轮、胶济路、津浦路、陇海路、平汉路、粤汉路；"——编者注

**** 手稿此处有"敌机"二字。——编者注

***** 手稿此处另有句："当此不平凡之时期而仅能得些微平凡之经验，"——编者注

附录

一　学程说明：优生学

　　此学程之目的，在依据生物演化之原理，假借社会与文化之种种势力，而掔求所以推进人类身心健康之理论与方法。内容包括：（一）性与养之比较讨论；（二）人品不齐之因缘；（三）遗传之理论与方法；（四）自然淘汰与社会选择；（五）汰弱的优生术；（六）留强的优生术；（七）当代改革运动之优生的评价；（八）人类优生经验及近代之优生运动；（九）优生与中国民族前途。

　　上学期，每周三小时，三学分。预修学程：生物学，社会学原理，普通人类学。

（摘自《国立清华大学一览·社会学系学程一览》，1935 年 10 月）

二　优生学目录

第一篇　绪论
　　第一章　性与养
　　第二章　"本性难移"
　　第三章　流品
　　第四章　遗传的法则
　　第五章　选择通论

第二篇　自然选择
　　第六章　死亡与选择
　　第七章　婚姻与选择
　　第八章　生育与选择
　　第九章　中国民族与自然选择

第三篇　人文选择
　　第十章　战争与选择
　　第十一章　宗教与选择
　　第十二章　政体与选择
　　第十三章　教育与选择
　　第十四章　都市化的优生影响
　　第十五章　妇女的地位与优生
　　第十六章　中国民族与人文选择

第四篇　消极优生学
　　第十七章　不健全的流品
　　第十八章　节育

第十九章　绝育
第二十章　隔离
第二十一章　婚姻法律的限制

第五篇　积极优生学
第二十二章　婚姻的改进
第二十三章　生育的改进
第二十四章　德意英法等国的奖育政策
第二十五章　优生与人文思想

第六篇　前瞻与后顾
第二十六章　西方古代的优生经验
第二十七章　近代优生运动的发展
第二十八章　中国民族的优生经验
第二十九章　优生与中国民族的前途
第三十章　人类演化的控制

附录
一、戈尔登氏的孪生子研究
二、孟德尔氏的豌豆遗传研究
三、美国加州二十八年来的绝育经验

（原为手稿，约作于 1948 年）